THE ECHO HANDBOOK

VASCULAR DISEASE and ACCESS

血管エコーハンドブック

編集
竹中 克
日本大学板橋病院循環器内科
東京大学医学部附属病院検査部

戸出浩之
群馬県立心臓血管センター技術部

編集協力
西上和宏
済生会熊本病院集中治療室

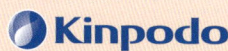

血管エコー
ハンドブック

――― 執筆者一覧 ―――

● 編集

竹中	克	日本大学板橋病院循環器内科
		東京大学医学部附属病院検査部
戸出	浩之	群馬県立心臓血管センター技術部

● 編集協力

西上	和宏	済生会熊本病院集中治療室

● 執筆者（執筆順）

濱口	浩敏	北播磨総合医療センター神経内科
遠藤	陽子	熊本県総合保健センター
三木	俊	東北大学病院生理検査センター
久保田	義則	北播磨総合医療センター中央検査室
江藤	博昭	関西電力病院臨床検査部
佐藤	洋	関西電力病院臨床検査部
小林	大樹	関西労災病院中央検査部
松田	光正	東海大学医学部医学科外科学系麻酔科
德嶺	譲芳	杏林大学医学部麻酔科学教室

《シリーズ》心エコーハンドブック

シリーズ発刊の言葉

　病院ではいろいろな検査が行われます．血液尿検査，胸のレントゲン，心電図，CT，などなどですが，その中で検査施行時に「職人芸」を要する検査はいくつあるでしょうか？　心エコー検査は，「職人芸」を要するという意味で極めて特殊でやりがいのある検査と言えます．昨今のEBM（根拠に基づく医療）の風潮により，熟達者の「経験」や「技能」は意図的に軽視されていますが，これには肯ける部分もあります．「経験」や「職人芸」は，後進への伝達が難しく，再現性や客観性にも問題がありえるからです．しかし，個人の真摯な努力により達成された「技能」はとても尊く，軽視すべきではありません．「検査技能」の中には，検査時に「考えながら記録を進める」という行為も含まれます．考える葦，です．人間を裸で荒野に放り出しては「経験」「技能」「思考力」はその身につきません．突きつめて言うと，この世は荒野で，学問は荒野における事象の整理（帰納と演繹）です．必要な基礎事項が整然と整理された上で，はじめて「修行」が可能となります．

　本書は，ハンドブックとして，必要な基礎事項を整理して提供し，個人が「職人芸」を習得する手助けとなることを目的としています．決して，本書の内容がすべてではなく，単に必要事項を整理・掲載した出発点でしかないことを理解し，「修行」の一助としていただければ大変うれしいです．

"Do not leave home without this echo handbook !"

日本大学板橋病院循環器内科／東京大学医学部附属病院検査部
竹中　克

血管エコーハンドブック　発刊にあたって

　この度，『血管エコーハンドブック』を発刊することになりました．本書は『基礎と撮り方』『心臓弁膜症』『心臓聴診エッセンシャルズ』『先天性心疾患』『冠動脈疾患』『心筋・心膜疾患』に続く，心エコーハンドブックシリーズの7冊目になります．

　血管疾患は，循環器領域において従来マイノリティの存在でしたが，近年，循環器疾患を全身病として捉えるようになり，脚光を浴びてきております．頭から足先までの血管疾患が対象となりますので，全身を診るべき病気と言えるでしょう．全身を診ることにちなんで，William Osler 博士の言葉を紹介したいと思います．

"It is much more important to know what sort of a patient has disease than what sort of a disease a patient has."

　一つの病気を見つけるとそこに焦点を当てがちですが，患者さんを一人の人間として診ていくことは医療人の基本ですし，当然ながら他に病気があることも少なくありません．例えば，冠動脈疾患で循環器専門医に長年通院しているにもかかわらず，腹部大動脈瘤が気づかれず瘤破裂で死亡するようなことは避けなければなりません．ただ，動脈硬化は冠動脈だけに生じるわけではなく，全身の動脈に生じることは誰もが理解していることですが，実際に動脈系全体を診ることは簡単ではありません．それでも，エコーで血管を診ることは，機器の進歩により以前と比べると随分容易になっています．試しに，ぜひ一度，挑戦して頂きたいと思いますし，本書がその手助けとなることを期待しています．

　近年，救急・集中治療の分野で point-of-care ultrasonography が注目されています．救急外来や集中治療室で，短時間にポイントを決めて，システム化された方法で行うエコー法です．血管疾患では，急性の大動脈疾患，血管損傷，静脈血栓塞栓症等が対象となります．また，エコーガイド下の穿刺等の手技も point-of-care ultrasonography に含まれます．医師のエコー離れが指摘される中，point-of-care ultrasonography に興味を持つ若い医師は増加しており，本書はこの分野にも言及しておりますので，point-of-care ultrasonography にも役立てていただければと願っています．

　最後になりましたが，執筆いただいた先生方には，本書の趣旨をご理解いただき，頻回の校正にも快くご協力賜り，ここに深く感謝いたします．

　さあ，本書を片手に血管エコーを始めてみましょう．

The future is now. (William Osler 1849-1919)

平成 27 年 7 月

済生会熊本病院集中治療室　西上　和宏

血管エコーハンドブック | 目次

A　脳梗塞　（濱口浩敏）　1

- 1　脳血管の解剖　2
- 2　脳梗塞の分類　3
- 3　頸動脈エコーの撮り方と評価　5
  - 3.1　装置設定　6
  - 3.2　基本画像　8
  - 3.3　検査手順　10
  - 3.4　頸動脈エコーにおける評価　13
- 4　経頭蓋エコーの撮り方と評価　25
  - 4.1　装置設定　26
  - 4.2　検査手順　27
  - 4.3　経頭蓋エコーでの評価　31
- 5　経食道心エコーでの評価　36
- 　検査の進め方　38

B　大動脈瘤・大動脈解離　（遠藤陽子）　41

- 1　大動脈の解剖　42
- 2　大動脈瘤・大動脈解離の分類　43
  - 2.1　大動脈瘤の分類　43
  - 2.2　大動脈解離の分類　44
- 3　大動脈エコーの撮り方　46
  - 3.1　胸部大動脈の観察　46
  - 3.2　腹部大動脈の観察　48
- 4　大動脈瘤に対する治療前後の評価　49
  - 4.1　大動脈瘤の治療前　49
  - 4.2　大動脈瘤治療後　54
- 5　大動脈解離の評価　57
  - 5.1　心膜液貯留　58
  - 5.2　大動脈弁逆流　58
  - 5.3　臓器虚血症状　59
  - 5.4　経食道心エコーによる大動脈解離の評価　61
- 　検査の進め方　62

●アイコンについて

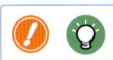 左のアイコンの箇所では，注意点やポイントを記載しています．

 掲載している図に対応・関連した動画を本書の特設サイトにて公開しています．詳しくはvi頁をご覧ください．

iii

C 腎動脈狭窄症 （三木 俊） 63

- 1 腎動脈の解剖 ... 64
- 2 病態生理 ... 66
- 3 腎動脈狭窄症の診断方法 ... 68
- 4 腎動脈エコーの撮り方 ... 68
  - 4.1 体位 ... 68
  - 4.2 腎動脈エコーの指標 ... 69
  - 4.3 腎動脈起始部の描出法 ... 70
  - 4.4 腎実質の描出 ... 76
- 5 腎動脈エコーの評価 ... 80
  - 5.1 腎動脈狭窄の指標 ... 80
  - 5.2 症例 ... 80
- 検査の進め方 ... 83

D 閉塞性動脈硬化症：下肢動脈閉塞症 （久保田義則） 85

- 1 下肢動脈の解剖 ... 86
- 2 下肢動脈エコーの撮り方 ... 88
- 3 下肢動脈閉塞症の評価 ... 92
- 4 その他の下肢動脈疾患 ... 96
  - 4.1 穿刺部合併症 ... 96
  - 4.2 下肢動脈瘤 ... 98
  - 4.3 急性動脈閉塞 ... 99
  - 4.4 バージャー病 ... 101
- 検査の進め方 ... 102

E 深部静脈血栓症と下肢静脈瘤 （江藤博昭・佐藤 洋） 103

- 1 下肢静脈の解剖 ... 104
  - 1.1 深部静脈 ... 104
  - 1.2 表在静脈 ... 105
  - 1.3 穿通枝 ... 105
  - 1.4 骨盤腔内 ... 106
- 2 下肢静脈エコーの撮り方 ... 107
- 3 深部静脈血栓症の評価 ... 110
  - 3.1 検査の適応 ... 110
  - 3.2 深部静脈血栓症の症状 ... 111
  - 3.3 検査手順 ... 112
- 4 下肢静脈瘤の評価 ... 116
  - 4.1 病態・瘤状 ... 116
  - 4.2 検査手順 ... 117
- 検査の進め方 ... 120

F バスキュラーアクセス　（小林大樹）　121

1 上肢血管解剖とバスキュラーアクセスの種類　122
- 1.1 上肢の血管解剖　122
- 1.2 バスキュラーアクセスの種類　124

2 バスキュラーアクセスに対するエコーの撮り方と評価　129
- 2.1 バスキュラーアクセスに対するエコーの撮り方　129
- 2.2 バスキュラーアクセスに対するエコーの評価　134

検査の進め方　142

G 超音波ガイド下の中心静脈穿刺　（松田光正・德嶺讓芳）　145

1 静脈の解剖と中心静脈穿刺　146
- 1.1 中心静脈の解剖学的特徴　146
- 1.2 内頸静脈　148
- 1.3 鎖骨下静脈　150
- 1.4 大腿静脈　151

2 超音波ガイド下の中心静脈穿刺の実際とコツ　152
- 2.1 超音波ガイド下穿刺とは　152
- 2.2 短軸交差法　152
- 2.3 長軸平行法　155
- 2.4 超音波ガイド下穿刺の利点と問題点　156

索引　157

● 本書で使用している主な略語

ACA	anterior cerebral artery	前大脳動脈
AT	acceleration time	収縮期加速時間
AVF	arteriovenous fistula	自己血管内シャント
AVG	arteriovenous graft	人工血管内シャント
BA	basilar artery	脳底動脈
BVT	basilic vein transposition	尺側皮静脈転位内シャント
CAS	carotid artery stenting	頸動脈ステント留置術
CCA	common carotid artery	総頸動脈
CEA	carotid endarterectomy	頸動脈内膜剝離術
CFA	common femoral artery	総大腿動脈
CFV	common femoral vein	総大腿静脈
CIA	common iliac artery	総腸骨動脈
CIV	common iliac vein	総腸骨静脈
DFA	deep femoral artery	深大腿動脈
ECA	external carotid artery	外頸動脈
ECST	European Carotid Surgery Trial	
EDV	end-diastolic velocity	拡張末期血流速度
EIA	external iliac artery	外腸骨動脈
EIV	external iliac vein	外腸骨静脈
ESP	early systolic peak	収縮期ピーク波
GSV	great saphenous vein	大伏在静脈
HITS	high intensity transient signals	
ICA	internal carotid artery	内頸動脈
IIA	internal iliac artery	内腸骨動脈
IIV	internal iliac vein	内腸骨静脈
IMA	inferior mesenteric artery	下腸間膜動脈
IMC	intima-media complex	内膜中膜複合体
IMH	intramural hematoma	壁内血腫

IMT	intima-media thickness	内膜中膜複合体厚
IVC	inferior vena cava	下大静脈
LMT	left main trunk	左冠動脈主幹部
MCA	middle cerebral artery	中大脳動脈
MES	micro-embolic signal	
NASCET	North American Symptomatic Carotid Endarterectomy Trial	
PCA	posterior cerebral artery	後大脳動脈
PI	pulsatility index	拍動係数
PICA	posterior inferior cerebellar artery	後下小脳動脈
Pop. A	popliteal artery	膝窩動脈
Pop. V	popliteal vein	膝窩静脈
PSV	peak-systolic velocity	収縮期最高血流速度
RAR	renal aoritc ratio	
RCA	right coronary artery	右冠動脈
RI	resistance index	抵抗係数
SFA	superficial femoral artery	浅大腿動脈
SFV	superficial femoral vein	浅大腿静脈
SMA	superior mesenteric artery	上腸間膜動脈
STA	superficial temporal artery	浅側頭動脈
TAMV	time-averaged maximum flow velocity	時間平均最大血流速度
TASC	Trans-Atlantic Inter-Society Consensus	
TAV	time averaged flow velocity	時間平均血流速度
TC-CFI	transcranial color-flow imaging	
TCD	transcranial Doppler	
TVF	transit time of vessel flow	
VA	vertebral artery	椎骨動脈
Vmean	mean velocity	平均血流速度

本書で掲載している図の動画をインターネットで閲覧できます！

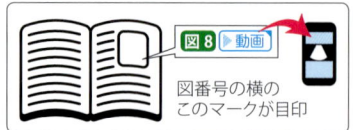

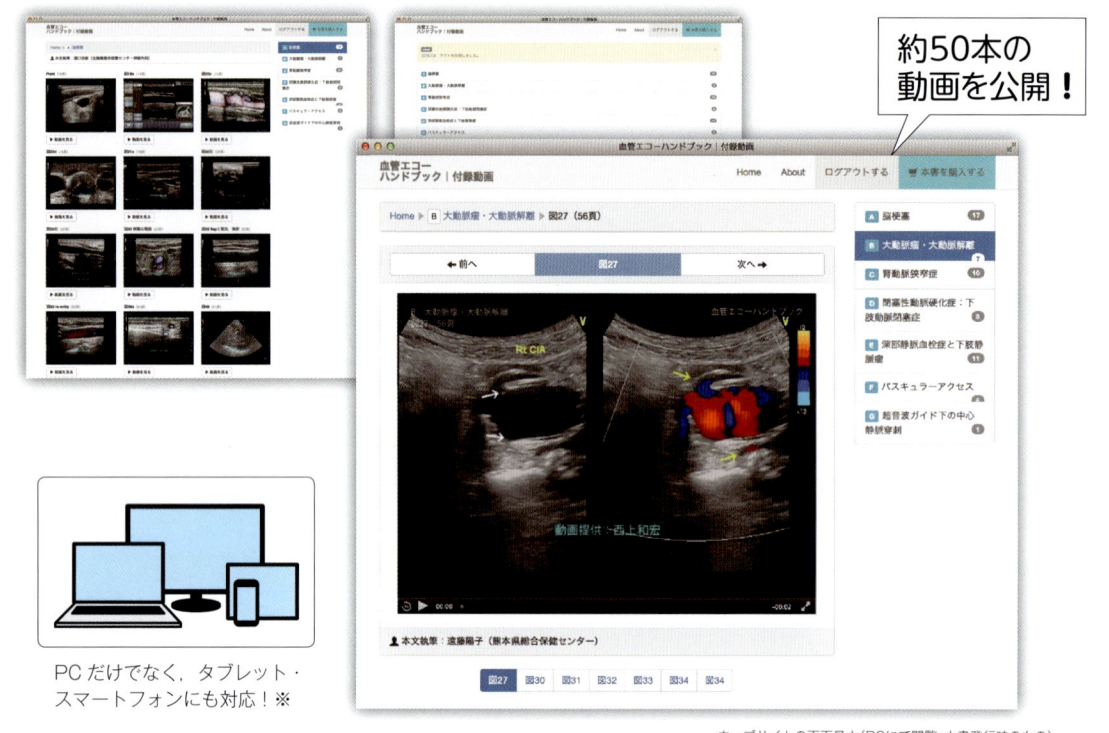

ウェブサイトの画面見本（PCにて閲覧，本書発行時のもの）

約50本の動画を公開！

PCだけでなく，タブレット・スマートフォンにも対応！※

図番号の横に ▶動画 マークがついている図については，対応・関連した動画を本書の特設サイトにて公開しております．以下の方法にてご覧いただけます．

① 下記のURLにアクセスしてください．
　（右のQRコードもしくは弊社ウェブサイトからでもアクセスできます）
　　http://www.kinpodo-pub.co.jp/echo/

② 画面の表記にしたがって，本書「血管エコーハンドブック」の付録動画サイトにお進みください．IDとパスワードは以下になります．
　　ID：e164ch46　　パスワード：v1a64sc46

今後パスワードが変更になる可能性もございます．その際は上記のサイトにて告知いたしますので，あらかじめご了承ください．

※**閲覧環境について**（2015年7月現在）
以下の環境での閲覧を確認しておりますが，お使いの端末・環境によっては閲覧できない可能性もございます．
また，インターネットへの接続環境によっては画面が乱れる場合がございますので，あらかじめご了承ください．

OS	version	ウェブブラウザ（基本的には <video> タグをサポートしているウェブブラウザにて閲覧できます）
Windows	7 以降	Internet Explorer 11，Chrome，Firefox
Mac	10.6.8 以降	Safari，Chrome，Firefox
Android	5.0 以降	Chrome
iOS	5.1 以降	Safari

ブラウザは最新のバージョンにアップデートしてください．

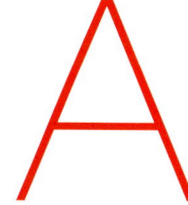

脳梗塞

1 脳血管の解剖
2 脳梗塞の分類
3 頸動脈エコーの撮り方と評価
4 経頭蓋エコーの撮り方と評価
5 経食道心エコーでの評価

1 脳血管の解剖（図1）

- 脳を栄養する血管は，大きく分けて前方循環（内頸動脈系）と後方循環（椎骨脳底動脈系）がある．
- 内頸動脈系の血管：内頸動脈，中大脳動脈，前大脳動脈．
- 椎骨脳底動脈系の血管：椎骨動脈，脳底動脈，後大脳動脈．
- 内頸動脈系，椎骨脳底動脈系は前交通動脈と後交通動脈で交通し，Willis動脈輪を形成する（図1）．
- 主幹動脈が閉塞あるいは高度狭窄をきたしている場合，交通動脈が側副血行路としての機能をもつ．

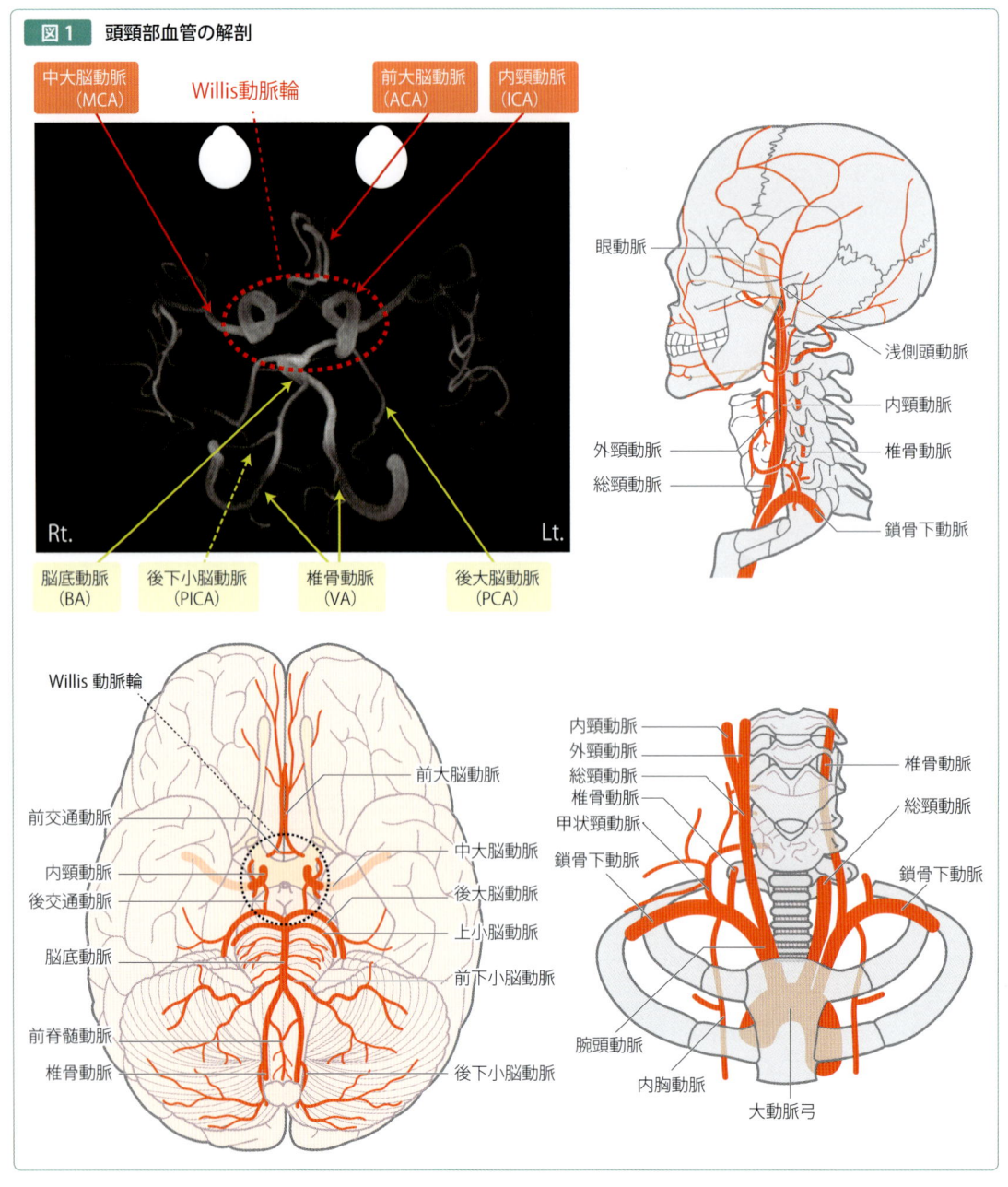

図1 頭頸部血管の解剖

- PICA（posterior inferior cerebellar artery；後下小脳動脈）は椎骨動脈の主な分枝血管であり，小脳半球を栄養する．
- エコーで椎骨動脈を評価する際，病変がPICA前後のどちらに存在するかで血流波形パターンが異なる．
- 後交通動脈が発達している場合，後大脳動脈への血流が内頸動脈から流れることがある．これをfetal type（胎児型）という．

2 脳梗塞の分類

- 脳梗塞の分類は大きく分けて，NINDS-III分類（表1）と，TOAST分類（表2）の2つがある．
- 3大病型として，ラクナ梗塞，アテローム血栓性脳梗塞，心原性脳塞栓症があり，各々ほぼ同率で認められる（図2）[1]．

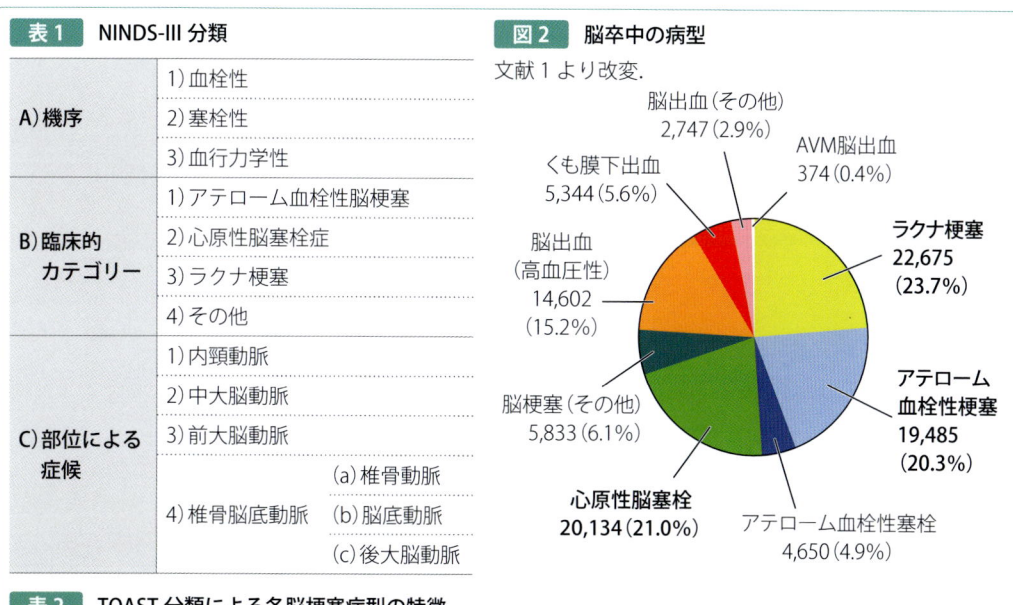

表1 NINDS-III分類

A）機序	1）血栓性
	2）塞栓性
	3）血行力学性
B）臨床的カテゴリー	1）アテローム血栓性脳梗塞
	2）心原性脳塞栓症
	3）ラクナ梗塞
	4）その他
C）部位による症候	1）内頸動脈
	2）中大脳動脈
	3）前大脳動脈
	4）椎骨脳底動脈 (a)椎骨動脈 (b)脳底動脈 (c)後大脳動脈

図2 脳卒中の病型（文献1より改変）
- 脳出血（その他） 2,747（2.9％）
- AVM脳出血 374（0.4％）
- ラクナ梗塞 22,675（23.7％）
- アテローム血栓性梗塞 19,485（20.3％）
- アテローム血栓性塞栓 4,650（4.9％）
- 心原性脳塞栓 20,134（21.0％）
- 脳梗塞（その他） 5,833（6.1％）
- 脳出血（高血圧性） 14,602（15.2％）
- くも膜下出血 5,344（5.6％）

表2 TOAST分類による各脳梗塞病型の特徴

		アテローム血栓性脳梗塞	心原性脳塞栓症	ラクナ梗塞	その他の脳梗塞
臨床症状	大脳皮質や小脳の機能障害	＋	＋	－	＋／－
	ラクナ症候群	－	－	＋	＋／－
MRI/CT画像所見	大脳皮質，小脳，脳幹，大脳皮質下の梗塞≧1.5 cm	＋	＋	－	＋／－
	大脳皮質下，脳幹の梗塞＜1.5 cm	－	－	＋／－	＋／－
その他の検査	主幹動脈※狭窄（≧50％），または閉塞	＋	－	－	－
	心塞栓源	－	＋	－	－
	その他の検査異常	－	－	－	＋

※主幹動脈：内頸動脈または椎骨脳底動脈，前中後大脳動脈主幹部

- ラクナ梗塞，アテローム血栓性脳梗塞，心原性脳塞栓症の特徴を表3に示す．
- 表3に挙げた危険因子の他にも，動脈解離や凝固異常，癌，血管炎，感染症などさまざまな原因が考えられる．
- アテローム血栓性脳梗塞とラクナ梗塞は動脈硬化が主体であり，高血圧，脂質異常，糖尿病，喫煙，大量飲酒などが基礎疾患として挙げられる．
- 心原性脳塞栓症は心臓から栓子が遊離して頭蓋内動脈を閉塞する．原因としては，心房細動，洞不全症候群，心筋梗塞，心臓弁膜症，拡張型心筋症などが挙げられる．

表3 脳梗塞の特徴

	ラクナ梗塞	アテローム血栓性脳梗塞	心原性脳塞栓症
模式図	厚くなった血管壁／細い血管	アテローム／血栓	血栓
発症機序	血栓性，塞栓性	血栓性，塞栓性　血行力学性	塞栓性
危険因子	高血圧，糖尿病，脂質異常，喫煙など	高血圧，糖尿病，脂質異常，喫煙など	心疾患（心房細動，心筋梗塞，心室瘤，人工弁置換など）
前駆症状（TIA）	しばしば同一症状	しばしば同一症状	同一症状は稀
発症時の状態	安静時，睡眠時，起床時	安静時，睡眠時，起床時	日中活動時
症候様式	比較的緩徐	緩徐，段階的増悪	突発完成，時に急速に改善
意識障害	ほとんどない	軽〜中等度	遅れて増悪
出血性梗塞	なし	稀	しばしば

TIA：一過性脳虚血発作

 Point 卵円孔開存などが存在すると，深部静脈血栓から下大静脈を通過し，右左シャントを通じて右房から左房に血栓が流入する場合がある．その結果，脳梗塞を起こす病態を奇異性脳塞栓症という（図3）．

図3 奇異性脳塞栓症の機序

一般剖検の集計によれば卵円孔開存の有病率は26％と報告されている．

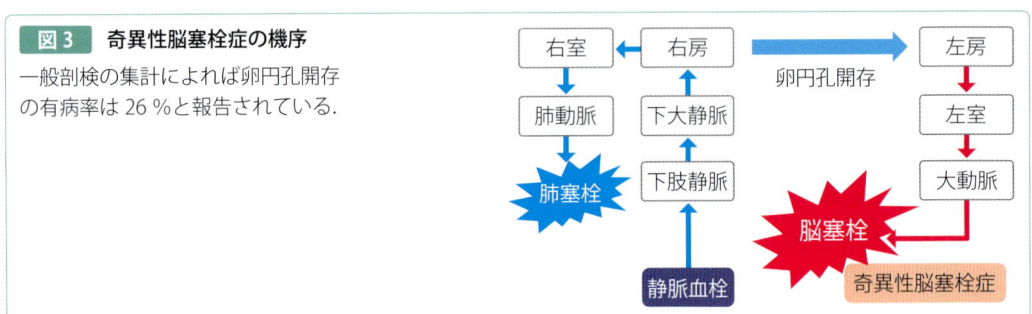

3　頸動脈エコーの撮り方と評価[2, 3)]

- 患者の体位は基本的に仰臥位で検査を行う（図4）.
- 使用プローブは6～10 MHzのリニアプローブを基本とする（図5）. 描出困難な場合や血流計測時は適宜コンベックスプローブ，マイクロコンベックスプローブ，セクタプローブなどを使い分ける（図5）.
- 頸部エコーで評価する主要血管は，総頸動脈，内頸動脈，椎骨動脈であり，さらに，腕頭動脈，鎖骨下動脈，外頸動脈，内頸静脈などを観察する（図4）.

図4　プローブを当てる位置

ⓐ頸部中央部
- 頸動脈エコーを行う際，患者の体位は仰臥位で開始する.
- 下顎を少し挙上し，検査する側とは反対側に頸部を傾ける.
- 頸部中央にプローブを当てると，甲状腺，総頸動脈，内頸静脈が描出できる.
- この部位では，プローブは垂直に当てるように心がける.

短軸走査　　　長軸走査

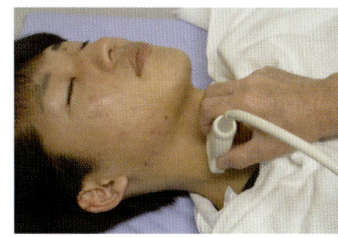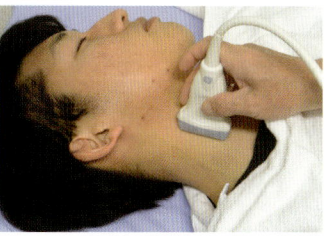

ⓑ下顎部
- プローブを上行させると，下顎部にいたる.
- 総頸動脈球部，内頸動脈，外頸動脈が描出される.
- 下顎に当たって観察できない場合は，プローブを傾け，下顎に沿って進める.

短軸走査　　　長軸走査

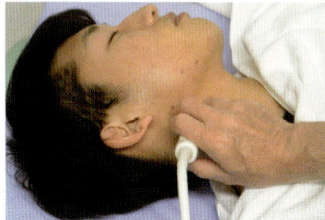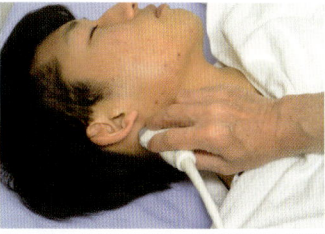

ⓒ側方～後方アプローチ
- 前方アプローチで描出できない側壁プラークなどは，側方～後方アプローチで観察する.
- 頸部に沿って後頸部方向からプローブを当てる.

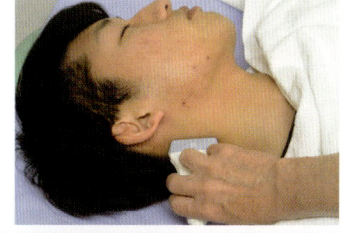

ⓓ起始部の観察
- 腕頭動脈や鎖骨下動脈の観察は，基本的に短軸走査で行う.
- 鎖骨に当たるまで進めた後，プローブを倒すことで深部の血管を描出する.

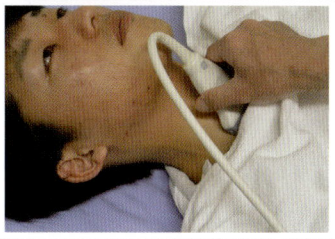

図5 使用プローブと目的血管の一例
ⓐ 3.5 MHz セクタプローブ（大動脈，頸動脈，経頭蓋など）．
ⓑ 3 MHz コンベックスプローブ（腹部，骨盤内動脈など）．
ⓒ 6 MHz リニアプローブ（頸動脈，上下肢動静脈など）．
ⓓ 7.5 MHz リニアプローブ（頸動脈，上下肢動静脈など）．
ⓔ 7 MHz マイクロコンベックスプローブ（頸動脈，腹部，骨盤内動脈など）．
ⓕ 12 MHz リニアプローブ（側頭動脈，表在動静脈など）．

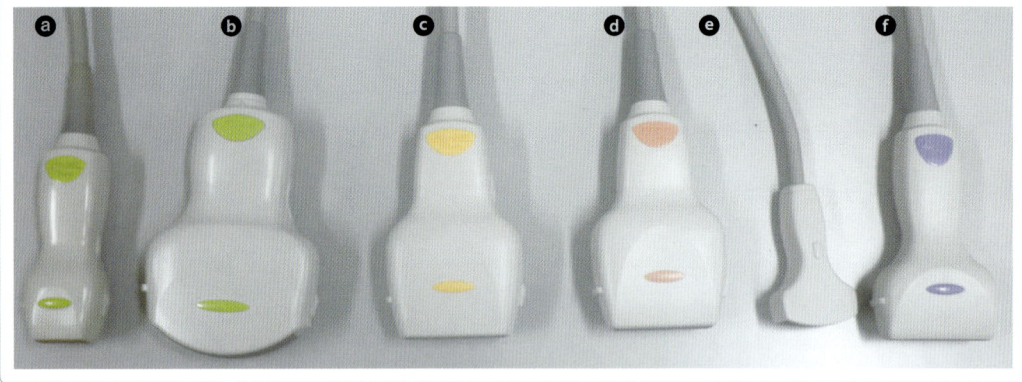

3.1 装置設定

- Bモード法，カラードプラ法，パルスドプラ法における装置設定は以下の通り．

ⓐ Bモード法

- 短軸走査画像表示は，患者を下から見上げた画像を基本とする（図6 ⓐ）．
- 長軸の表示に関しては，向かって右を頭（末梢）側にする方法と左を頭側にする方法が存在し，それぞれに長所と短所があるが，施設内で統一されていれば大きな問題はない．本書では向かって右を頭側とし，左を心臓（中枢）側とする方法に統一する（図6 ⓑ）．

図6 総頸動脈
ⓐ短軸，ⓑ長軸．

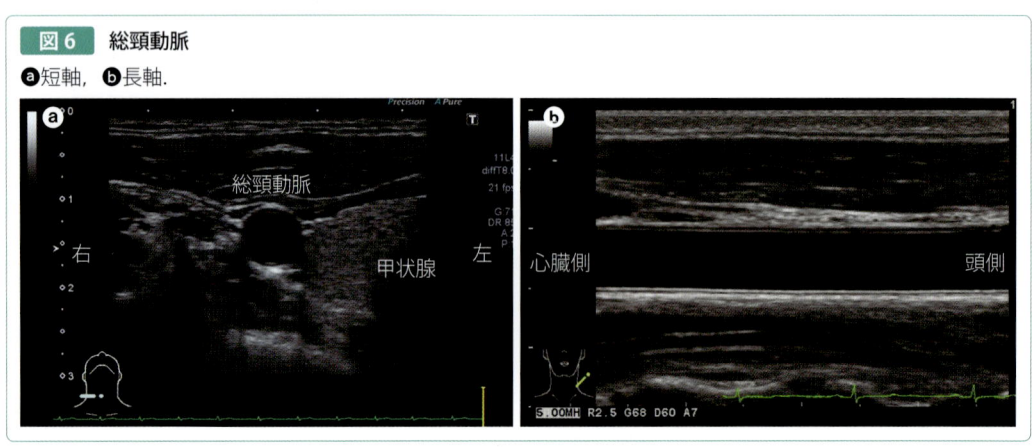

ⓑ カラードプラ法

- 頸動脈血流観察時のカラードプラ流速レンジは20〜50 cm/secに設定する（図7 ⓐ）．
- 椎骨動脈ではカラードプラ流速レンジを20 cm/sec前後に設定する（図7 ⓑ）．

- カラードプラ感度を向上させるために，プローブを傾け，良好なドプラ入射角度を得るよう工夫する．スラント機能（図8）はカラードプラ感度が低下するため，最小限にとどめる．

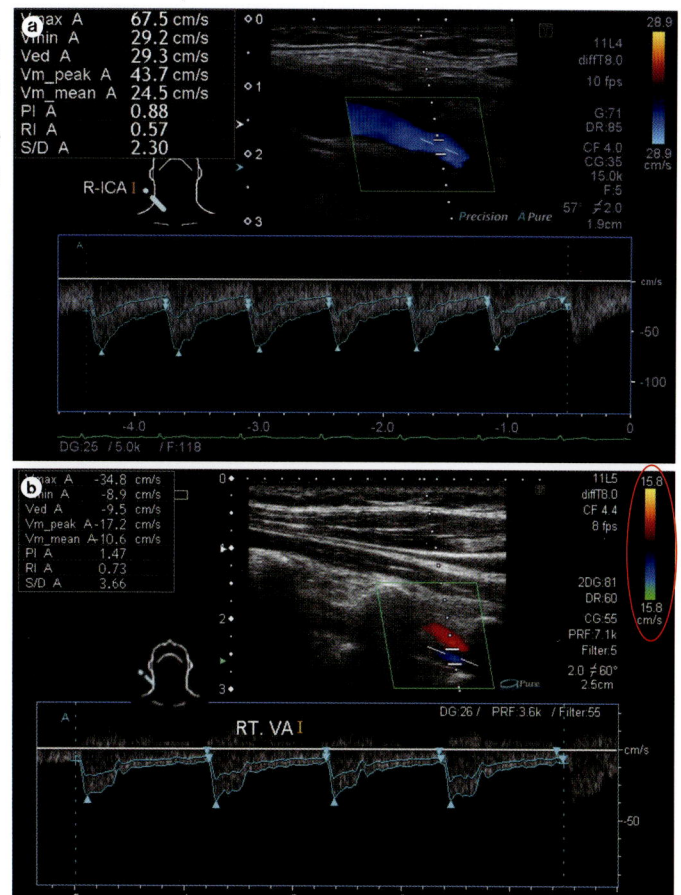

図7　カラードプラ
- ⓐ頸動脈血流観察時のカラードプラの流速レンジ．流速レンジを20～50 cm/secに合わせる．
- ⓑ椎骨動脈血流観察時のカラードプラ流速レンジ．流速レンジを20 cm/sec前後に合わせる（赤丸）．

ICA：内頸動脈
VA：椎骨動脈

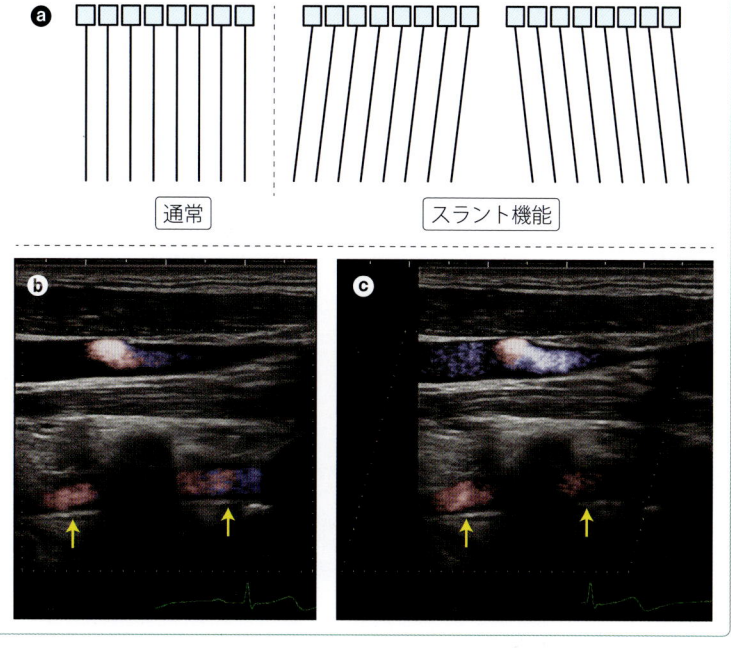

図8　スラント機能
- ⓐリニアプローブで表在血管の長軸像をカラードプラで描出する場合に，血流と超音波ビームが直交することを避けるため，ビームを傾ける走査を行う．ステアードビームやオブリークとも呼ばれる．
- ⓑⓒ左椎骨動脈長軸画像．
- ⓑスラント機能なし．スラント機能を用いないと血流方向が順行か逆行か不明瞭（矢印）．
- ⓒスラント機能あり．スラント機能を用いることで血流方向が一方向になっている（矢印）．

c パルスドプラ法

- 血流波形の表示方法として，順行性，逆行性にかかわらず，カラードプラで上向き血流は上向き（赤色），下向き血流は下向き（青色）で表示する（図9）．
- 不整脈の場合は数心拍の平均値をとり，参考値であることを明記する．
- サンプルボリューム幅は，血管径の半分以上で血管径の幅を超えない．サンプルポイントは血管の中心に置く（図9）．
- ドプラ波形計測の際は，血流走行に合わせたスラント機能を併用，さらにプローブを傾けるなど角度補正が最小となるよう心がける（60°以内）（図9）．

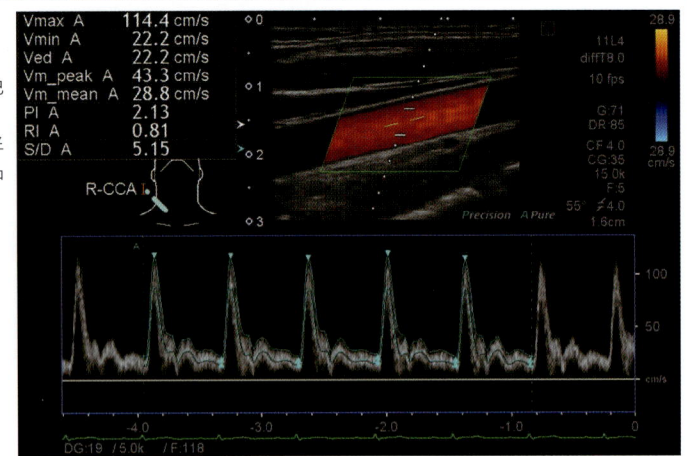

図9 カラードプラ，パルスドプラ
- プローブに向かう血流方向を赤色（上向き）として描出．
- サンプルボリュームは血管径の半分以上で，サンプルポイントは中央に置く．
- 角度補正は60°以内に調整する．

CCA：総頸動脈

3.2 基本画像

a Bモード画像

- Bモード画像では，血管径，IMT（intima-media thickness，内膜中膜複合体厚）を計測する．
- 血管壁に直行する断面での計測を基本とする（図10）．
- 長軸走査と短軸走査を合わせて最も明瞭に描出できている部位で評価する．
- 基本画像は，視野深度2～4 cmとし，左右の視野深度を揃えることが望ましい．
- IMTやプラークを観察する場合，より詳細な評価が必要となる場合がある．
- 視野深度を浅くすると深部にある血管の観察は難しくなるため，ズーム機能を用いる（Point，図12参照，10頁）．
- ズーム機能は観察対象となる部位を中心に拡大し，中央に持ってくるのに適し

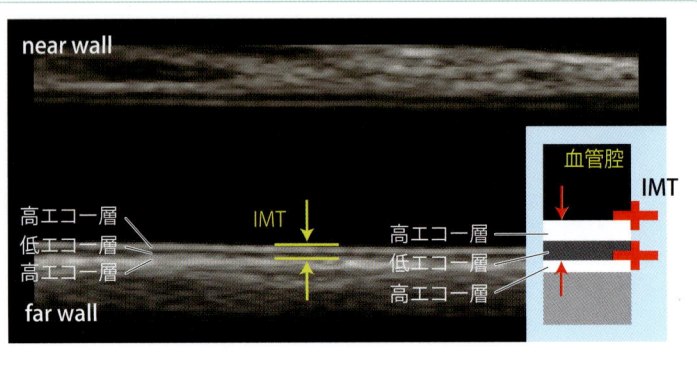

図10

IMT（intima-media thickness）
- 頸動脈壁のエコー像は，高エコー層，低エコー層，高エコー層の3層構造として観察される．
- IMC（intima-media complex）は，内膜と中膜の複合部分（赤矢印間）を指し，エコーで観察できる血管内腔側の高エコー層と外層の高エコー層間の距離（IMCの距離）をIMT（intima-media thickness）と呼ぶ（赤十字間）．

ている．
- 特にプラーク内部の性状観察には適しているが，表面性状の観察には不適である．

b プラーク計測と性状評価

- プラークは 1.1 mm 以上の限局性壁肥厚とし，びまん性あるいは連続性の IMC 肥厚とは区別する．
- プラーク厚の計測は多方向から観察し，プラークの形状を立体的に把握しつつ最も明瞭に描出できる点で計測する．その際，不適切な断面（斜め切りなど）に注意し，最大プラーク厚で計測する．
- 高輝度エコーによる音響陰影や深部に位置するなど描出不良の場合のプラーク厚計測は，計測不能とするか参考値として報告する．
- 表面性状，内部性状，可動性の有無を評価する（表4，図11）．

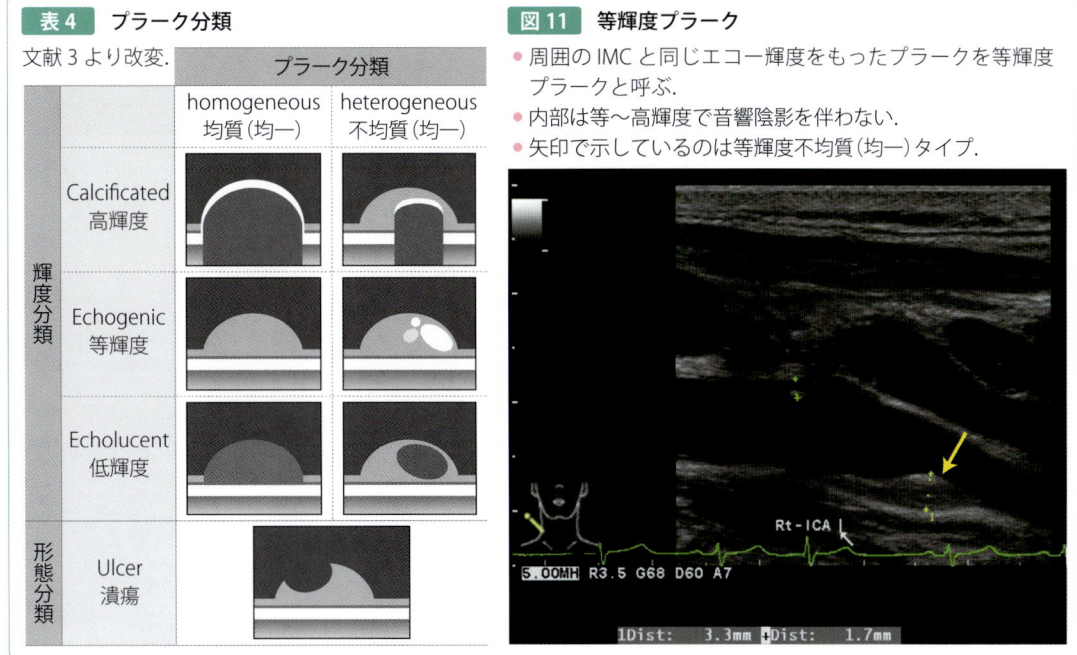

- 潰瘍については明らかな陥凹のものと規定し，陥凹の深さの程度は問わない．
- 低輝度プラークは見逃されることが多いため，その同定には必ずカラードプラや詳細評価が可能なカラー表示を併用し判定する．
- Vascular remodeling は，血管壁の肥厚に伴う血管径の拡大であり，必ずしも IMC が血管内腔に突出しないため観察には注意を要する．

c 血流波形計測

- 必要に応じてカラードプラを併用する．その際ブルーミングに注意して角度補正を行う．また，上向き血流を上向き（赤色），下向き血流を下向き（青色）とする（図9）．
- 不整脈などで波形が一定していない場合は，数心拍の平均をとり，不整脈により参考値であることを明記する．
- 逆行性血流はカラードプラの向きを調節し，血流速度は－（マイナス）表記する．

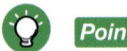 **Point**

計測値の再現性向上のための工夫と諸注意
- ズームをかけて計測する場合は，ズームをかけない基本画像を必ず残しておく（図12）．
- 必要に応じて基本画像の動画 ▶動画 を残しておくことが望ましい．
- 前回検査結果がある場合は，前回の所見や他の画像診断を確認する．
- 明瞭な画像の描出を心がけ，不明瞭な場合や正確性に欠ける場合には無理に計測しない．
- 経験の浅い検者の場合，有所見例（低輝度プラークや可動性プラークなどの不安定プラークや狭窄例など）を見落とす場合があるので，ダブルチェックを基本とする．

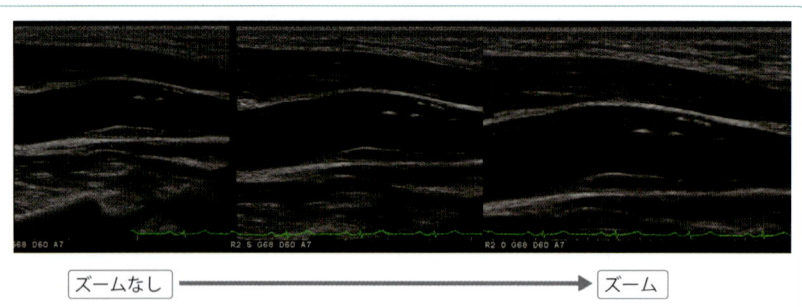

図12 基本画像とズーム画像
ズーム機能はプラーク内部の情報を見るのに適している．ただし，表面性状を観察する場合，ズームをかけすぎるとぼやけてしまう．

ズームなし → ズーム

3.3 検査手順

a 総頸動脈〜内頸動脈

- 観察レンジは可能なかぎり中枢側から描出可能な内・外頸動脈遠位部までとする．スキャンは短軸走査断面を基本とし，病変の縦方向の広がりの把握には長軸走査断面を用いる．
- 可能なかぎり，near wall, far wall の両方で IMC が明瞭に描出されるようプローブ角度を調整する（図13）．
- 低輝度プラークは見逃されることが多いため，その同定には必ずカラードプラや詳細評価が可能なカラー表示を併用し，判定する（図14）．

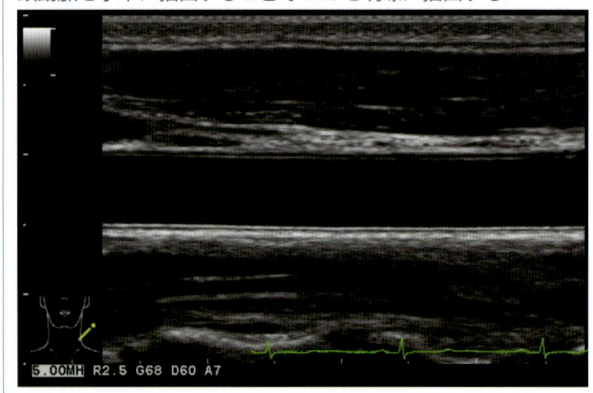

図13 IMCの描出
頸動脈を水平に描出することで IMC を明瞭に描出する．

- max IMT はプラークも含めた総頸動脈と，分岐部からの内頸動脈の2区域で計測する．同部位以外にプラークを認める場合は，可能であればプラークサイズも計測する．
- 総頸動脈血流波形の計測を行う（図15）．血流波形に左右差があれば再計測をする．
- 内頸動脈と外頸動脈を区別して計測する（表5）．

10　A　脳梗塞

図14	低輝度プラーク

- Bモード画像ではプラークの判断は困難(左画像).
- カラードプラ画像では,内部が低輝度で均質(均一)なプラーク(矢印)が存在することが分かる(右画像).

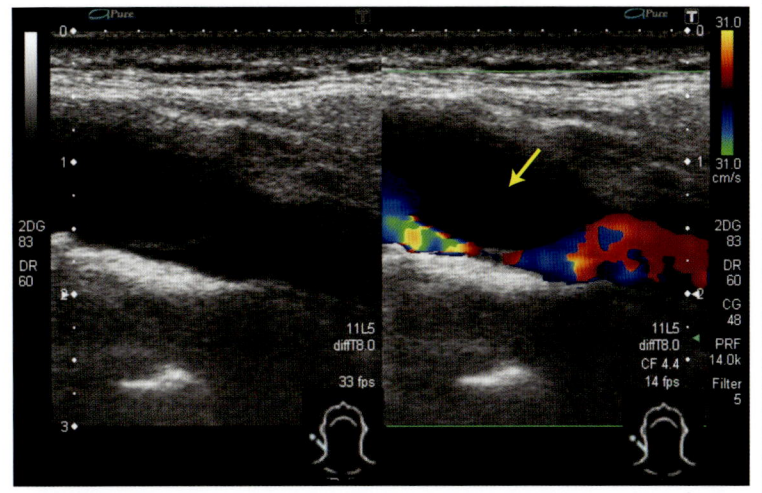

図15	総頸動脈血流波形

図は右側を頭側,左側を心臓側として描出している.上向き血流を呈しており,順行性であることが確認できる.
CCA:総頸動脈

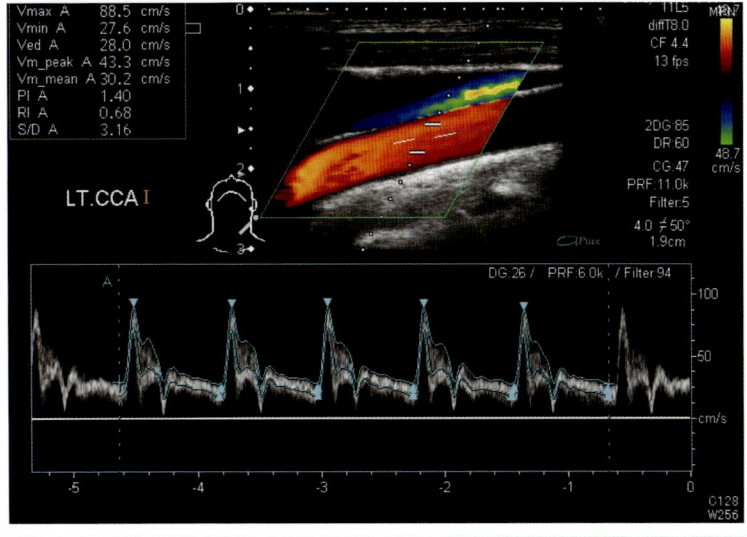

表5	内頸動脈と外頸動脈の見分け方

		内頸動脈	外頸動脈
解剖	走行	外側後方	内側前方
	血管径	外頸動脈より太い	内頸動脈より細い
	分枝血管	基本的になし	あり
血流波形	拡張末期血流速度(EDV)	速い	遅い
	拍動係数(PI)・抵抗係数(RI)	小	大
	浅側頭動脈圧迫による波形の変化(※)	なし	あり
	波形		

※外頸動脈の分枝血管が浅側頭動脈である.圧迫すると外頸動脈にギザギザした波形が入る.

b 椎骨動脈

- スキャンは長軸走査断面を基本とする．カラードプラをガイドに病変を観察する．
- 観察レンジは鎖骨下動脈分岐部から描出可能な遠位部までとする．
- 総頸動脈から内頸動脈を長軸像で描出し，その位置からプローブを平行にゆっくりと外側にスライドする．そうすると，浅部に椎骨静脈，深部に椎骨動脈が描出できる（図16）．
- 椎骨動脈血流波形計測は，C6〜4横突起間でできるだけドプラアングルが最小となる部位で明瞭に描出できる部位とする．
- 左右椎骨動脈径の計測を行う．通常左右差を認めることが多いことを念頭に置いておく（図17）．

図16　椎骨動脈の描出

- 椎骨動脈は総頸動脈の外側に位置する．
- 椎骨動脈の長軸像は，総頸動脈を描出したのち外側方向にプローブを傾ける（垂直に立てていく）と描出できる．

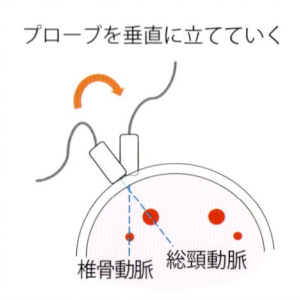
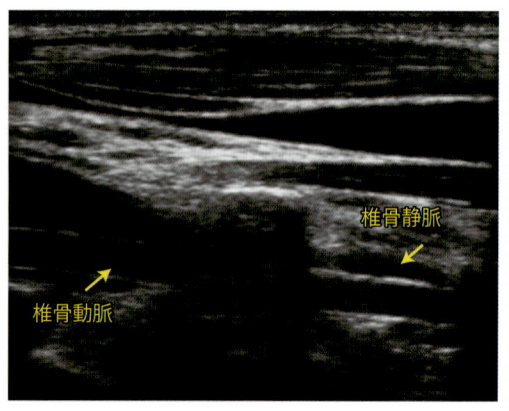

図17　椎骨動脈の左右差

椎骨動脈は通常でも左右差を認めることが多い．右椎骨動脈は4.7 mm（ⓐ），左椎骨動脈は1.5 mm（ⓑ）と著明な左右差を呈している．VA：椎骨動脈

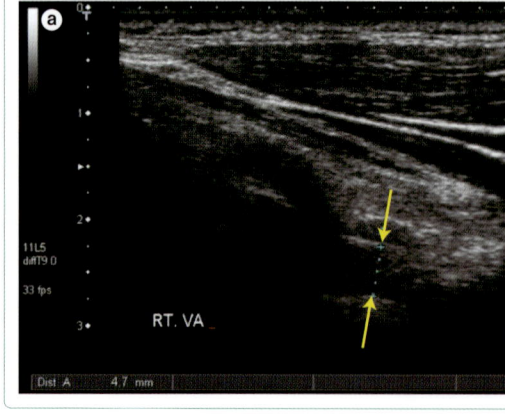
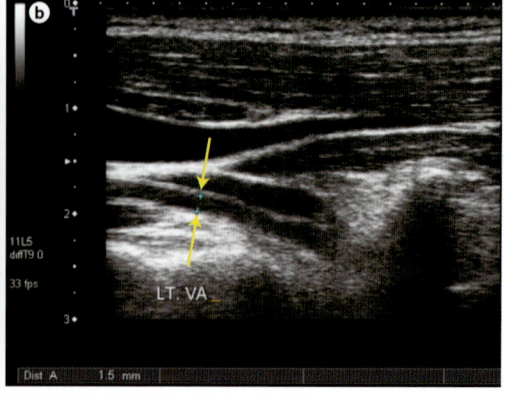

3.4 頸動脈エコーにおける評価

- 頸動脈エコーで評価すべき項目を表6にまとめた．

表6 頸動脈エコーで評価・測定すべき項目

Bモード	血管径	心拍の拡張後期で計測した偽外膜間距離
	IMT（max IMT, mean IMT）	頸動脈内膜側の高エコー層とその外層の高エコー層間の距離
	max IMT	IMTの最大部
	mean IMT	max IMTを中心とした左右1 cmずつの平均（trace法で平均を出す場合もある）
ドプラ	PSV（peak-systolic velocity）	収縮期最高血流速度
	EDV（end-diastolic velocity）	拡張末期血流速度
	Vmean（mean velocity）	平均血流速度
	TAMV（time-averaged maximum flow velocity）	時間平均最大血流速度
	PI（pulsatility index）	拍動係数〔（PSV-EDV）/TAMV〕
	RI（resistance index）	抵抗係数〔（PSV-EDV）/PSV〕
	AT（acceleration time）	収縮期加速時間
	ED ratio	EDVの左右の比（速い速度側/遅い速度側）

a max IMT, mean IMT

- IMTの計測は，総頸動脈および球部を中心とし，観察できる場合は内頸動脈や椎骨動脈も評価する．
- near wall，far wallのどちらかで明瞭にIMTが描出できる部位を選択し，最大厚の部位をmax IMTとして計測する（図18 ⓐ）．
- max IMTを基準として両端1 cmのIMTを計測し，3点の平均をmean IMTとして計測する（図18 ⓑ）．
- 1.1 mm以上をIMT肥厚として判断する（図18 ⓒ）．
- IMTの数値は年齢によって増加する．10年で約0.1 mm肥厚することが知られているため，年齢に合わせて評価する必要がある．
- IMTは肥厚すると脳梗塞や心筋梗塞の危険性が増加する．
- ARB，スタチン，抗血小板薬などの投与によりIMT進展抑制・退縮効果を期待できる（図18 ⓓ）．
- IMTの計測については，トラックボールを用いた手動計測は誤差を生じる可能性が高い．客観的な計測法にIMT自動計測法がある（図19）．

b プラーク性状（表4）

- プラークは1.1 mmを超えた限局性肥厚病変であり，IMT肥厚と区別する．
- プラークの評価は，表面性状，内部性状，潰瘍病変，可動性などを観察する．
- プラークの内部性状は，高輝度，等輝度，低輝度で評価し，均質か不均質かを確認する．
- 可動性プラークや線維被膜が薄い低輝度プラークなどは，高率に脳梗塞を発症する可能性があるため，慎重に観察する（図20）．

図18 IMT

ⓐ max IMT．頭側で最も IMT が肥厚している（矢印）．max IMT：2.1 mm
ⓑ mean IMT．3点の平均値を計測する．mean IMT：0.4 mm
ⓒ IMT 肥厚．
ⓓ スタチンによる IMT 退縮効果．（Hodis HN, et al. Ann Intern Med, 124: 548-556, 1996 より一部改変）

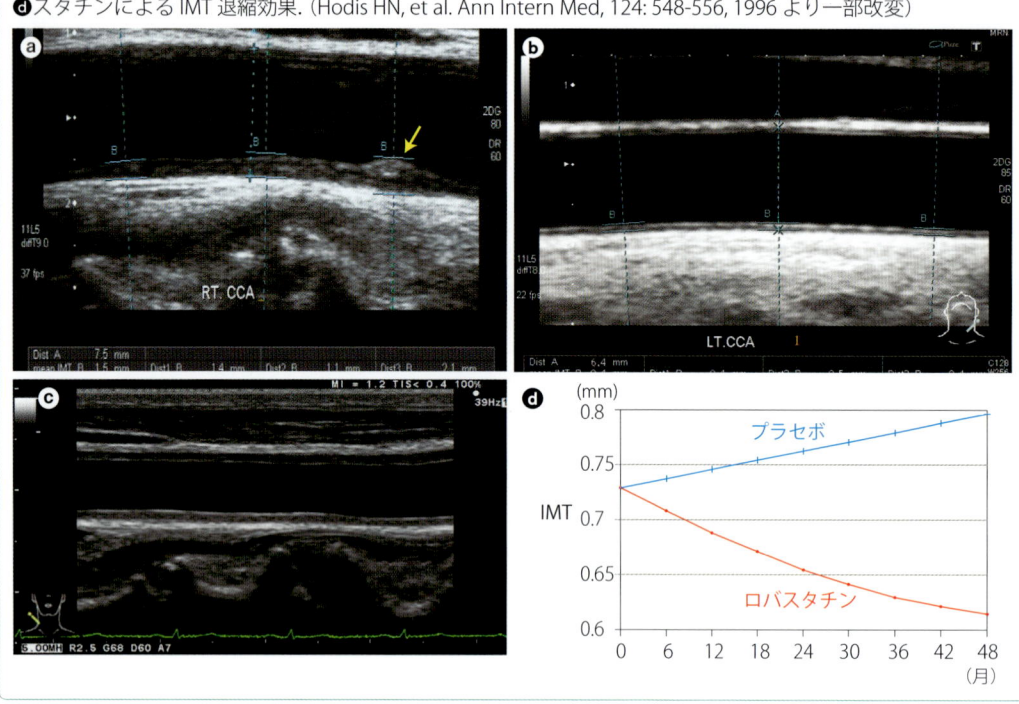

図19 ▶動画 IMT 自動計測法

ⓐ 汎用装置に付属している自動計測法．計測は手動．ⓑ 自動で IMT が計測できる装置（CardioHealth Station）．
ⓒ 自動計測ソフト：IntimaScope Advanced-2（MEDIACROSS）．計測はコンピューター上で行う．

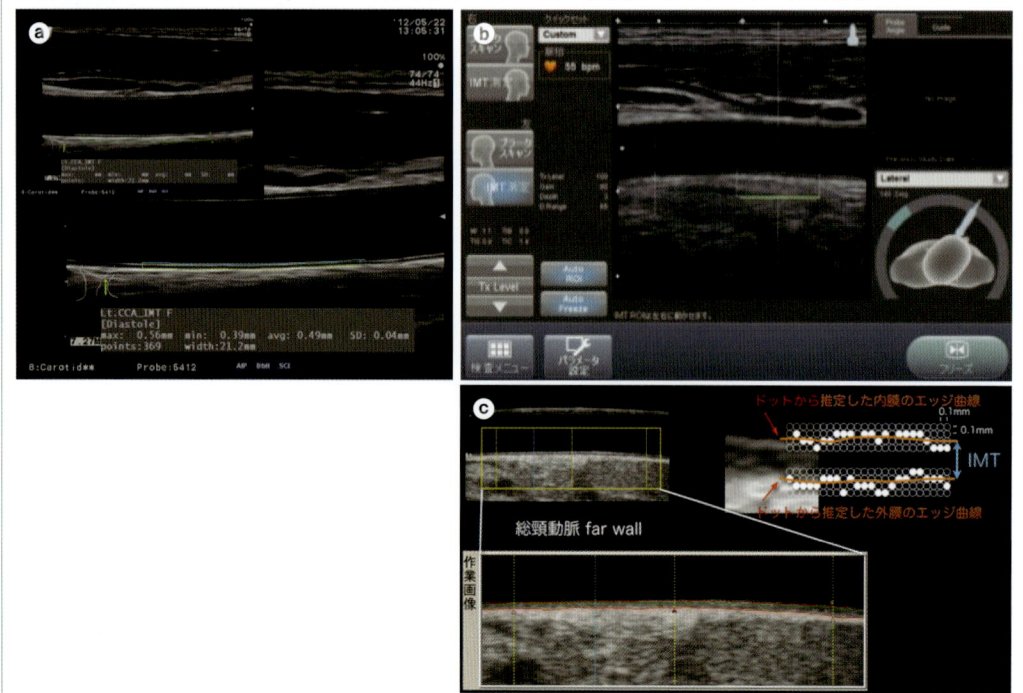

図20 ▶動画 要注意プラーク

ⓐ echolucent plaque（低輝度プラーク），ⓑ潰瘍病変，ⓒ fibrous cap が薄いプラーク，
ⓓ jellyfish plaque.

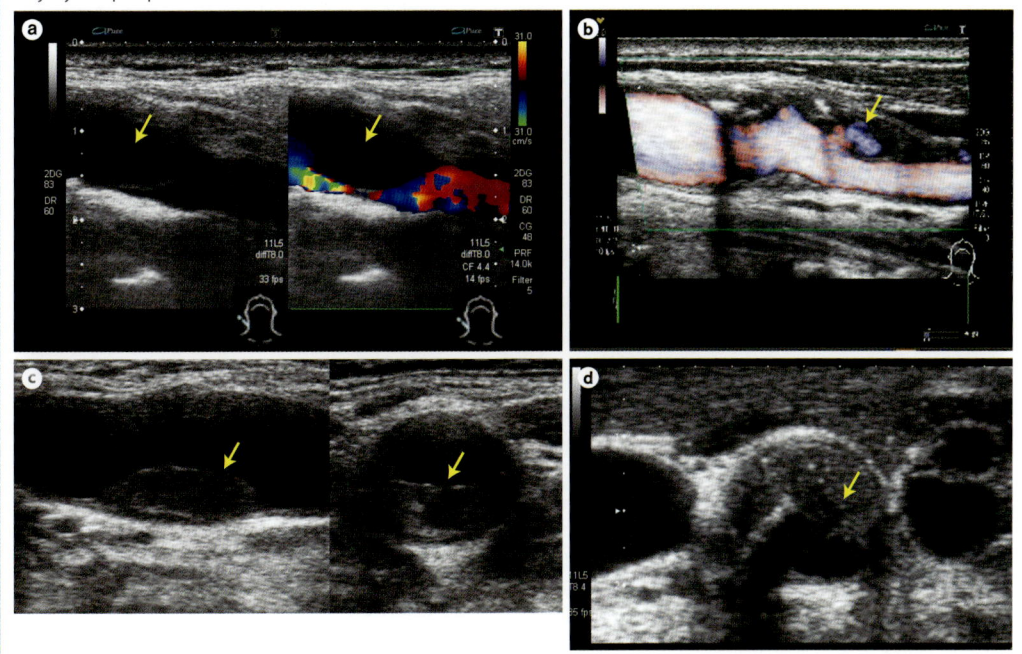

 Point

エコーで見る要注意プラークとは？

- 頸動脈エコーにおける要注意プラークとは，脳梗塞を高率に起こす可能性のある脆弱なプラークを指す．
- 特に，表7に挙げたプラークが要注意プラークとして考えられている．
- 一部必ずしも要注意プラークとはいえない場合もある（一部のみ低輝度なプラークや浅い潰瘍病変など）．
- fibrous cap（線維被膜）は，中膜からの平滑筋細胞の遊走と増殖により厚くなり層構造をとる．fibrous cap が薄い場合は脂質コアが血管内腔に接することになるため，破綻する可能性が高くなる．
- jellyfish plaque は，プラーク表面の一部または全体が動脈拍動と変形するものを指す．

表7 要注意プラーク
① echolucent（低輝度）プラーク
②潰瘍病変のあるプラーク
③可動性プラーク（表面，内部，jellyfish plaque）※
④ fibrous cap の薄いプラーク
⑤その他（急速進行・変化する血栓，狭窄など）※
※速やかに報告することが望ましい

- 側壁にプラークが存在する場合もあるため，多方向から観察する（図21 ⓐ）．
- 石灰化病変による音響陰影が存在する場合，正確な肥厚値を計測できないため，参考値として計測する（図21 ⓑ）．

> **図21** ▶動画 プラーク
> ⓐ 側壁プラーク．側壁に存在するプラークを観察する場合は，長軸では正確な評価ができない（赤矢印）ため，短軸で観察するとよい．その際，多方向から観察すると明瞭に描出できる（矢印）．
> ⓑ 石灰化プラーク．頸動脈全体に高輝度プラークを認め，音響陰影を伴っている（黄矢印）．内腔が描出できているのは一部のみ（赤矢印）．

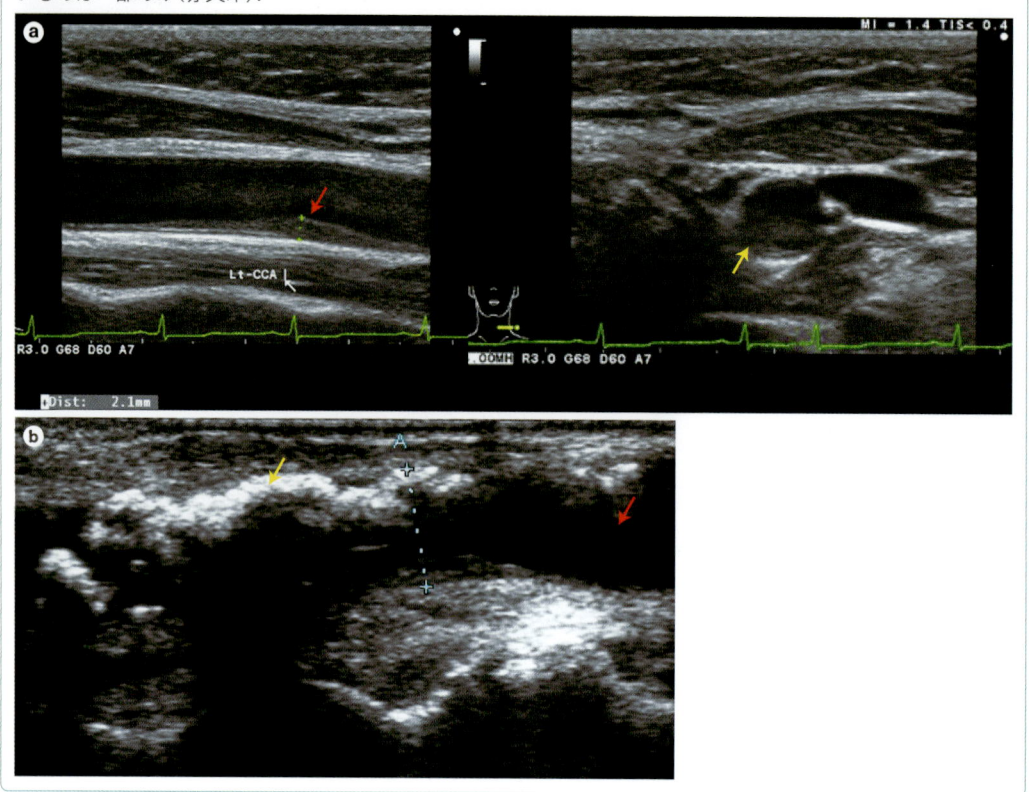

c 頸動脈狭窄

- プラークが血管内腔の50%以上を占めた場合，頸動脈狭窄と判断する．
- カラードプラ，パルスドプラのいずれでも血流が確認できない場合，頸動脈閉塞と判断する（図22）．
- 狭窄部位において，プラーク性状の評価が重要である．
- 狭窄率の計測は，総頸動脈，総頸動脈球部の場合は短軸径狭窄率，短軸面積狭窄率，長軸径狭窄率などを用いる．
- 内頸動脈狭窄については，NASCET法，ECST法，短軸面積狭窄率などで計測する（図23）．
- 収縮期最高血流速度（PSV：peak systolic velocity）が150 cm/sec以上で50%以上狭窄，200 cm/sec以上で70%狭窄と推定する（図24）．
- 内頸動脈遠位部での狭窄・閉塞評価には，総頸動脈ED ratioを用いる．
   ED ratio＝速い速度側のEDV／遅い速度側のEDV
   ※EDV：拡張末期血流速度（end-diastolic velocity）
- ED ratioが1.4以上でEDVが低い側の遠位部に高度狭窄，4以上で内頸動脈閉塞の存在を疑う（図25）．

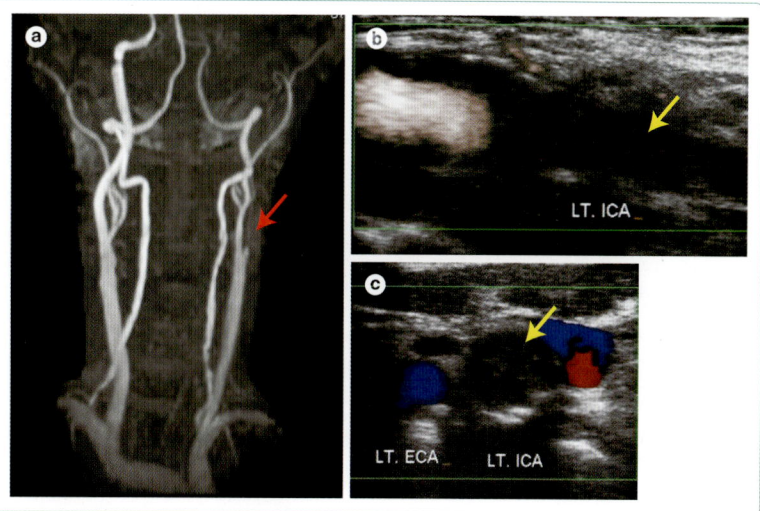

図22 内頸動脈閉塞
MRA（ⓐ）では左内頸動脈が起始部から描出できていない（赤矢印）．エコーでは長軸（ⓑ），短軸（ⓒ）画像ともカラーがのらず，閉塞しているのが観察できる（黄矢印）．
ECA：外頸動脈
ICA：内頸動脈

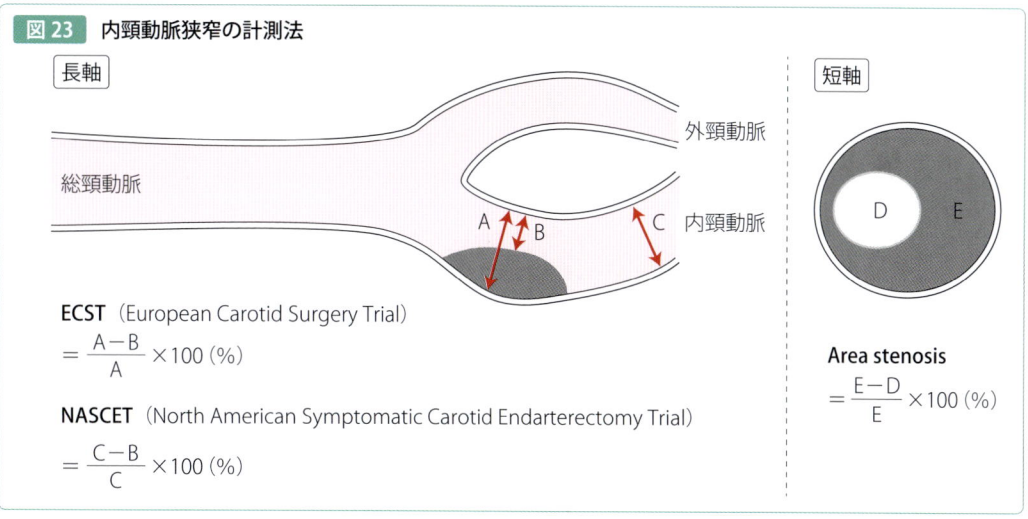

図23 内頸動脈狭窄の計測法

ECST（European Carotid Surgery Trial）
$= \dfrac{A - B}{A} \times 100\,(\%)$

NASCET（North American Symptomatic Carotid Endarterectomy Trial）
$= \dfrac{C - B}{C} \times 100\,(\%)$

Area stenosis
$= \dfrac{E - D}{E} \times 100\,(\%)$

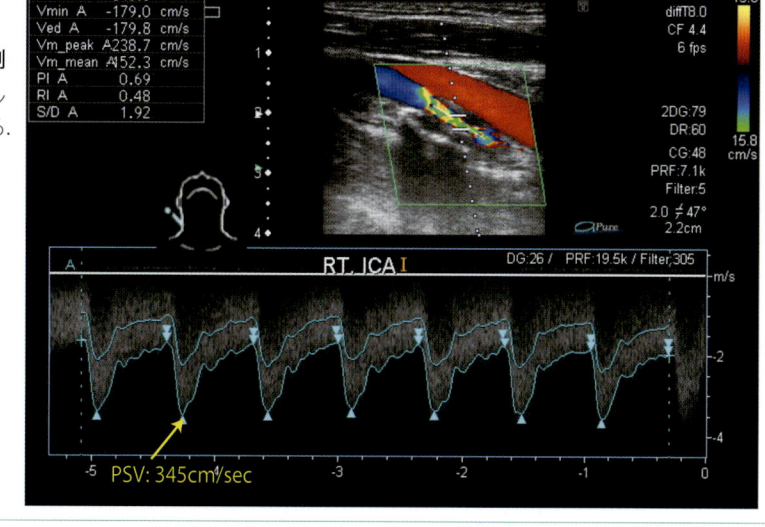

図24
内頸動脈の狭窄．パルスドプラ法による計測
狭窄部に対して，サンプルボリュームを広く設定する．
ICA：内頸動脈

3　頸動脈エコーの撮り方と評価　17

図25　頭蓋内内頸動脈狭窄

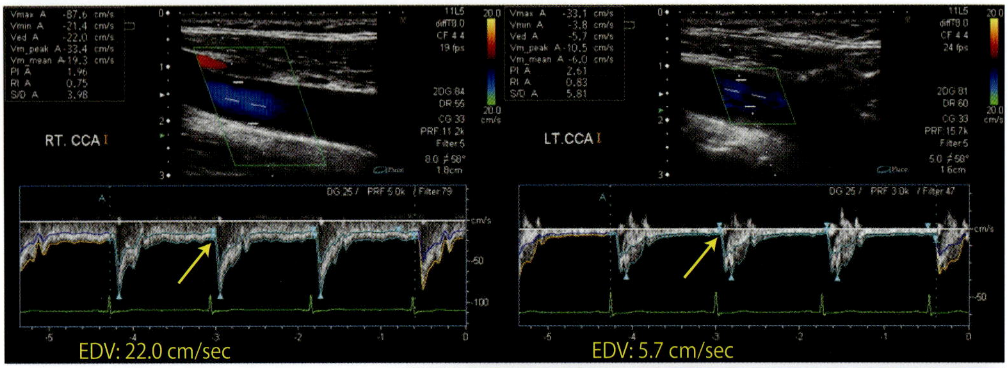

右総頸動脈に比べて，左総頸動脈の拡張末期血流が低下している（矢印）．MRA で左内頸動脈遠位部の狭窄を認める（赤丸）．
CCA：総頸動脈

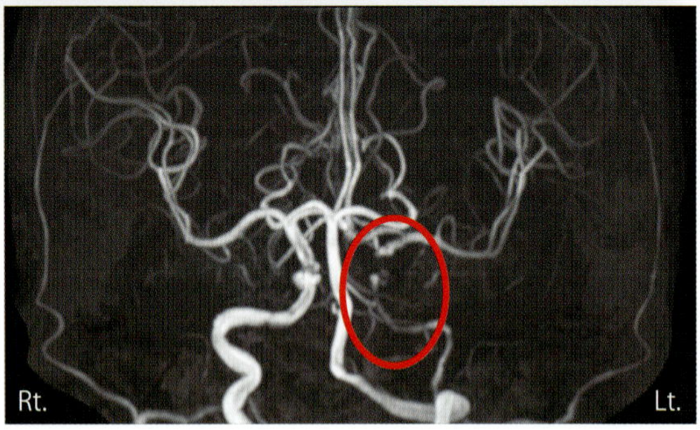

ED ratio：3.86
（Rt.＞Lt.）
↓
左内頸動脈遠位狭窄

 Point

- 日本人の内頸動脈は高位分岐が多いため，遠位部の血管径を評価するのが困難な場合がある．この際にはマイクロコンベックスプローブなどを併用するとよい．また，石灰化プラークなどで血管径が評価できない場合は，血流速度から推測する．
- 狭窄部の血流評価を行う際には，乱流が発生していることも考慮し，サンプルボリュームを少し大きめに設定する（図24）．
- NASCET 法，ECST 法は内頸動脈狭窄に用いられる用語であるため，総頸動脈，球部，外頸動脈などには用いない．

d 椎骨動脈の閉塞部位

- 椎骨動脈の評価は，フローチャートを用いた閉塞部位診断を行う（図26）．
- 椎骨動脈の閉塞病変は起始部および後下小脳動脈（PICA）分岐前後が好発部位として挙げられる．
- 起始部の狭窄・閉塞病変は，軽度狭窄の場合は収縮早期にノッチが見られる．
- 起始部の高度狭窄では acceleration time が延長する．
- 起始部の閉塞では，椎骨動脈血流波形が検出されない．
- 椎骨動脈の拡張末期血流速度（EDV）が測定できない場合は PICA 分岐部より中枢側での閉塞を疑う．
- 左右の平均血流速度，平均血流速度比（mean ratio），椎骨動脈径の比（diameter ratio）を計測することで PICA 分岐より末梢側での閉塞もしくは PICA end を推測する．
  ▸ PICA end は先天的に後下小脳動脈が椎骨動脈の終動脈となる走行であり，病的な意義はない．

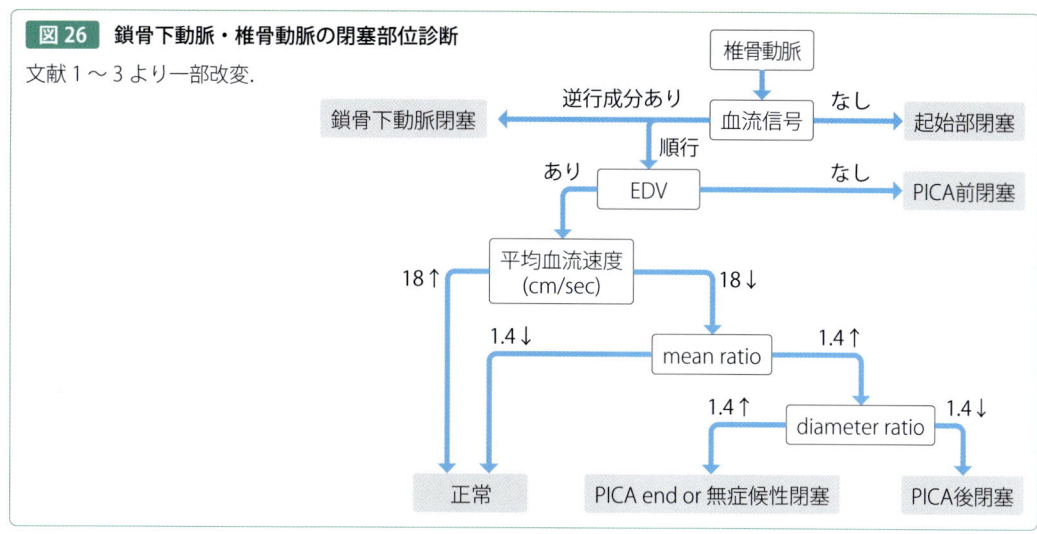

図26 鎖骨下動脈・椎骨動脈の閉塞部位診断
文献1～3より一部改変.

- 椎骨動脈血流波形が収縮早期で順行性，その後逆行性，順行性になる場合（to and fro pattern）は鎖骨下動脈の狭窄を疑う.
- 椎骨動脈血流波形が逆流波形になる場合は鎖骨下動脈高度狭窄もしくは閉塞を疑う.

e CEAとCASの評価

- 内頸動脈狭窄が高度（NASCET法で70％以上）の場合や症候性内頸動脈狭窄の場合は，外科的治療を検討する.
- 外科的治療にはCEA（carotid endarterectomy, 頸動脈内膜剥離術）とCAS（carotid artery stenting, 頸動脈ステント留置術）がある（表8）.
- CEAとCASの選択は一長一短があるため，慎重に適否を検討する必要がある.

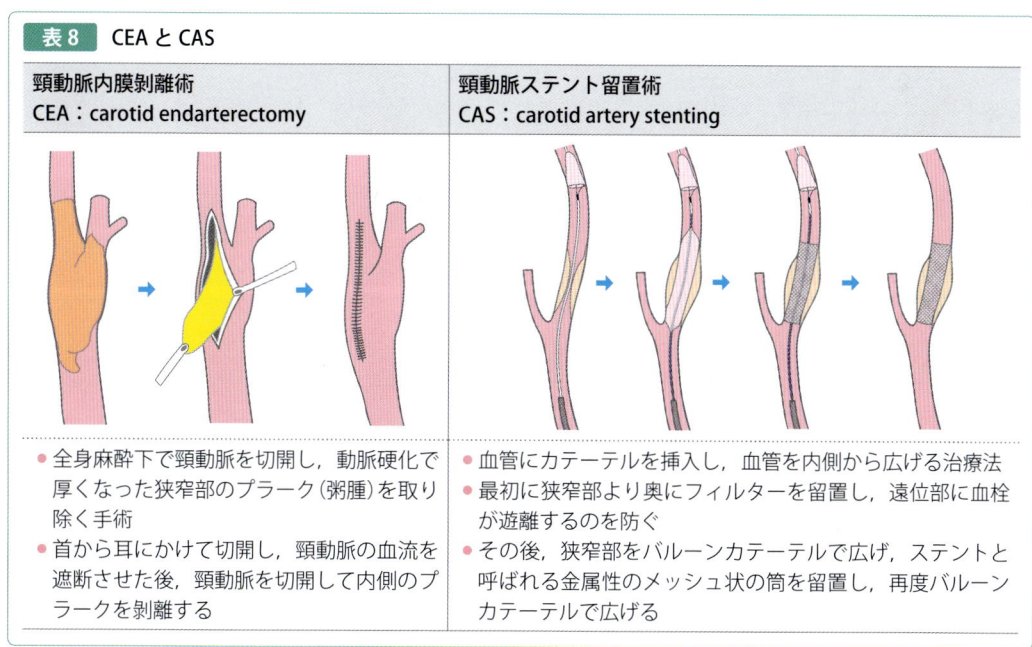

表8 CEAとCAS

頸動脈内膜剥離術 CEA：carotid endarterectomy	頸動脈ステント留置術 CAS：carotid artery stenting
・全身麻酔下で頸動脈を切開し，動脈硬化で厚くなった狭窄部のプラーク（粥腫）を取り除く手術 ・首から耳にかけて切開し，頸動脈の血流を遮断させた後，頸動脈を切開して内側のプラークを剥離する	・血管にカテーテルを挿入し，血管を内側から広げる治療法 ・最初に狭窄部より奥にフィルターを留置し，遠位部に血栓が遊離するのを防ぐ ・その後，狭窄部をバルーンカテーテルで広げ，ステントと呼ばれる金属性のメッシュ状の筒を留置し，再度バルーンカテーテルで広げる

3　頸動脈エコーの撮り方と評価

▶ ① CEA，CAS 前評価
- 低輝度プラークは，ステント治療後の合併症を引き起こす可能性があるため，プラーク内部性状と可動性の有無を評価する．
- カラードプラ法で乱流を呈する最も狭い部分が最狭窄部位である．
- 内膜剝離のレンジおよびステント長決定のため，狭窄病変長を計測する（図27）．
- 剝離端，ステント遠位部に残存プラークを残さないよう遠位端の評価を行う．

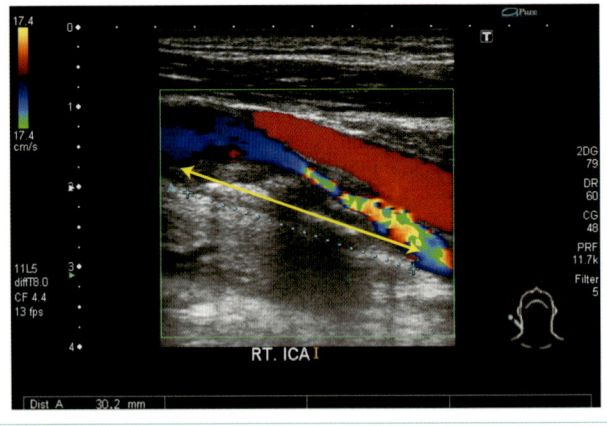

図27　狭窄病変長の計測
頸動脈狭窄病変長を確認することで，狭窄の範囲が把握できる（矢印）．
ICA：内頸動脈

▶ ② CEA，CAS 後評価
- 内膜剝離術直後の観察は，ガーゼなどで検査野が狭いため，体位を工夫する必要がある．
- 内膜剝離術後1～2週間程度は浅部に血腫の増大を認めることがあるため注意して観察する（図28）．
- 内膜剝離術後は，near wall 側に縫合糸を観察できる（図29）．残存プラークと勘違いしないように注意する．

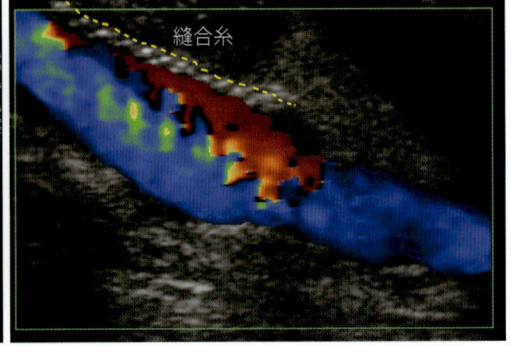

図28　CEA 後血腫
CEA 術後は血管外に血腫ができる場合があるため，血管周囲の低輝度病変の有無を観察する必要がある．
BIF：頸動脈球部

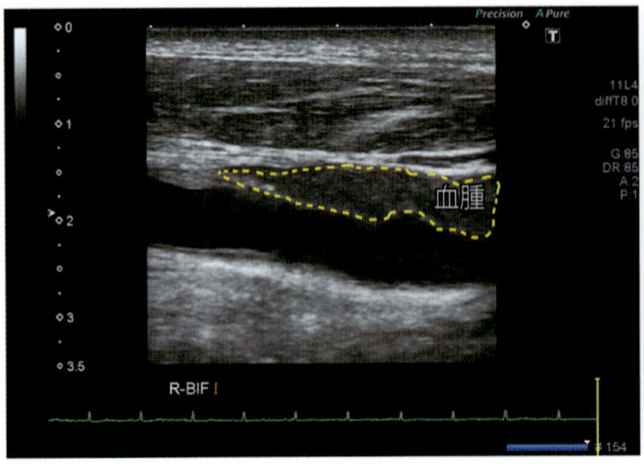

図29　CEA 後の縫合糸
CEA 術後の縫合糸は点状の高輝度像として描出される．プラークと区別する必要がある．

- 剝離術後に内膜が増殖する可能性があるため，6～12カ月おきに定期的にフォローする（図30）．
- 低輝度プラークによる狭窄病変のステント治療後は，ステント内部構造物の有無を観察する（図31）．

図30　CEA 後の内膜増殖

術前検査で潰瘍病変を伴う等輝度プラークを観察した（ⓐ，ⓑ赤矢印）．内頸動脈遠位部の IMT 肥厚は認めない（ⓐ黄矢印）．術後，潰瘍病変は消失し，狭窄も認めなくなった（ⓒ）が，遠位部の IMT が肥厚している（ⓓ黄矢印）．

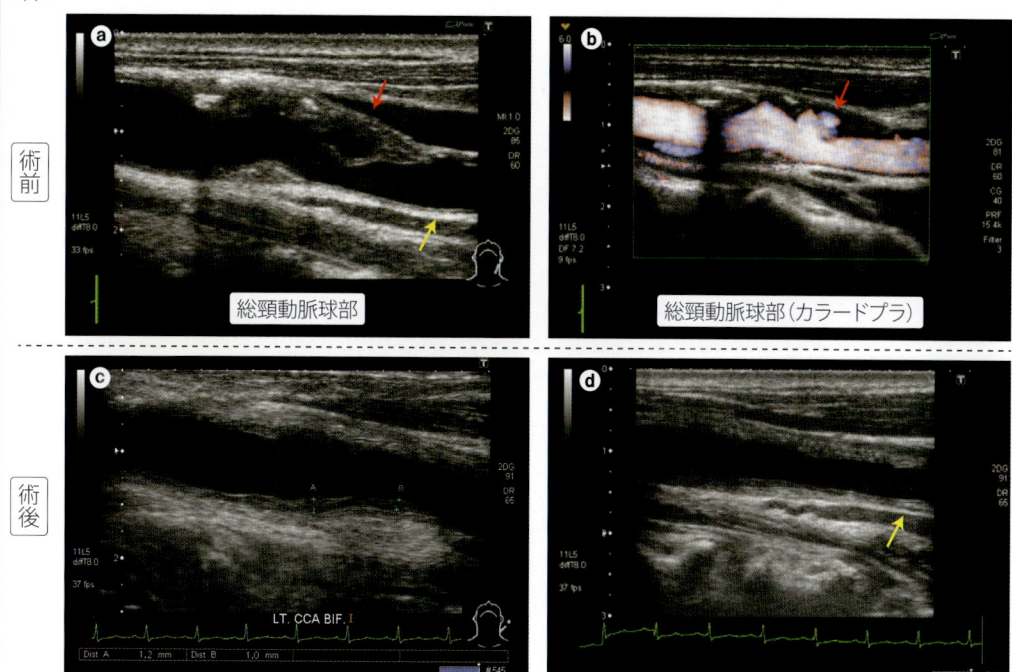

図31　頸動脈ステント留置術

ⓐステント留置前．血管造影検査で狭窄を認める．エコーでも低輝度プラークによる狭窄を呈している．
ⓑステント留置後．ステント留置により狭窄が解除されている．

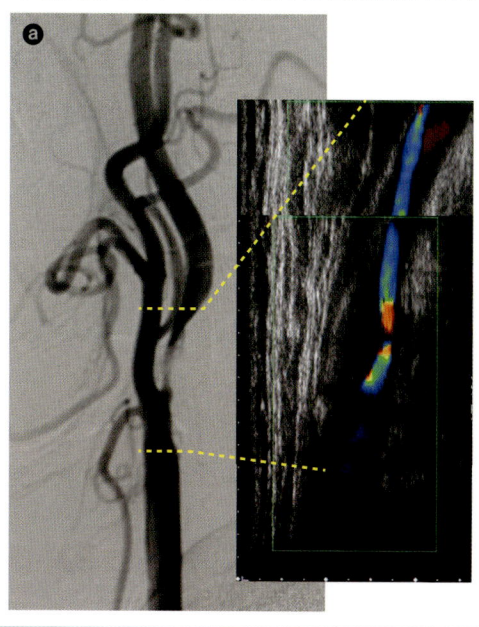 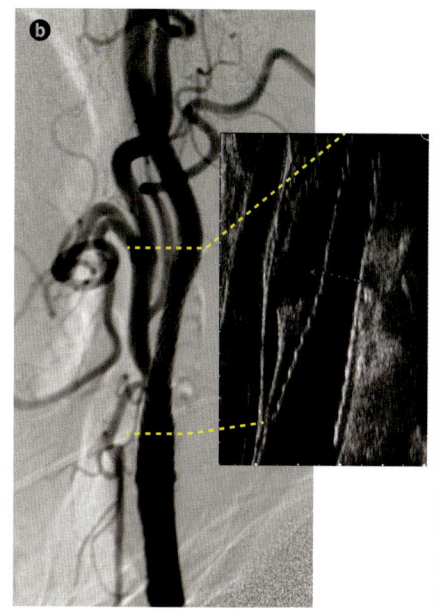

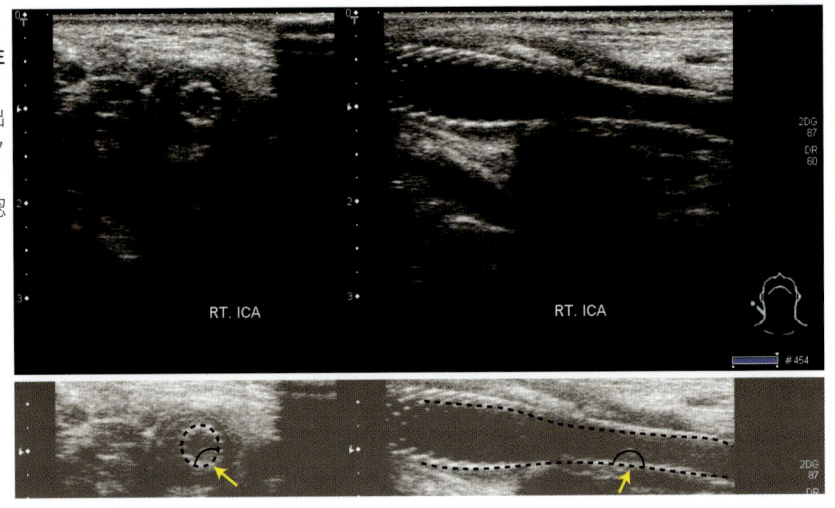

図32 ▶動画
ステント内の可動性プラーク
ステント内部に突出した等輝度プラークを認める（黄矢印）. 動画で可動性を確認する.
ICA：内頸動脈

- ステント治療1週間程度は可動性プラークを認めることがあるため注意して観察する（図32）.
- ステント内血流速度は 300 cm/sec 以上で有意狭窄と判断する.
- ステント端のプラークが残存すると，同部位からプラークが増殖して再狭窄を起こす可能性があるため，血管径とプラークの有無を観察する.
- ステント内に内膜が増殖する可能性があるため, 6～12カ月おきに定期的にフォローする.

 Point
- CEA, CAS のいずれにおいてもプラーク性状を評価することが重要である. さらに，術前精査として血管径と狭窄長を確認しておく.
- CEA, CAS において，術前術後に外頸動脈の評価を行っておくことは，側副路としての役割の面から重要な意味を持つ.

f 頸動脈解離

- 大動脈から解離が波及する場合と限局性に解離する場合がある.
- 頸動脈解離の観察は，通常の解離と同様，偽腔および flap の存在，偽腔内血流の有無，entry・re-entry の評価などが重要となる（図33）.
- 脳梗塞の原因として頸動脈解離があるため，特に血栓溶解療法を行う際には頸動脈解離を確認することが重要である.
- 頸動脈解離を疑った場合は，積極的に腕頭動脈や大動脈まで観察する（図34）.
- entry 部を確認するために，経胸壁心エコー図検査も併用するとよい.

 Point
大動脈解離から波及する頸動脈解離の場合は，右側優位に解離するため，血圧の左右差から疑うことができる.

図33 ▶動画 頸動脈解離

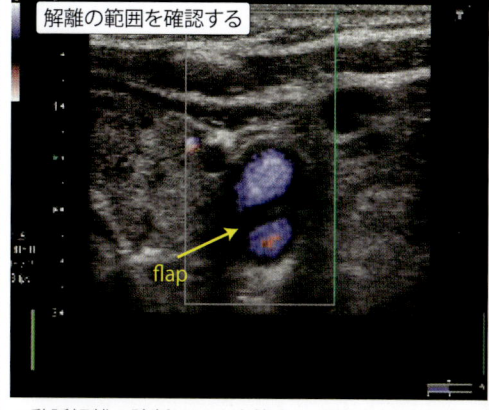

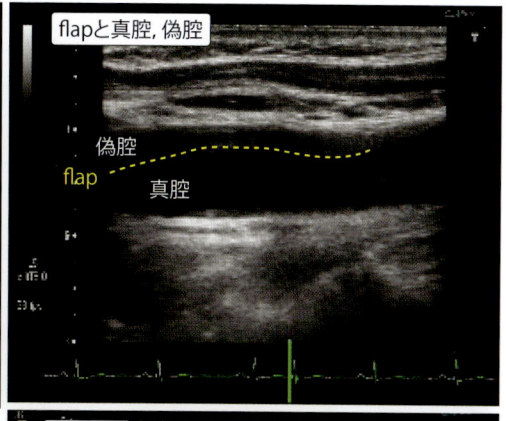

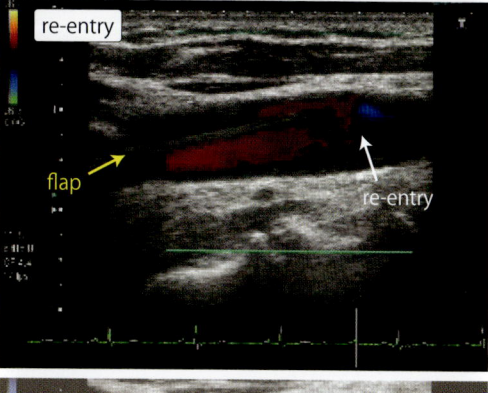

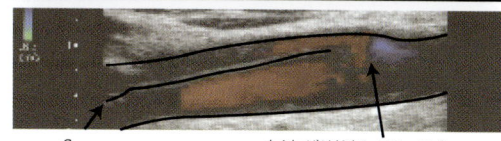

- 動脈解離の診断には，血管内に等輝度の線状構造物（flap，矢印）を描出し，動画で動いていることを確認する．
- カラードプラ像で偽腔，真腔を観察し，血流の有無を確認する．
- 解離部の遠位では，flapが途切れて逆流している血流を観察することができる（re-entry）．

図34 頸動脈解離

ⓐ上行大動脈，ⓑ右総頸動脈．動脈解離の確認には，できるだけ近位部までflapを確認する．本例は，上行大動脈起始部から総頸動脈中央部にかけてflapを認めた．

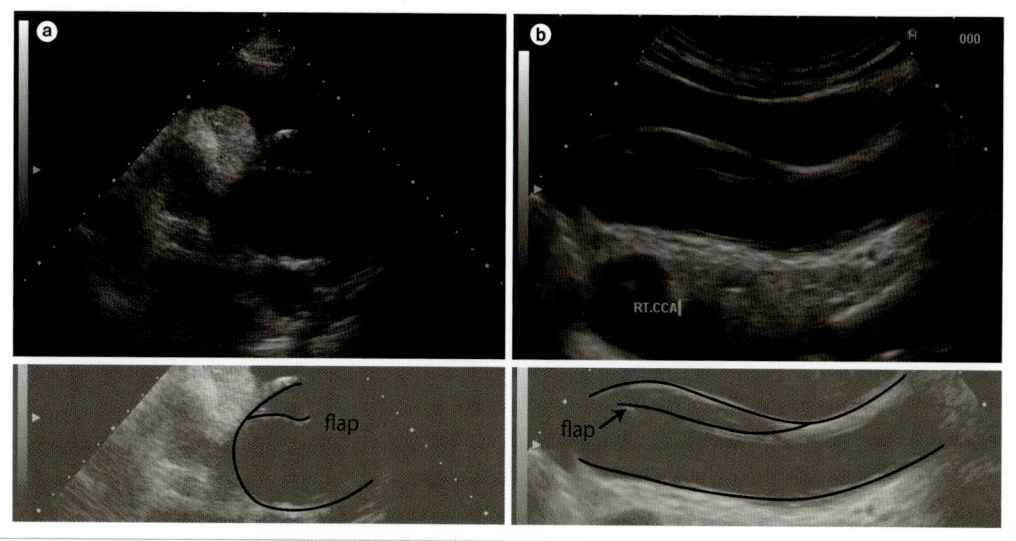

3 頸動脈エコーの撮り方と評価　23

g 血管炎

- 頸動脈に波及する血管炎には，高安動脈炎と側頭動脈炎がある．
- 高安動脈炎では，総頸動脈に全周性 IMC 肥厚を認めることが多い．これを"マカロニサイン"と呼ぶ（図 35）．
- 側頭動脈炎では，側頭動脈周囲に低輝度な浮腫像を認める．これを"hypoechoic halo sign"と呼ぶ（図 36）．
- 血管炎は鎖骨下動脈や大動脈から下肢動脈まで炎症が波及するため，疑った場合は全身血管を評価する必要がある．

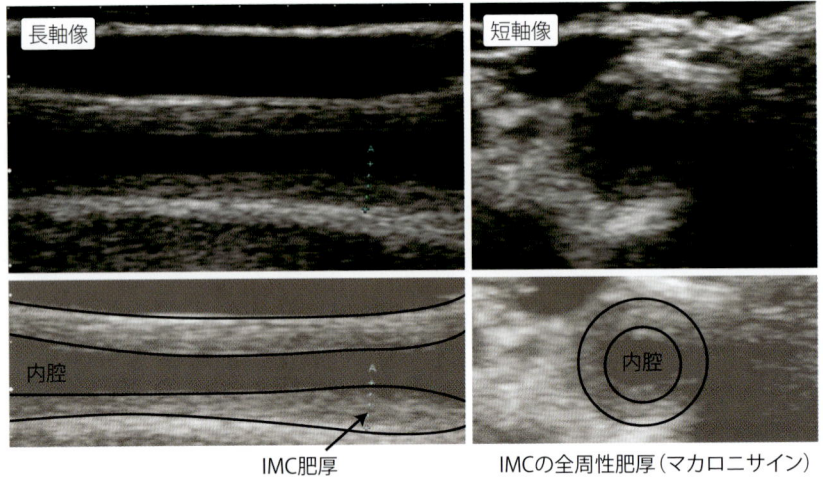

図 35 高安動脈炎（マカロニサイン）
高安動脈炎では長軸，短軸とも全周性に IMC 肥厚を認める．これを"マカロニサイン"と呼ぶ．

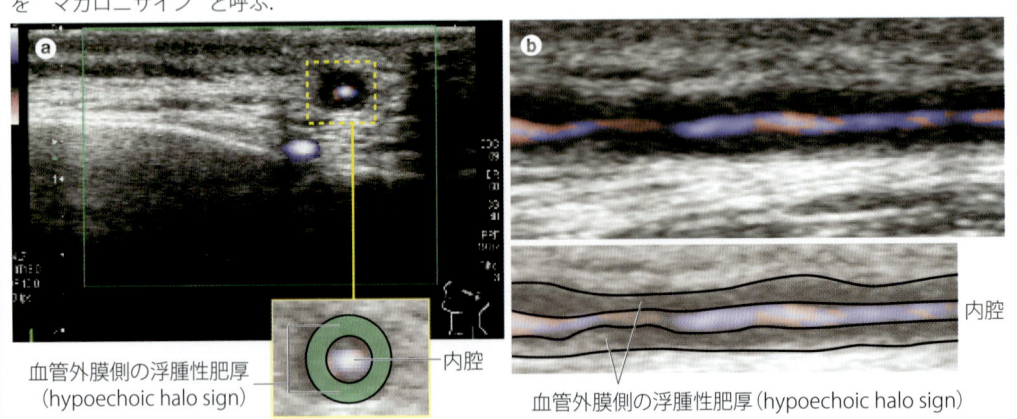

図 36 ▶動画 側頭動脈炎（hypoechoic halo sign）
ⓐ浅側頭動脈短軸像，ⓑ浅側頭動脈長軸像．側頭動脈炎では長軸，短軸とも全周性に IMC 肥厚を認める．これを"マカロニサイン"と呼ぶ．

> **Point**
> - 高安動脈炎は，"脈なし病"とも呼ばれ，橈骨動脈の拍動が減弱していることで発見される場合もある．その場合，血圧の左右差を確認することで疑っていく．特に若年女性の場合は高安動脈炎の可能性を考える．
> - 側頭動脈炎は，50 歳以上，頭痛，側頭動脈異常，血沈亢進，病理所見などで診断される．エコーでの評価は無侵襲な点から注目されている．
> - マカロニサインは高安動脈炎でのみ観察されるわけではないので，マカロニサイン＝高安動脈炎と判断しないように注意する．

4　経頭蓋エコーの撮り方と評価[4)]

- 経頭蓋エコーの体位は基本的に側臥位もしくは仰臥位で行う．
- 使用プローブはできれば頭蓋内血管用の 2 MHz セクタプローブが望ましいが，2.5～3.5 MHz のセクタプローブを用いてもよい．
- 経頭蓋エコーには TCD と TC-CFI がある（表9）．
  - TCD はパルス波形から病態を推測する．特に狭窄・閉塞診断と HITS/MES の確認に用いる．
  - TC-CFI は，汎用装置を用いてカラードプラ，パルスドプラ画像から病態を推測する．
  - 一般的に「TCD」と呼んでいるのは、実は「TC-CFI」であることが多い．

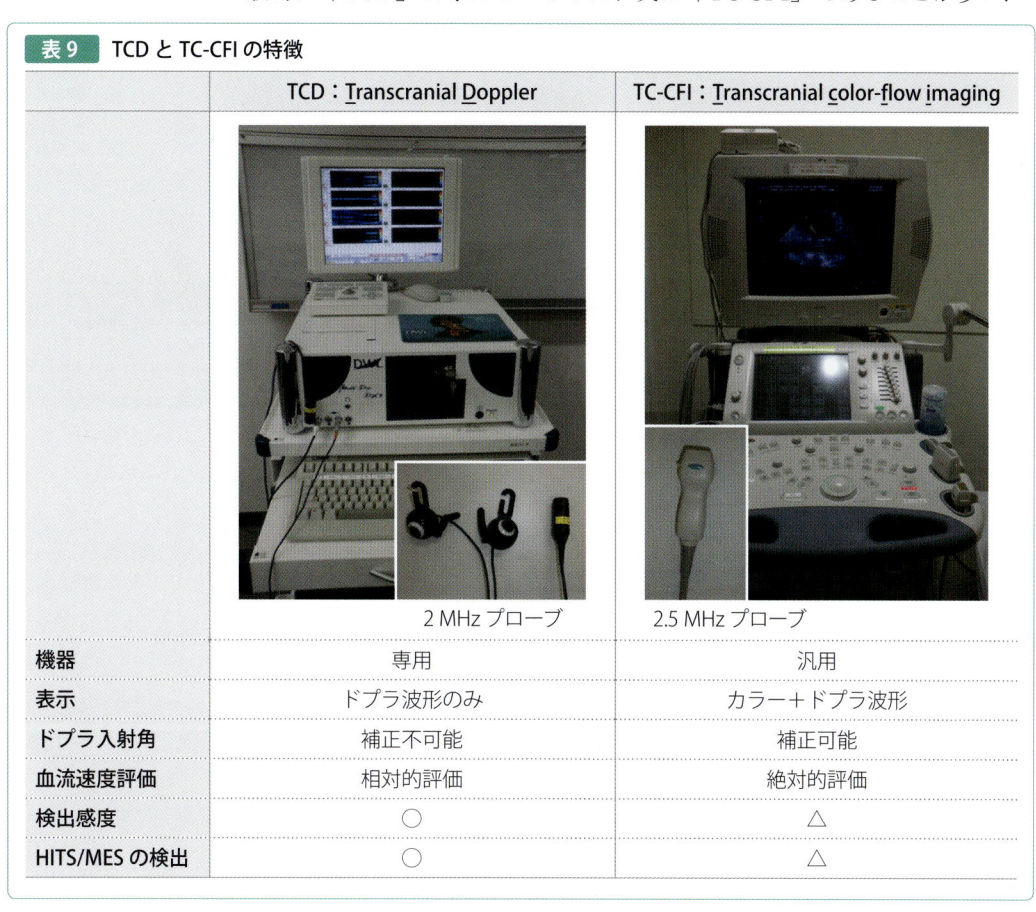

表9　TCD と TC-CFI の特徴

	TCD：Transcranial Doppler	TC-CFI：Transcranial color-flow imaging
	2 MHz プローブ	2.5 MHz プローブ
機器	専用	汎用
表示	ドプラ波形のみ	カラー＋ドプラ波形
ドプラ入射角	補正不可能	補正可能
血流速度評価	相対的評価	絶対的評価
検出感度	○	△
HITS/MES の検出	○	△

- 描出するためのウインドウは，大きく分けて側頭骨窓，大後頭孔，前頭骨窓を用いる（図37）．
  - 側頭骨窓から描出できる血管：前大脳動脈，中大脳動脈，内頸動脈，後大脳動脈（図37 ⓐ）．
  - 大後頭孔から描出できる血管：椎骨動脈，脳底動脈，後下小脳動脈（図37 ⓑ）．
  - 前頭骨窓から描出できる血管：前大脳動脈，中大脳動脈，内頸動脈，後大脳動脈．

> **図37** 経頭蓋エコーのアプローチ
> ⓐ側頭骨窓アプローチ，ⓑ大後頭孔アプローチ．側頭骨窓，前頭骨窓はそれぞれ頭蓋骨で一番薄いところを指す．大後頭孔は頭蓋骨と頸椎の間で骨のない部分．

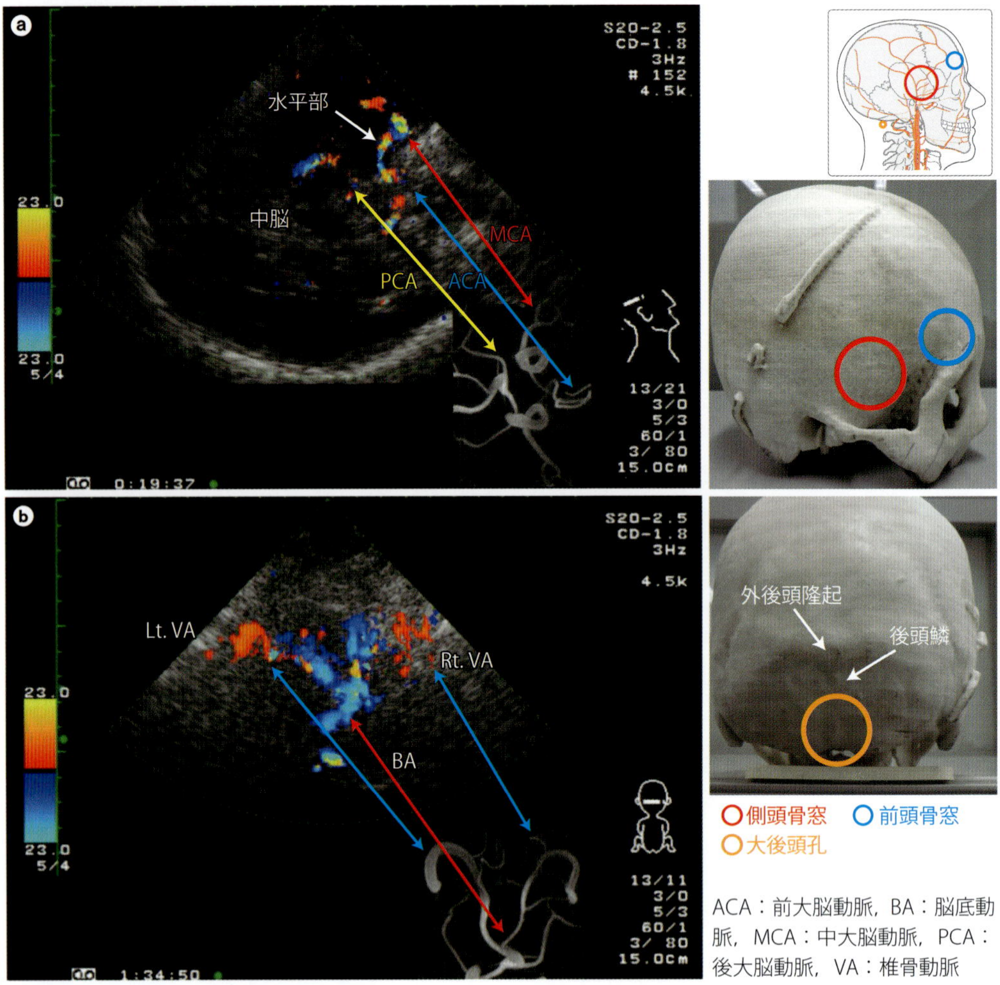

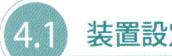

○側頭骨窓　○前頭骨窓
○大後頭孔

ACA：前大脳動脈，BA：脳底動脈，MCA：中大脳動脈，PCA：後大脳動脈，VA：椎骨動脈

4.1 装置設定

- Bモード法，カラードプラ法，パルスドプラ法における装置設定は以下の通り．

ａ Bモード法

- 走査画像表示は，側頭骨窓アプローチの場合，画面に向かって右側を前方とするか，後方とするかは問わない．ただし，施設内で統一する必要がある．
- 深度については，側頭骨窓アプローチの場合，14〜16 cm に設定しておくと対側の側頭骨が描出される．

ｂ カラードプラ法

- カラーゲインはBモードゲインをやや下げ，カラーノイズが出るくらいまで上げ，そこから徐々に下げていき，ノイズが消失するあたりが適切である．
- 頭蓋内動脈血流観察時のカラードプラ流速レンジは 20〜50 cm/sec が妥当と考える．

A 脳梗塞

c パルスドプラ法

- 血流波形の表示方法として，順行性，逆行性にかかわらず，カラードプラで上向き血流は上向き（赤色），下向き血流は下向き（青色）で表示する．
- ドプラ波形計測の際は，血流走行に合わせ，角度補正機能を併用，角度補正が最小となるよう心がける（60°以内）．

4.2 検査手順

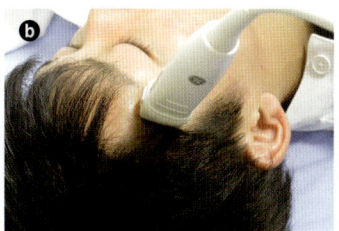

- アプローチには，側頭骨窓アプローチ，前頭骨窓アプローチ，大後頭孔アプローチがある．図38にアプローチ位置を，図39にプローブを当てる位置を示した．

図38 アプローチ位置
- ⓐ 側頭骨窓アプローチ．OM（orbito-meatal）ライン（実線，眼窩と外耳をつないだ線）より約1cm上方に超音波骨窓がある（点線）．
- ⓑ 大後頭孔アプローチ．大後頭孔は骨がない部分なので描出に適している（点線）．

AW：anterior window
MW：middle window
PW：posterior window

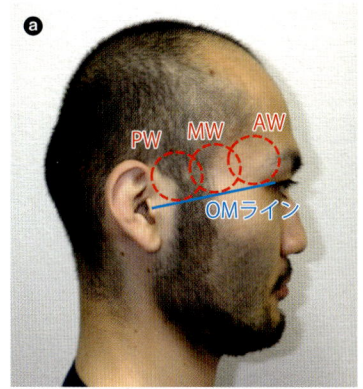

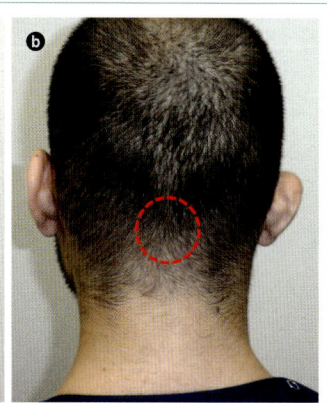

図39 プローブのあて方
- ⓐ 側頭骨窓アプローチ．OMラインの1cm上方で明瞭に描出できる部分を観察する．
- ⓑ 前頭骨窓アプローチ．眉毛部やや外側から観察する．
- ⓒ 大後頭孔アプローチ．頭蓋骨と頸椎の間の骨がない部分で，やや上方をねらうようにプローブを傾ける．

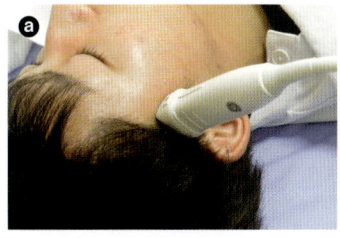

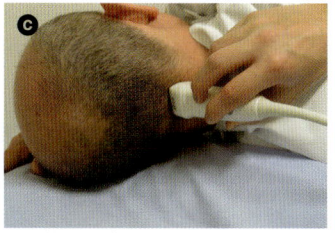

a 側頭骨窓アプローチ

- 基本的に仰臥位で顔を横に向けてもらい，側頭部を上方に向ける．
- OMラインを目印に，約1cm上方で最も骨厚が薄い部分を探す（図38，39）．
- 深度を14～16cmに設定し，対側の側頭骨を描出する．中央にハート型の低輝度像（中脳）を描出する（図40）．
- 中脳から前方に線状の高輝度像を描出する．これが蝶形骨縁である（図41）．
- 蝶形骨縁を描出した後，カラードプラ法を用いてtilting scanを行う．
- tilting scanによりプローブに向かう血流が中大脳動脈として同定される（図42）．
- 中大脳動脈より後方で中脳を取り囲む血流が後大脳動脈として同定される（図43）．

図40 中脳の描出

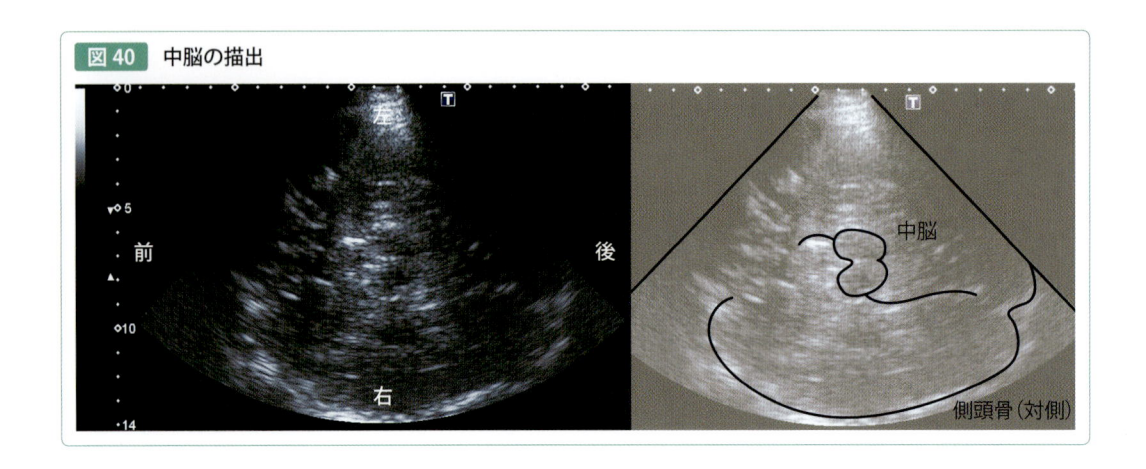

図41 蝶形骨縁の描出

側頭骨窓アプローチで少し下方を観察すると，蝶形骨縁が高輝度に描出される．その近傍を観察すると中大脳動脈が描出される（黄矢印）．

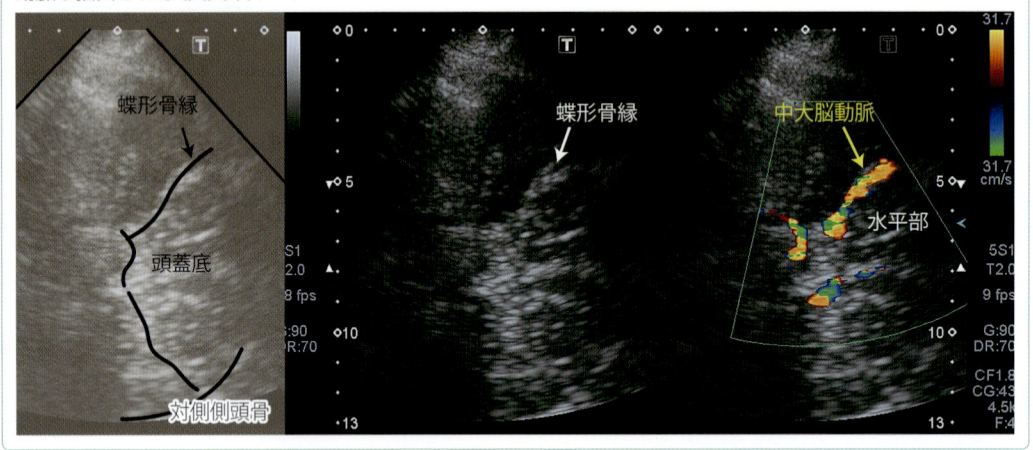

図42 中大脳動脈

右中大脳動脈のカラードプラとパルスドプラ画像．プローブに近づく方向（上向き波形）で描出される．中大脳動脈は，分岐するまでの起始部から水平部を中心に計測する．

MCA：中大脳動脈

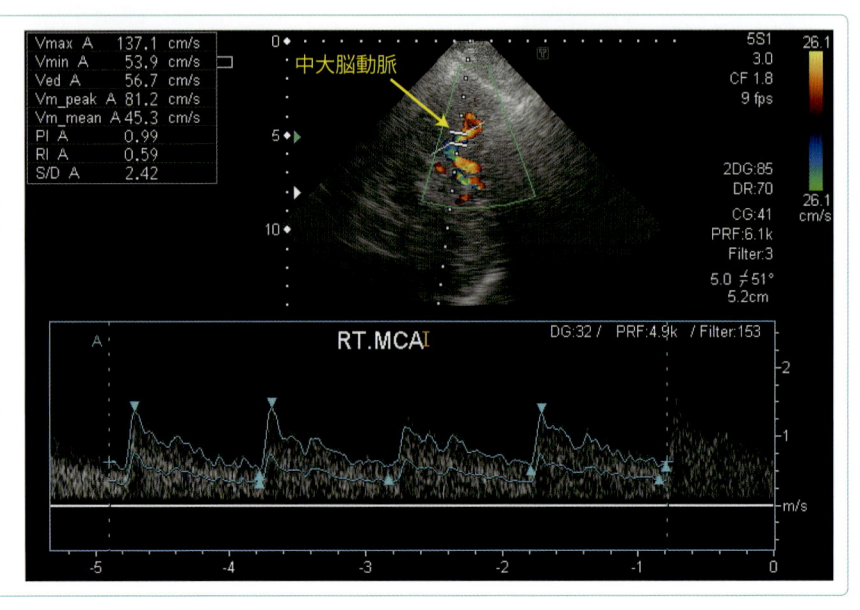

28　A　脳梗塞

図 43

後大脳動脈
右後大脳動脈のカラードプラとパルスドプラ画像．近位部はプローブに近づく方向（上向き波形）で描出され（矢印），遠位部はプローブから遠ざかる方向（下向き波形）で描出される．
PCA：後大脳動脈

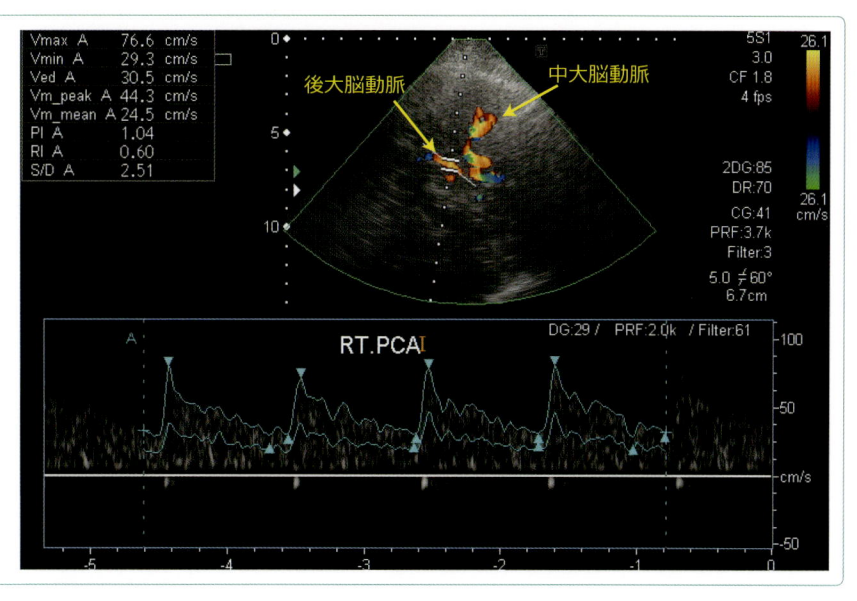

- 中大脳動脈より前方でプローブから遠ざかるような血流が前大脳動脈として同定される（図44）．
- 血流速度の計測を行う際には，流速レンジを下げておいて，徐々にレンジを上げていく．
- 中大脳動脈の計測は，基本的に水平部を用いる．その際，ドプラアングルが最小となるように調整する．

図 44

前大脳動脈
右前大脳動脈のカラードプラとパルスドプラ画像．プローブから遠ざかる方向（下向き波形）で描出される．
ACA：前大脳動脈

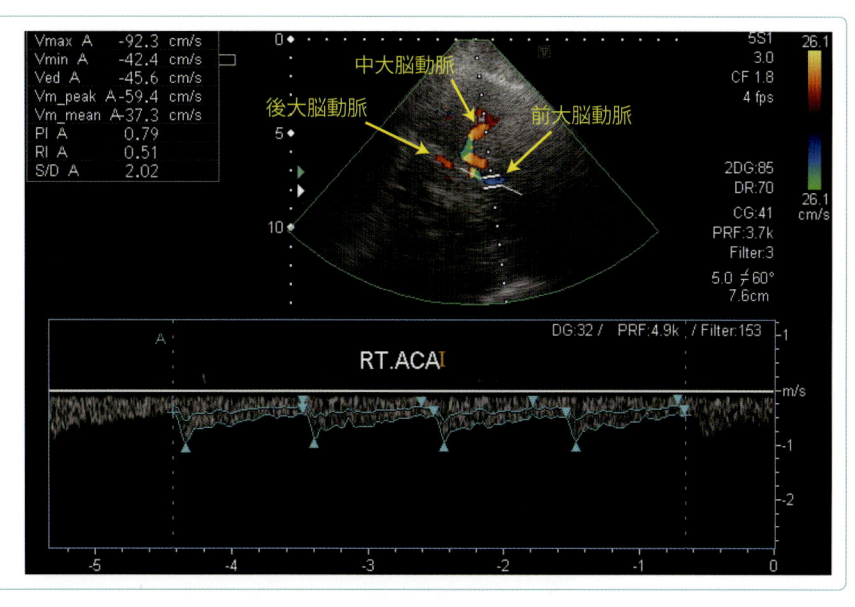

> **Point** 側頭骨窓アプローチの場合，患者によって血流の描出能が変化する．特に高齢女性の場合は描出感度が低下するため，注意が必要である．対側側頭骨および中脳が描出できない場合は血流評価が困難である．

4 経頭蓋エコーの撮り方と評価

b 大後頭孔アプローチ

- 基本的に側臥位で顎を引いてもらう（図39）．
  - ▶ 側臥位でのアプローチで描出が困難な場合は，患者の状態がよければ腹臥位で計測すると描出できる場合がある．その際は，短時間での計測にとどめる．
- 後頭部の丘陵突起を目印とし，同部位の下方にある大後頭孔を指先で探す．
- 深度を14〜16 cmに設定し，中央に円形の低輝度像（延髄）を描出する（図45）．

図45 延髄
延髄は中央に低輝度な円形像として描出される．延髄の左右に椎骨動脈が描出され，合流して脳底動脈が描出される．

- 延髄を取り囲むようにY字型の血流を描出すると左右の椎骨動脈が描出される（図46）．
  - ▶ 椎骨動脈は延髄の周囲を走行して描出されるが，必ずしもY字のように描出されるとは限らない．正中より探すのではなく，少し左右にずらして探すと左右1本ずつ椎骨動脈が描出される．

図46 椎骨動脈
椎骨動脈はY字状に描出される．左図は右椎骨動脈の波形．
近位部はプローブに近づく方向（上向き血流）として描出され，その後遠ざかる方向（下向き血流）となる．両側椎骨動脈が合流して脳底動脈が描出される．

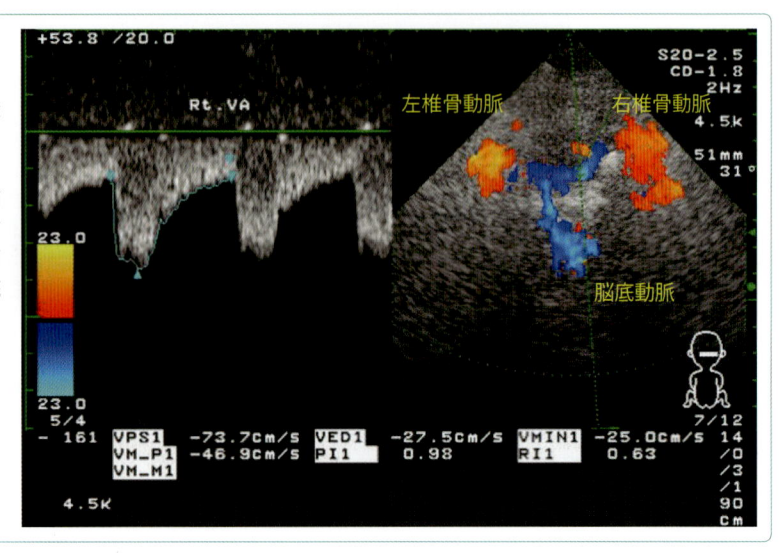

- 左右の椎骨動脈が深部で合流すると，脳底動脈として描出される（図47）．
- 椎骨動脈からプローブ側に血流を認めた場合は，後下小脳動脈として判断する．

図47　脳底動脈
両側椎骨動脈が合流して脳底動脈が描出される．脳底動脈はプローブから遠ざかる方向（下向き血流）に描出される．

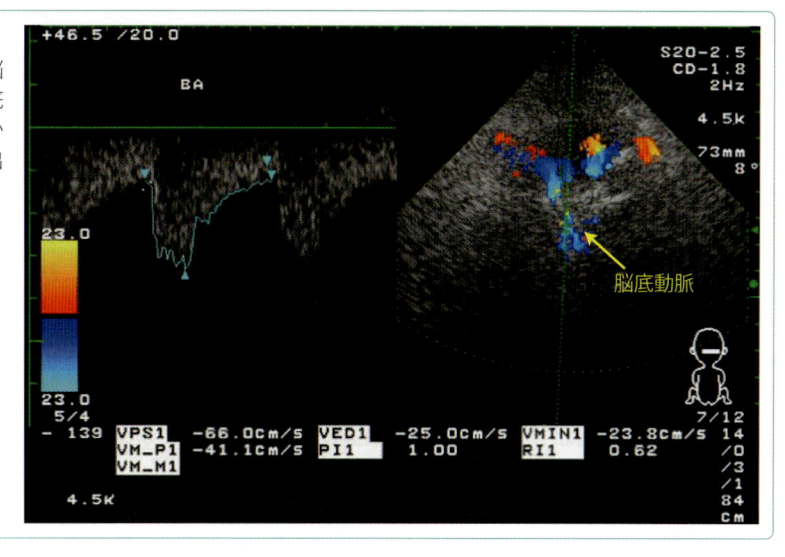

4.3 経頭蓋エコーでの評価

a 主幹脳動脈狭窄・閉塞

- 経頭蓋エコーで計測される主幹動脈の血流速度は健常者であっても年齢ごとに変化し，加齢とともに低下する．
- カラードプラでの乱流画像やパルスドプラでの血流速度増加は狭窄診断の指標となる（図48）．

図48 ▶動画　左中大脳動脈狭窄
左中大脳動脈の高度狭窄である MRA（赤矢印），エコー（黄矢印）ともわずかに血管が描出されている．遠位部が描出されており，閉塞はしていない．MCA：中大脳動脈

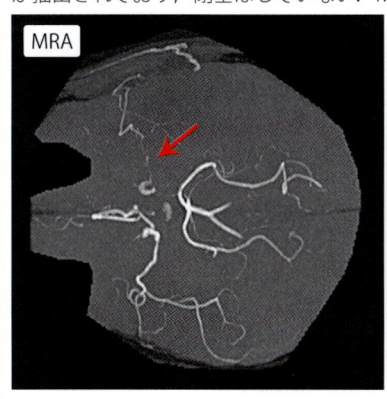

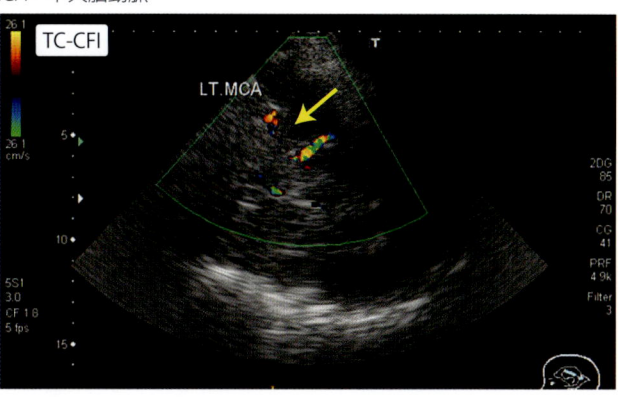

- 中大脳動脈において，収縮期血流速度180 cm/sec 以上で有意狭窄と判断する（図49）．
- 中大脳動脈において，超音波造影剤使用下では 170 cm/sec 以上を有意狭窄とする．
- 中大脳動脈の閉塞例は超音波造影剤を使用しても血流信号が描出できない，あるいは著しく弱い場合に診断される．
- 椎骨動脈では，収縮期血流速度が 30 cm/sec 以下あるいは健常側の50％以下で高度狭窄を疑う．

図49 右中大脳動脈狭窄（PSV）
右中大脳動脈狭窄例のパルスドプラ画像．PSV が 3m/sec 以上であり，高度狭窄である．
MCA：中大脳動脈

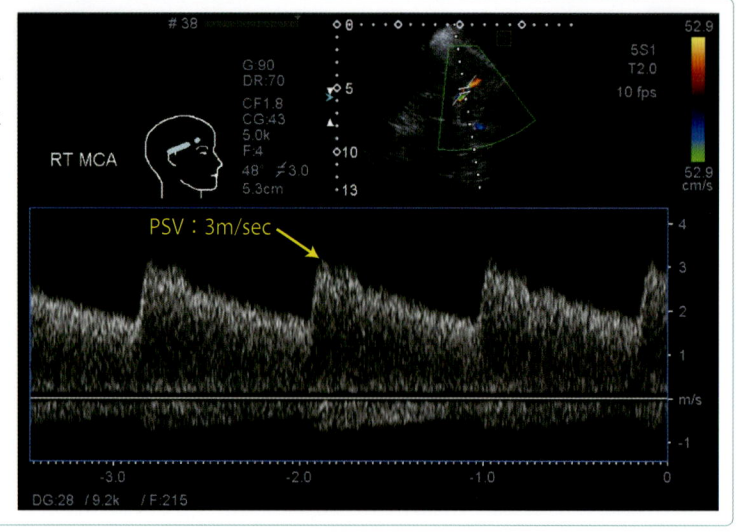

- 脳底動脈では超音波造影剤使用下で 120 cm/sec 以上を有意狭窄とする．
- 脳底動脈閉塞は，超音波造影剤を用いても血流信号が描出できないか，逆流所見を認めた場合に診断する．

b くも膜下出血の spasm [5]

- くも膜下出血の重篤な合併症として，spasm（脳血管攣縮）が知られている．
- くも膜下出血後の 7 日目をピークとして，4〜14 日の間に発症しやすい．
- 平均血流速度 120 cm/sec 以上の上昇，または収縮期血流速度 200 cm/sec 以上の場合，くも膜下出血における血管攣縮と診断する．

> **Point** 経頭蓋エコーでは，実際には著明な血管攣縮が起きていない症例でも血流速度の上昇が見られることがあり，偽陽性が比較的多い．

c もやもや病

- もやもや病では，内頸動脈終末部の進行性狭窄・閉塞を認める．
- もやもや病の経頭蓋エコー画像では，もやもや血管による多数の血管像が見られる（図50）．

図50 もやもや病
MRA 上，両側とも内頸動脈遠位部から中大脳動脈にかけて描出されていない．側頭動脈が明瞭に描出されている．中央にもやもや血管を同定する（赤丸）．
エコーでは，中脳の周囲に細かなカラードプラ画像（もやもや血管）を認めている（黄丸）．

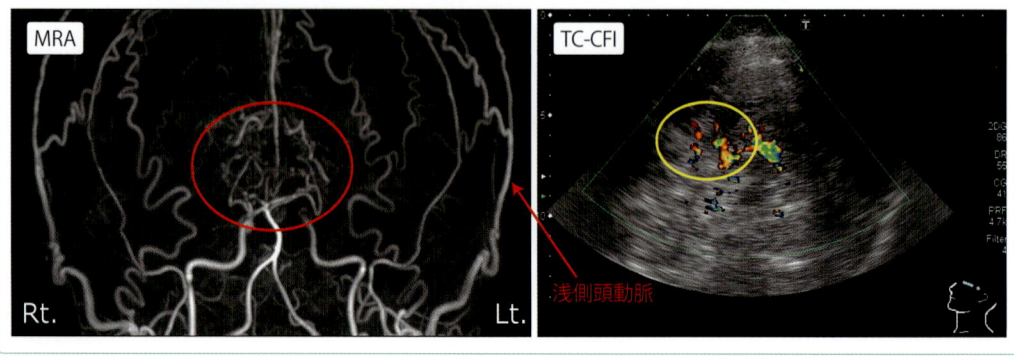

浅側頭動脈

A 脳梗塞

- 病期の進行に伴い，血流速度は低下していくことが多い．

> **Point** もやもや病の頸動脈エコー所見として，"シャンパンボトルネックサイン"と"diameter reversal sign"がある．シャンパンボトルネックサインとは，内頸動脈の血管径が途中で急速に細くなる（総頸動脈の径の半分以下）現象（図51）である．Diameter reversal sign は，外頸動脈の径と内頸動脈の径が逆転する現象である．

図51 シャンパンボトルネックサイン
両側内頸動脈起始部が拡張し，その後急速に細くなっている（シャンパンボトルネックサイン，MRA：青矢印，エコー：黄矢印）．ICA：内頸動脈

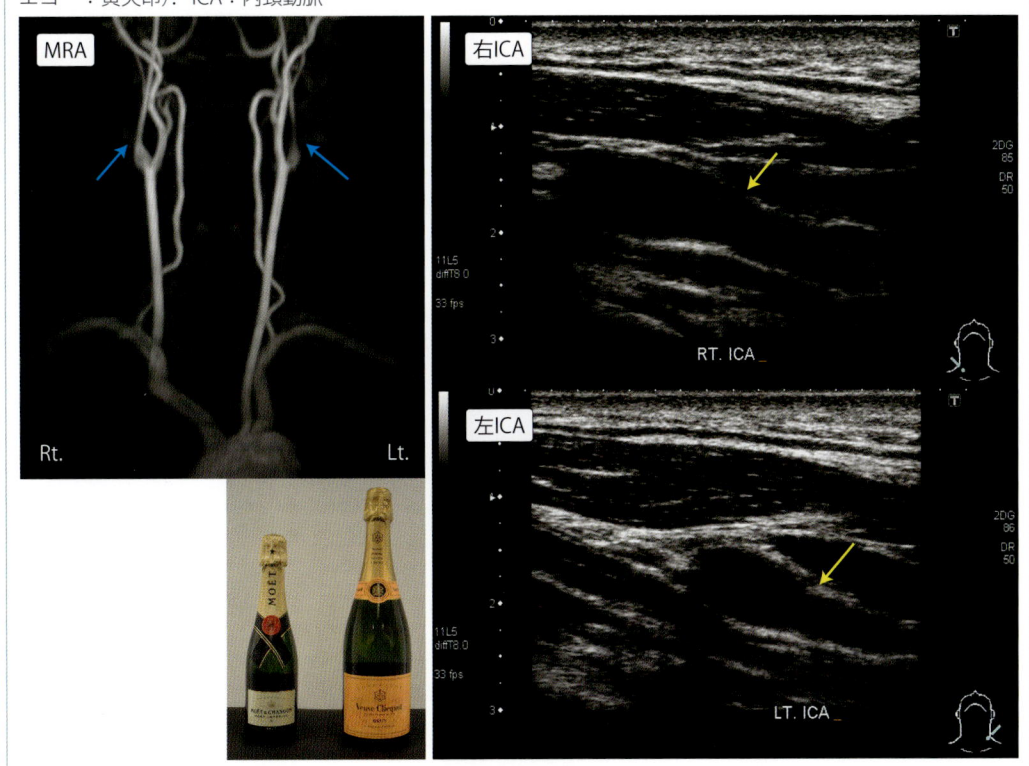

d STA-MCA 吻合術

- STA（浅側頭動脈）-MCA（中大脳動脈）吻合術は，主幹動脈（内頸動脈，中大脳動脈）の高度狭窄や閉塞例において，側副血行が発達していない場合に用いられる（図52）．
- STA-MCA 吻合術を行うと，術前よりも STA の血流が増加する．
- 浅側頭動脈血流速度比（術側／健側）が 2.7 以上であればバイパスにより広範囲の脳血流が存在する．
- 浅側頭動脈血流速度比（術側／健側）が 1.6 以下であればバイパスによる脳血流レンジが狭いとされる．
- 浅側頭動脈平均血流が 65 cm/sec 以上あれば中大脳動脈領域の局所脳血流量が豊富とされる．

図52 STA-MCA吻合術

中大脳動脈（MCA）が閉塞し，遠位部の血流が途絶している状態に対し，頭蓋骨を穿頭したのち浅側頭動脈（STA）と中大脳動脈を吻合する手術．

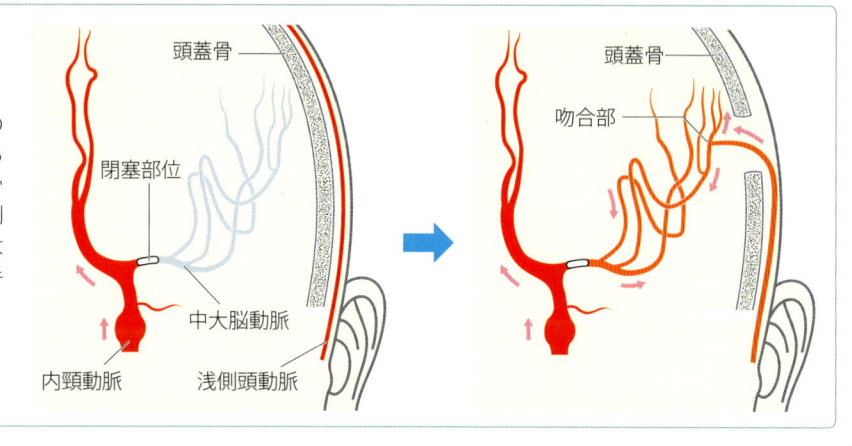

頭蓋骨／閉塞部位／中大脳動脈／内頸動脈／浅側頭動脈／吻合部

> **Point** STA-MCA吻合術後では，頭蓋骨に穴が開いているため，頭蓋内血流の評価が可能になる．その際浅側頭動脈，中大脳動脈血流は頭蓋内に流入するため，逆行性血流として描出される（図53）．

図53 ▶動画 左STA-MCA吻合術

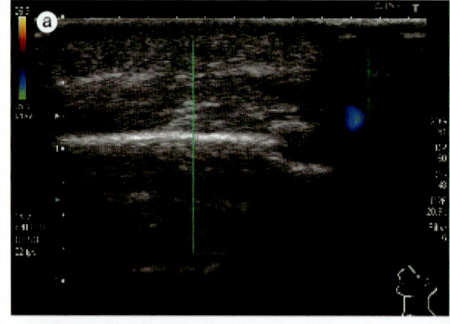

ⓐ 浅側頭動脈の頭蓋内への流入プローブから遠ざかる方向（青色血流）として描出され，深部に向かっている．
ⓑ TC-CFIでは中大脳動脈がプローブから遠ざかる血流（青色血流）として描出され，逆流波形を呈している．
MCA：中大脳動脈

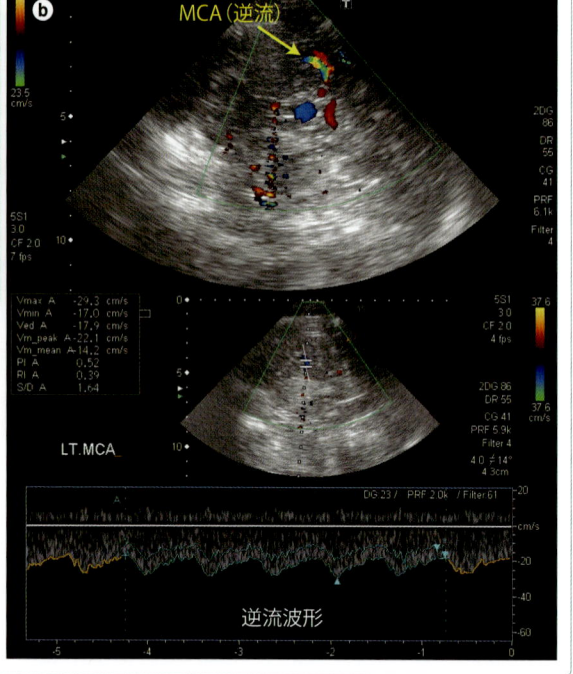

MCA（逆流）
LT.MCA
逆流波形

e HITS [6, 7]

> **Point — HITS と MES について**
> - HITS：High intensity transient signals（高い一過性の信号）．
> - MES：Micro-embolic signal（微小塞栓信号）．
> - TCD を用いて HITS/MES を描出することで，塞栓子が遊離して頭蓋内動脈を通過したことがわかる．
> - 赤血球より十分大きく，血流と異なる音響インピーダンスからなる栓子が，超音波ビームのサンプルボリュームを通過する短時間のみ，極めて大きな信号が反射され，MES として検出される．
>
> HITS：気泡，油滴，他のアーチファクトなど／MES：栓子

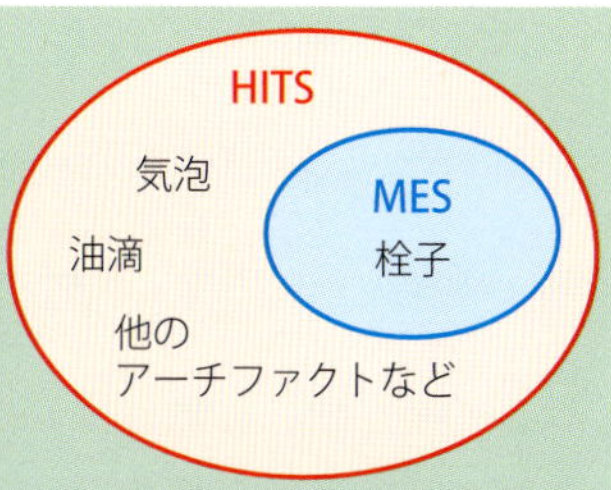

- 経頭蓋エコー（TCD）では，パルスドプラ波形（血流と同一方向性）の中に異常信号を認める（図 54）．

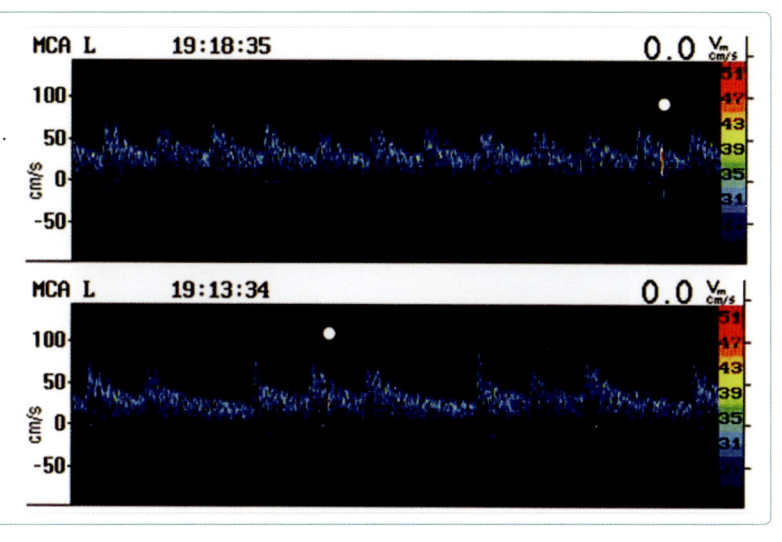

図 54　HITS
○のところに見えている，血流波形内の高信号部分に速い信号として描出される．
文献 7 より引用．

- 心臓や大動脈，頸動脈などから遊離した栓子が血管内を通過したことを音で観察する．
- 心臓や大動脈の周術期に血栓が遊離した場合は多量の HITS を観察できる．
- 「ピュッ」「ボッ」「ピコッ」「プッ」「ボソッ」などといった音が捉えられる．
- 一部の抗血小板薬で HITS 数が減少することが知られている．

> **Point**
> 血流と反対方向にも現れる両方向性の信号や，持続時間が 300 msec 以上の場合はアーチファクトとして判断する（図 55）．

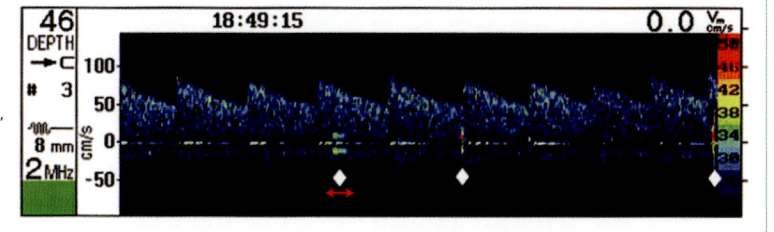

図 55　HITS のアーチファクト
◇の部分は，基線から両方向に信号が捉えられており，一部は長い時間描出されている（↔）．
文献 7 より引用．

5 経食道心エコーでの評価[8]

- 脳塞栓症の評価に経食道心エコーを行う．
- 心原性塞栓の場合，特に左房内血栓の有無を観察する（図56）．
- 他にも，塞栓源の観察として，疣贅，心臓腫瘍，papillary fibroelastoma などの有無も確認が必要である．
- 奇異性脳塞栓症の評価として，卵円孔開存（図57），心房中隔欠損症，心房中隔瘤の評価が重要である．
- 奇異性脳塞栓症の確認には，造影剤を用いた Valsalva 負荷で右左シャントを観察するとよい（図58）．

図56 左房内血栓
左心耳内に表面不整な等輝度血栓を認める．

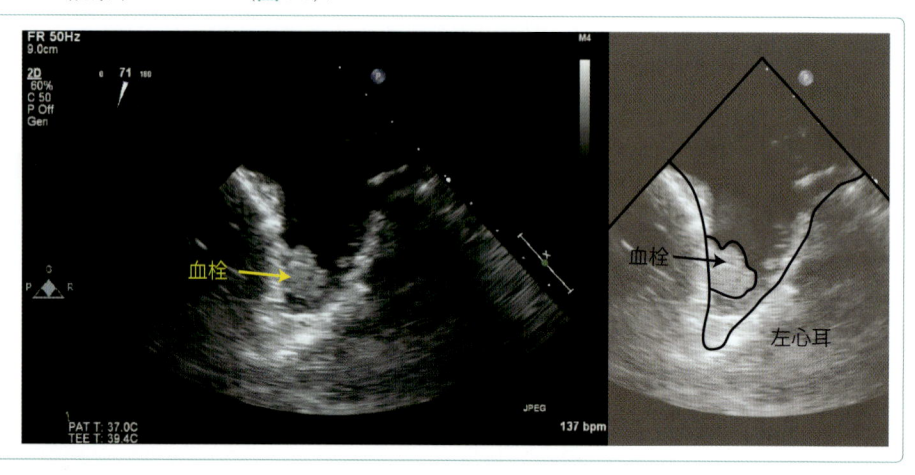

図57 ▶動画 卵円孔開存
右房と左房の間にある卵円孔が開存している．

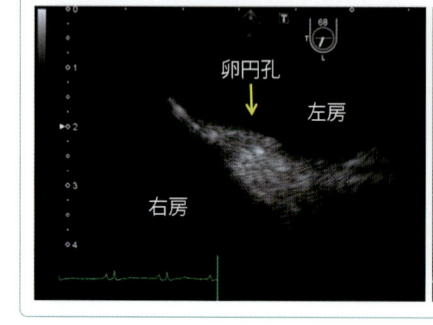

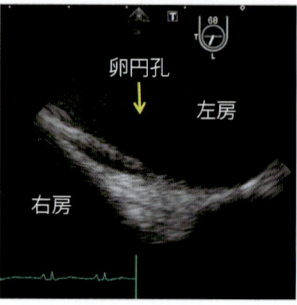

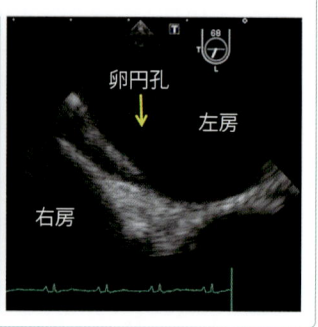

図58 ▶動画 Valsalva 負荷
卵円孔を通過して造影剤が左房内に流入している（矢印）．

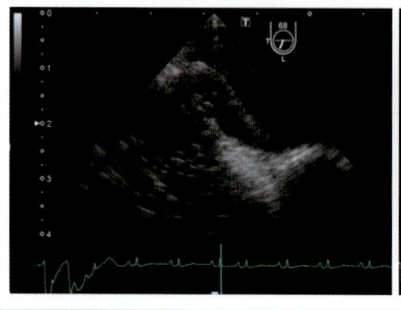

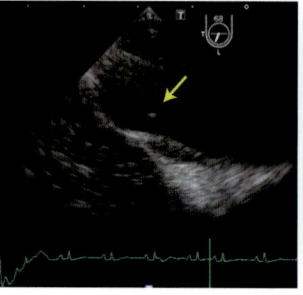

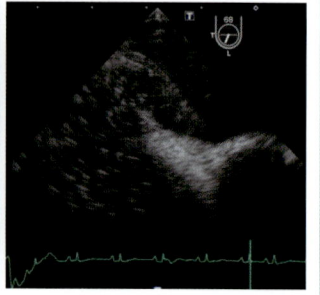

> **Point**

> **コントラストエコー**
> コントラストエコーは通常では明らかでない交通路をコントラスト剤を使用することで明瞭化する方法である．経食道心エコーにおいてよく用いられるコントラスト剤は，生食9mlと空気1mlを撹拌して作成する．コントラスト剤を肘静脈から注入し，Valsalva負荷解除後三心拍以内に左房内に粒状エコー像が確認された場合，卵円孔開存を診断する．その他，超音波造影剤を使用する方法や，ジアゼパムを1滴混ぜる方法もある．
>
> **Valsalva負荷**
> Valsalva負荷は，被検者に息を吸った状態で息止めさせて，胸腔内圧を高める負荷法である．胸腔内圧が高まると右房へ灌流する血流量が減少し，続いて左房へ灌流する血流量が減少する．Valsalva負荷を行っている間は左房圧が減少していることになる．負荷を解除するとともに右房内に血流が灌流し，一時的に右房圧が上昇することで右左シャントを誘発する．

- TCDによるHITSの観察も奇異性塞栓を疑う所見となる．
- 3心拍以内にHITSが検出された場合は，卵円孔開存や心房中隔瘤を疑い，4心拍以上でDVTが観察された場合は，肺動静脈瘻を疑う．
- 大動脈起始部から弓部に可動性プラークや潰瘍病変が観察された場合は，大動脈原性脳塞栓症を考える（図59）．
- 観察部位ごとの観察項目を表10に示す．

図59 ▶動画
大動脈弓部の可動性プラーク
大動脈弓部に付着した等輝度可動性プラークを認める（矢印）．

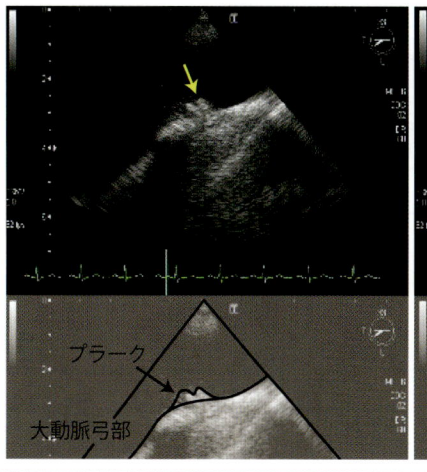

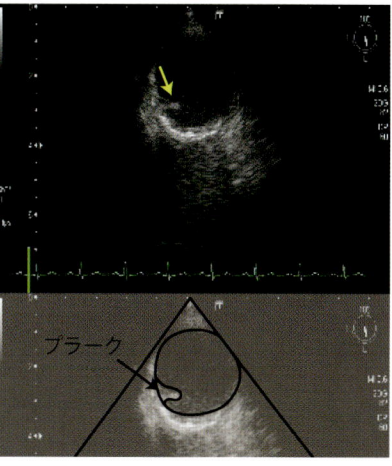

表10 観察部位ごとの観察項目

観察部位	観察項目
四腔像（0）	左房内もやもやエコー，左房内血栓，左房内腫瘍
左心系二腔像（135）	左房内もやもやエコー，左房内血栓，左房内腫瘍，大動脈弁逆流，大動脈弁狭窄，大動脈弁ストランド，大動脈弁疣贅，大動脈弁石灰化，僧帽弁逆流，僧帽弁狭窄，僧帽弁疣贅，僧帽弁ストランド，僧帽弁石灰化
大動脈弁短軸（45）	大動脈弁狭窄，大動脈弁二尖弁，大動脈弁石灰化
左心耳（90, 45, 0）	左心耳内血栓，左房内もやもやエコー，左心耳血流速度
上行大動脈長軸（90）	上行大動脈アテローム，大動脈解離
大動脈弓部（0, 90）	大動脈弓部アテローム，大動脈分枝，大動脈解離
心房中隔（90）	心房中隔欠損，心房中隔瘤，Chiari network，卵円孔開存

B

大動脈瘤・
大動脈解離

1　大動脈の解剖
2　大動脈瘤・大動脈解離の分類
3　大動脈エコーの撮り方
4　大動脈瘤に対する治療前後の評価
5　大動脈解離の評価

1 大動脈の解剖

図1 大動脈の解剖

右総頸動脈／左総頸動脈／右鎖骨下動脈／左鎖骨下動脈／腕頭動脈／大動脈弓部／上行大動脈／下行大動脈／横隔膜／腹腔動脈／右腎動脈／左腎動脈／上腸間膜動脈／下腸間膜動脈／右総腸骨動脈／左総腸骨動脈

図2 大動脈基部短軸

右冠動脈／右冠動脈洞／左冠動脈主幹部／無冠動脈洞／左冠動脈洞

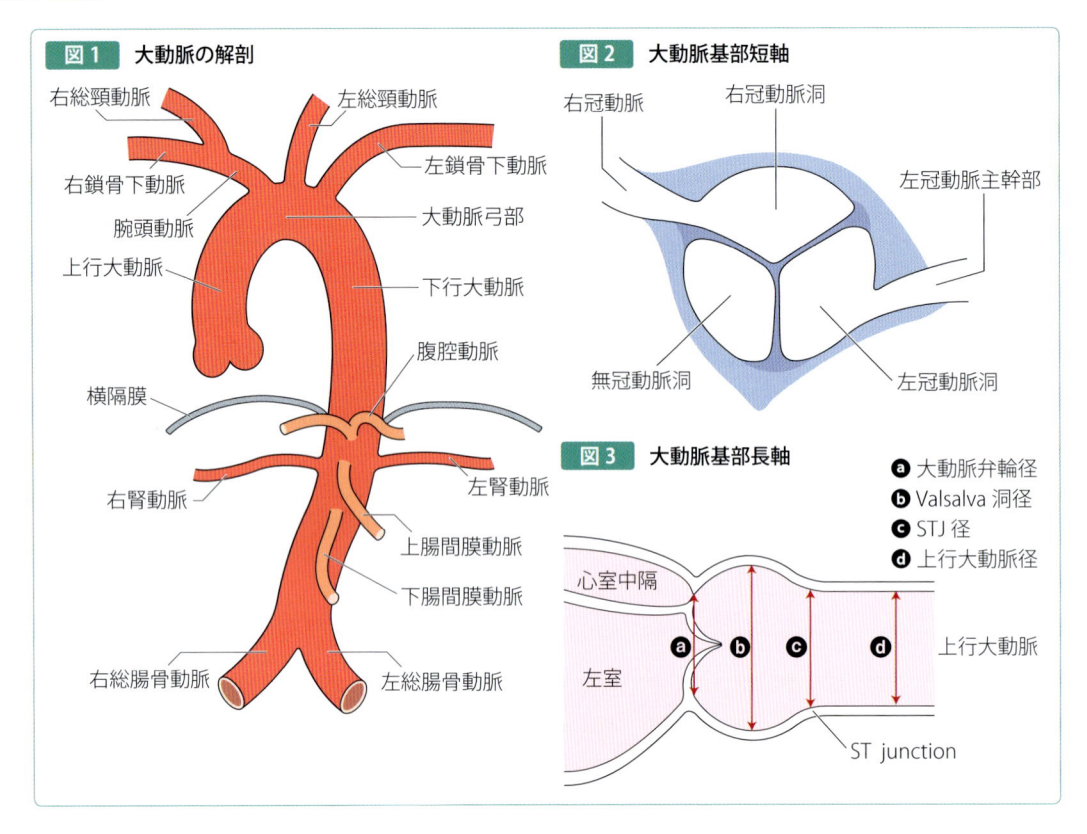

図3 大動脈基部長軸

ⓐ 大動脈弁輪径
ⓑ Valsalva 洞径
ⓒ STJ 径
ⓓ 上行大動脈径

心室中隔／左室／上行大動脈／ST junction

- 大動脈は胸部のほぼ中央に位置する心臓から起始する（図1）.
- 大動脈弁は右冠尖，左冠尖，無冠尖の3つの弁尖からなり，それぞれ対応する冠動脈洞（右冠動脈洞，左冠動脈洞，無冠動脈洞）を持つ（図2）. この部位は球状にやや拡張しており，Valsalva 洞と呼ばれる.
- 上行大動脈は，左右の冠動脈洞からそれぞれ冠動脈を分枝して上方へ向かう〔大動脈と Valsalva 洞の境界を ST junction（sino-tubular junction）と呼ぶ（図3）〕.
- 弓部大動脈では，右腕頭動脈，左総頸動脈，左鎖骨下動脈を分枝する. 右腕頭動脈は，右総頸動脈と右鎖骨下動脈に分かれる. また，左右の鎖骨下動脈からはそれぞれ椎骨動脈が分枝する.
- 胸部下行大動脈は多数の肋間動脈を分枝しながら背側を走る.
- 横隔膜を貫いて腹腔へ入ると腹部大動脈となり，胃や肝臓を栄養する腹腔動脈を分枝し，腸管を栄養する上腸間膜動脈・下腸間膜動脈と，左右の腎動脈を分枝する. その後，骨盤内で2つに分かれ，左右の総腸骨動脈となる.

> **Point**
> 大動脈は管腔構造であり，大動脈壁は内膜，中膜，外膜の3層構造となっている. 正常径は一般に胸部で 3 cm，腹部で 2 cm とされている.

B 大動脈瘤・大動脈解離

2 大動脈瘤・大動脈解離の分類

2.1 大動脈瘤（aortic aneurysm）の分類

- 大動脈壁一部の全周，または局所が拡張した状態を大動脈瘤という．通常は，直径が正常径の 1.5 倍を超えた場合に「瘤」と呼ばれる．
- 大動脈瘤の分類を表 1 に示す．

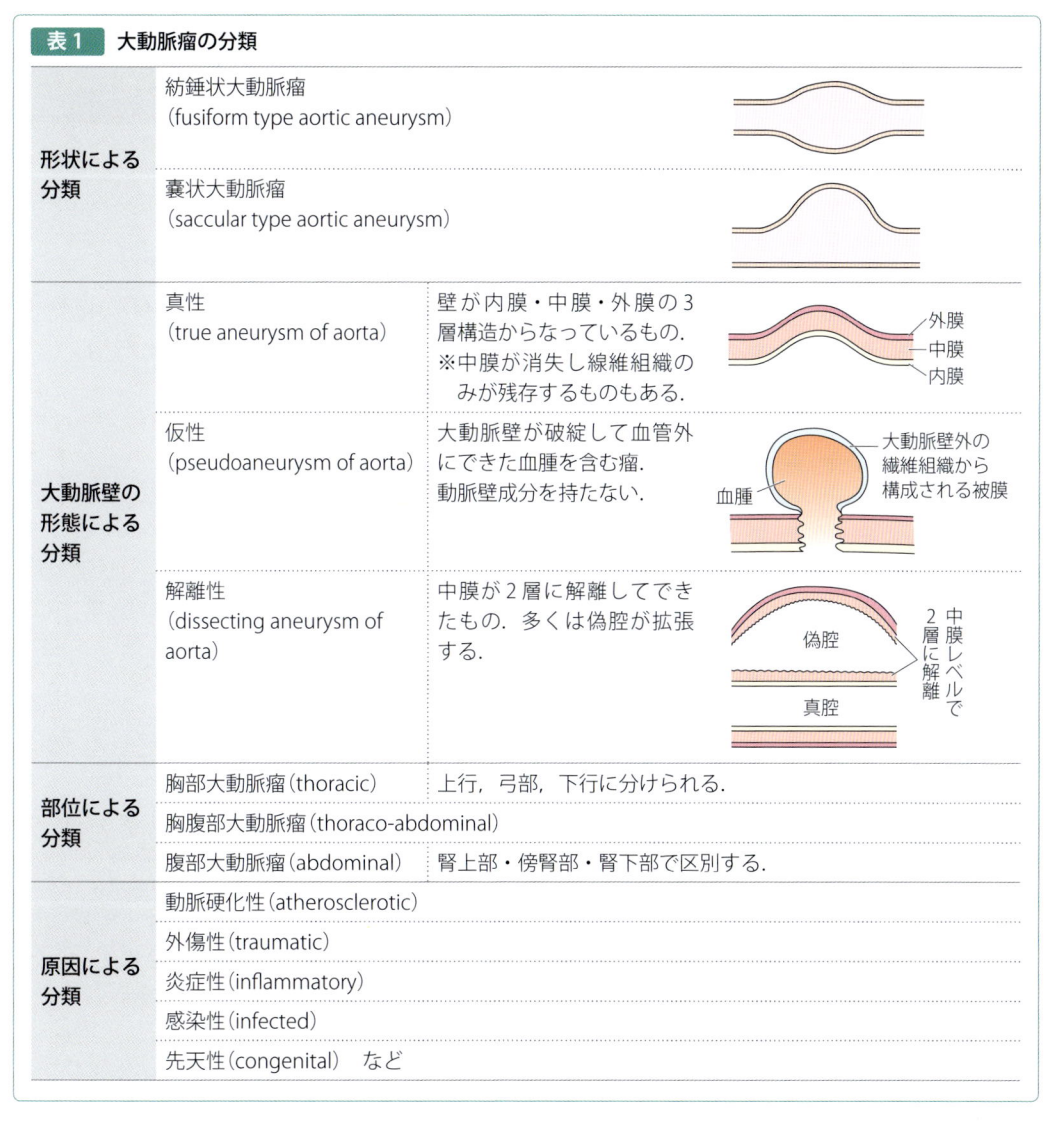

表 1 大動脈瘤の分類

分類	種類	説明
形状による分類	紡錘状大動脈瘤（fusiform type aortic aneurysm）	
	嚢状大動脈瘤（saccular type aortic aneurysm）	
大動脈壁の形態による分類	真性（true aneurysm of aorta）	壁が内膜・中膜・外膜の 3 層構造からなっているもの．※中膜が消失し線維組織のみが残存するものもある．
	仮性（pseudoaneurysm of aorta）	大動脈壁が破綻して血管外にできた血腫を含む瘤．動脈壁成分を持たない．
	解離性（dissecting aneurysm of aorta）	中膜が 2 層に解離してできたもの．多くは偽腔が拡張する．
部位による分類	胸部大動脈瘤（thoracic）	上行，弓部，下行に分けられる．
	胸腹部大動脈瘤（thoraco-abdominal）	
	腹部大動脈瘤（abdominal）	腎上部・傍腎部・腎下部で区別する．
原因による分類	動脈硬化性（atherosclerotic）	
	外傷性（traumatic）	
	炎症性（inflammatory）	
	感染性（infected）	
	先天性（congenital）　など	

- 紡錘状瘤よりも嚢状瘤の方が破裂の危険性が高い（図 4）．
- 仮性動脈瘤は，末梢動脈の穿刺部合併症で見ることが多い．

> **Point**　仮性瘤は，血管から瘤内部に向かう血流が to and fro パターンとなる（図 5）．瘤内部は一部が血栓化していることが多く，血流に応じて拍動性に動くもやもやエコーが観察される．

図4 心窩部から観察された胸腹部嚢状瘤

図5 左浅大腿動脈の仮性動脈瘤
パルスドプラでは to and fro の波形が観察される．

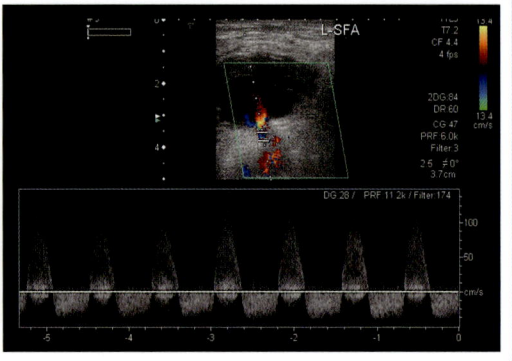

2.2 大動脈解離（aortic dissection）の分類

- 大動脈解離とは，大動脈壁が中膜レベルで2層に剥離し，動脈走行に沿ってある長さを持ち2腔になった状態をいう．剥離の長さについて明確な定義はないが，臨床的には少なくとも1〜2cm以上なければ画像診断で捉えられない．
- 大動脈解離の分類を表2に示す．

表2 大動脈解離の分類

解離の範囲による分類	Stanford 分類	A 型	上行大動脈に解離があるもの
		B 型	上行大動脈に解離がないもの
	DeBakey 分類	Ⅰ型	上行大動脈に解離があり，弓部大動脈より末梢に解離が及ぶもの
		Ⅱ型	上行大動脈に解離が限局するもの
		Ⅲ型	下行大動脈に解離があるもの
		Ⅲa 型	腹部大動脈に解離が及ばないもの
		Ⅲb 型	腹部大動脈に解離が及ぶもの
偽腔の血流状態による分類	偽腔閉塞型		偽腔が血栓で閉塞しているもの
	偽腔開存型		偽腔に血流があるもの．部分的な血栓が存在する場合もこれに含まれる．大動脈内に解離した内膜フラップが観察され，大動脈内の血流でひらひらと可動性を持つ2腔構造が特徴的である．
病期による分類	急性期		発症2週間以内．48時間以内を超急性期ということもある．
	亜急性期		発症2カ月まで
	慢性期		2カ月以降

図6 下行大動脈のエントリー

下行大動脈にフラップが観察され，小エントリー血流（矢印）が認められる．
ⓐ 断層像
ⓑ カラードプラ

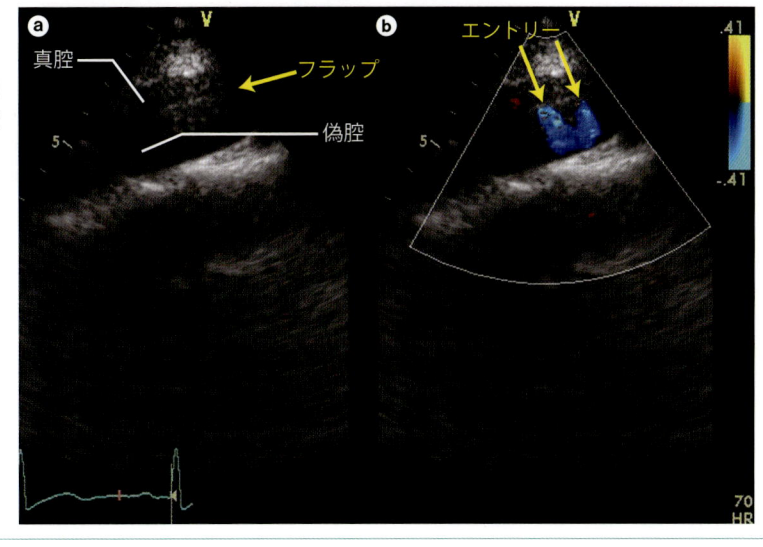

- 本来の動脈内腔を真腔（true lumen），新たに生じた壁内腔を偽腔（false lumen）といい，剝離した内膜と中膜の一部からなる隔壁をフラップ（flap）と呼ぶ．
- フラップには通常1～数個の内膜亀裂があり，真腔から偽腔へ血流が流入する内膜亀裂（initial tear, primary tear）をエントリーと称し（図6），偽腔から真腔へ再流入する内膜亀裂をリエントリーと呼ぶ．
- 偽腔閉塞型大動脈解離では，一般に血栓化した低輝度の三日月状の偽腔が観察される．

Point 血栓閉塞した偽腔と動脈硬化巣では，血栓の方が輝度が低い．また，長軸像で観察すると動脈硬化巣は敷石状に分布する一方で，偽腔は連続性で範囲も広いことがわかる．

- 偽腔開存型大動脈解離では，大動脈内に解離したフラップが観察され，大動脈内の血流でひらひらと可動性を持つ二腔構造が特徴的である．

Point 真腔と偽腔の見分け方（表3）

表3 真腔の4S：大動脈解離の真腔と偽腔を見分けるポイント

Smaller lumen	一般的に真腔は偽腔に圧排されて小さくなる．リエントリーの発達が悪いと偽腔が拡大する．
Speed is faster	真腔では狭い腔に多くの血流が流れるため，真腔の方が血流速が速い．カラードプラの流速レンジを速くすると真腔のみが描出される．
Systolic expansion	真腔は収縮早期に拡張する．偽腔は遅れて拡張する．
Selective enhancement	コントラストエコーでは，真腔の方が早期に選択的に造影される．

Column 大動脈中膜が血腫により剝離しているが，内膜亀裂が見られないものを壁内血腫（intramural hematoma: IMH）または壁内出血（intramural hemorrhage）と呼ぶ．発生機序として壁の栄養血管（vasa vasorum）の破綻と推定されている．

3 大動脈エコーの撮り方

> **Point** 大動脈は長い臓器であるので，エコーで全体像を把握するためには，プローブを動かし，アプローチを変えることが必要である．また肋骨や肺の影響で一元的な観察がしにくいため，患者の体位を変えながら，アプローチの部位や方向を工夫することが重要となってくる（図7）．

図7 大動脈エコーにおけるアプローチ

ⓐ 胸骨左縁	大動脈基部 下行大動脈 上位肋間：上行大動脈の中間部
ⓑ 胸骨右縁	上行大動脈の中間部
ⓒ 胸骨上窩	大動脈弓部と分岐する頸部血管
ⓓ 心窩部	腹部大動脈
ⓔ 腹部	腹部大動脈と分枝血管 左右総腸骨動脈

3.1 胸部大動脈の観察

- 肋間からアプローチするとウインドウが狭いため，セクタ型のプローブが適している．
- 左側臥位の胸骨左縁左室長軸像で上行大動脈基部を観察することができる．より上位の肋間から観察すれば，上行大動脈の中間部付近まで観察することが可能となる（図8）．

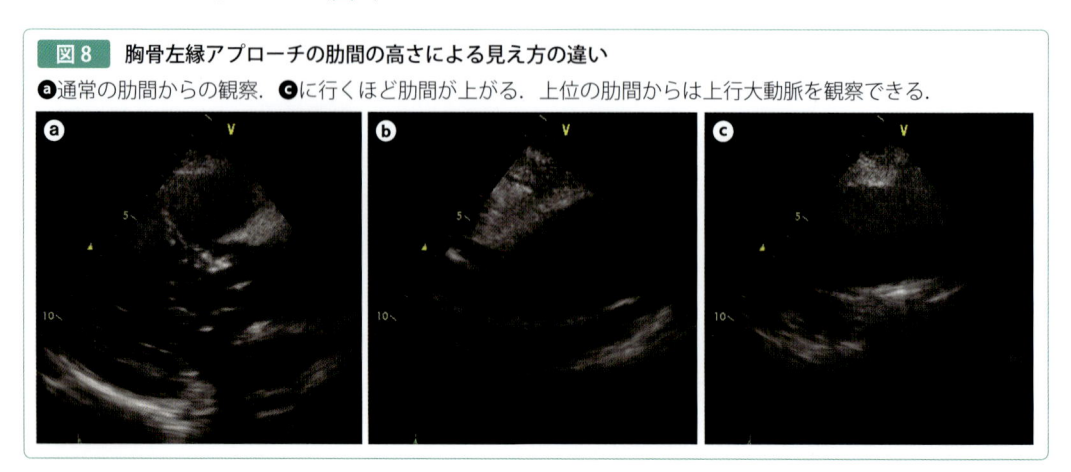

図8 胸骨左縁アプローチの肋間の高さによる見え方の違い
ⓐ通常の肋間からの観察．ⓒに行くほど肋間が上がる．上位の肋間からは上行大動脈を観察できる．

- ここでは大動脈弁の弁輪径，Valsalva 洞径，ST junction 径，上行大動脈の中間部の径を測定する．
- エコー深度を深くすると，左房の後方に下行大動脈が短軸像で観察される．異常が疑われた場合はプローブを 90°回転させて長軸像も観察する（図9）．

図9　下行大動脈の観察
90°プローブを回転させて長軸を観察する．心臓の裏に下行大動脈を観察．フラップ（矢印）が内部に見える．

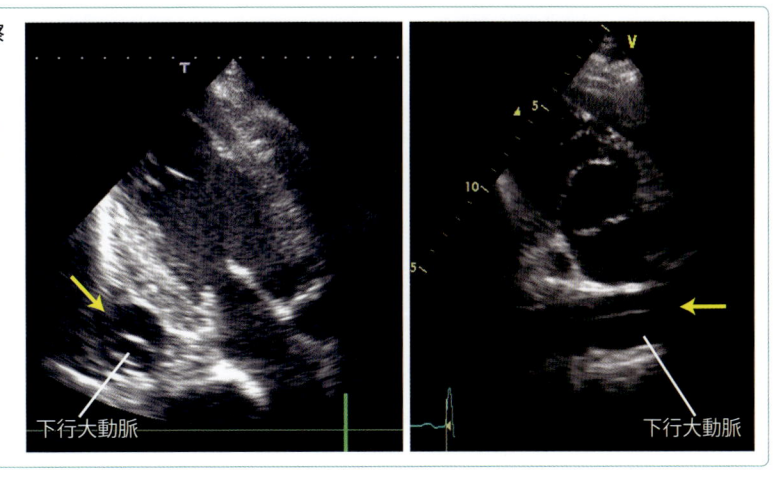

- 上行大動脈の中間部は，拡大がある場合，胸骨右縁から観察できる．90°以上の右側臥位にするとより明瞭に観察することが可能となる．
- 胸骨上窩からのアプローチでは，大動脈弓部，腕頭動脈，左総頸動脈，左鎖骨下動脈などの分枝を描出できる（図10）．仰臥位にして枕をはずし，頭部を後屈させ，プローブを胸骨上窩のくぼみに寝かせるように当てると観察しやすくなる．

図10　鎖骨上窩から観察した弓部大動脈
左総頸動脈内にフラップが観察される（矢印）．

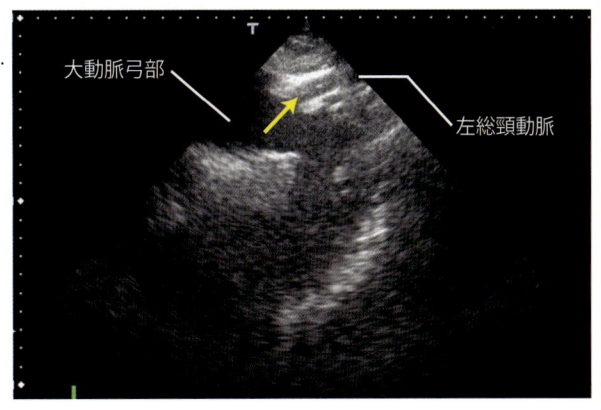

- 心窩部からは，下大静脈の左側に下行大動脈遠位部を観察できる．
- 下行大動脈の拡大例では背部（脊柱の左側）からのアプローチにより観察できることがある．

3.2 腹部大動脈の観察

- セクタ型のプローブでも十分描出可能であるが，腹部には障害となる骨がないので，コンベックス型のプローブを使用することで視野を広くすることができる．
- 大動脈は中心にある脊柱のやや左側に位置することが多いが，高齢者や動脈硬化が強い場合は大きく蛇行している症例や偏位している症例が少なくない．
- 心窩部からアプローチし，長軸方向で肝と下大静脈を見つければ，その左側に大動脈を見つけることは比較的容易である．そこでプローブを90°回転させて短軸像を描出する．
- 少しずつプローブを下にずらしつつ，腹腔動脈の分岐，上腸間膜動脈，左右の腎動脈，下腸間膜動脈を描出した後，左右の総腸骨動脈に分かれるのが観察される．この時，血管をできるだけ短軸で描出すると，蛇行していても見失いにくい．
- プローブを押すことで腸管ガスをよけることができ，描出しやすくなる．急に強く押すと，反射的に腹壁に力が入ってプローブがはね返されるため，患者の呼吸に合わせてゆっくり押し込むとよい．また，ガスを避けるには多方向から観察するのも有用である．

Point

- 大動脈のエコーは，緊急の場面に必要とされることが多いが，救急の場面では慣れていないと十分な描出はできない．したがって，普段の心エコー時にセクタ型のプローブで大動脈を見ることをルーチンとするようおすすめする．ルーチン化することで救急の場面でも正しく描出し，診療に役立てることができる．
- 簡単な大動脈エコーのやり方を表4に示す．

表4　大動脈エコーのスクリーニング

① Superior parasternal view	上位肋間から上行大動脈の評価
② Small scale view	スケールを小さくして下行大動脈の評価
③ Subxiphoid view	剣状突起下より腹部大動脈の評価
④ Suprasternal view	胸骨上から大動脈弓部の評価

4 大動脈瘤に対する治療前後の評価

4.1 大動脈瘤の治療前

- エコーは造影剤を使わないので，腎機能障害のある患者への負担も軽く，繰り返し施行できる．
- エコーは一断面だけでは可視範囲が狭いので，全体像を詳細に把握するにはプローブをスキャンして，いろいろな方向から見る必要がある．
- 観察するに当たっては部位（主に分枝血管との関係），形態，サイズ，瘤内部の状況を評価する．

a 胸部大動脈瘤

- 上行大動脈瘤の場合は基部拡張の程度や大動脈弁逆流の有無も評価する必要がある（図11）．拡張が大動脈基部に及び，大動脈弁逆流を合併している場合は，血管の治療だけではなく弁の治療も行われる．

図11 大動脈弁輪拡張症
Valsalva洞の拡大を認める．

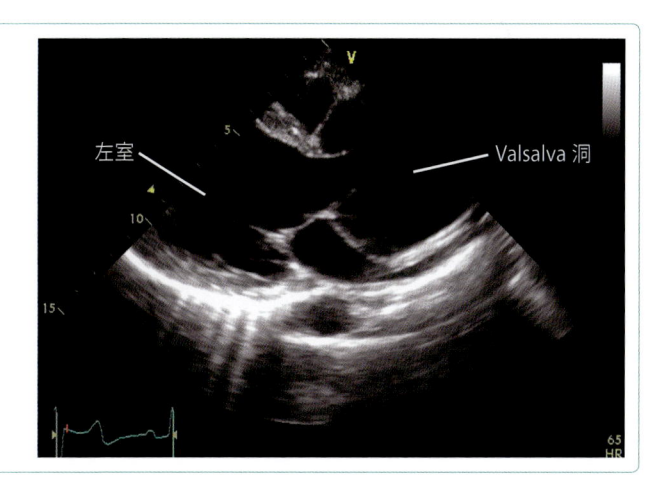

左室　　Valsalva洞

- 弁の構造破壊や変性がなければ，自己弁を温存し弁周囲の拡張血管のみを人工血管に置換する大動脈基部再建術（David術）が行われる．この手術を行うに当たっては，各弁のサイズにばらつきがないかの評価を行う必要があり（図12），経食道心エコーが適している．

図12 David術に当たっては大動脈弁のばらつきを見る

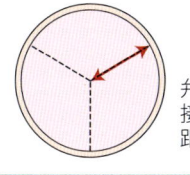

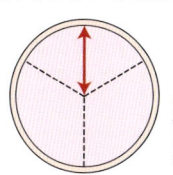

弁尖と接合部の距離　　弁尖とValsalva洞壁の距離　　接合部と接合部の距離

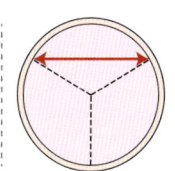

- 弓部の分枝血管である腕頭動脈・左総頸動脈・左鎖骨下動脈については，再建が必要な場合に備えて，分枝の分岐部や頸動脈の動脈硬化病変の有無も観察する．この付近は動脈硬化病変が進行していることが多く，可動性のあるプラークが観察されることも少なくない（図13）．

図13 大動脈弓部の可動性プラーク

血流に伴って揺れているのが観察される(矢印).

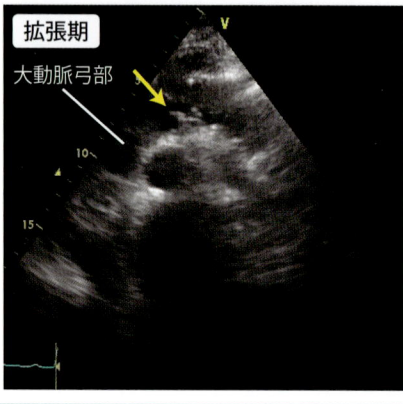

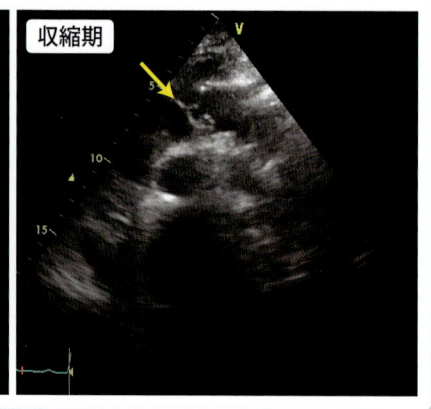

拡張期／大動脈弓部　収縮期

b 腹部大動脈瘤

- 腎動脈や腸間膜動脈と大動脈瘤の位置関係，距離が重要である．
- エコーで，瘤と腎動脈起始部の距離を同一の画面で計測することは困難であるため，上腸間膜動脈起始部からの距離で代用する．
- 腹部大動脈瘤では，ステントグラフトによる治療（図14）が良好な成績を上げており，わが国でも年々増加している．表5に腹部大動脈瘤のステントグラフト治療の解剖学的適応を示す．
- 蛇行が高度な場合，腸骨動脈に瘤がある場合は，ステントグラフト治療には適さない．

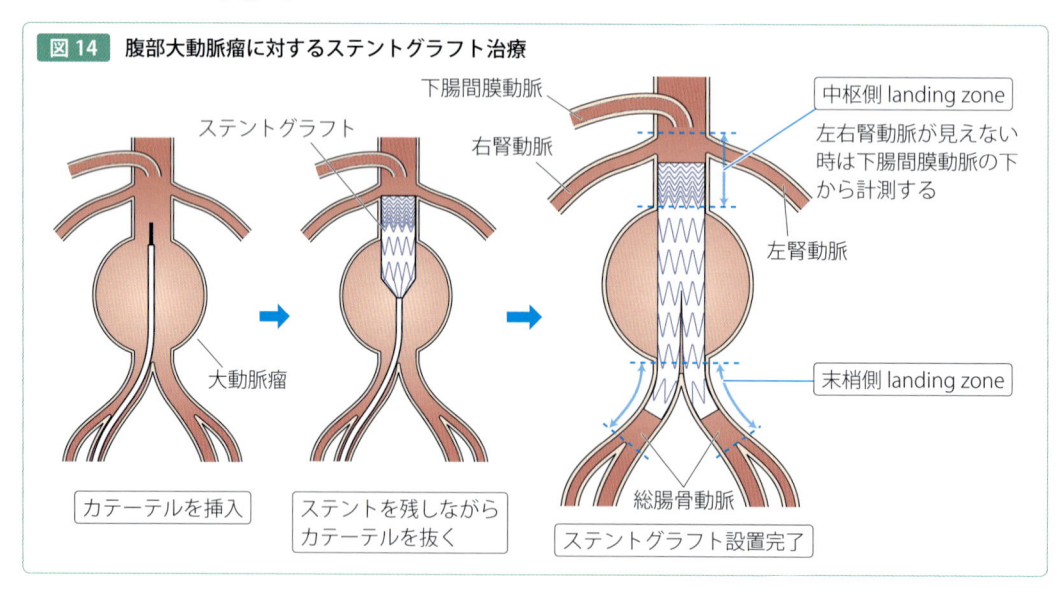

図14 腹部大動脈瘤に対するステントグラフト治療

ステントグラフト／大動脈瘤／カテーテルを挿入 → ステントを残しながらカテーテルを抜く → 下腸間膜動脈／右腎動脈／中枢側 landing zone（左右腎動脈が見えない時は下腸間膜動脈の下から計測する）／左腎動脈／末梢側 landing zone／総腸骨動脈／ステントグラフト設置完了

表5 腹部大動脈瘤のステントグラフト治療の解剖学的適応

- 腎動脈下腹部大動脈瘤
- 中枢側の landing zone（腎動脈下腹部大動脈）の径が 19〜26 mm で，長さが 15 mm 以上であること
- 中枢側の landing zone（腎動脈下腹部大動脈）の屈曲が 60°以下であること
- 末梢側の landing zone（総腸骨動脈）の径が 8〜16 mm で，長さが 10 mm 以上であること
- 両側総腸骨動脈瘤の合併症例は適応除外となる

c 形状

- 大動脈瘤は，その形状により，紡錘状瘤と囊状瘤に分けられる．紡錘状瘤よりも囊状瘤の方がより破裂の危険性が高いため，大きさにかかわらず手術適応となる場合がある．

> **Pitfall**
> 囊状瘤については，一方向のみでの観察では囊状かどうかの判定が困難なことが多いため，必ず短軸・長軸での観察を行うことが必要である（図15）．

図15 大動脈囊状瘤
短軸像@ではわかりにくいが，長軸像@で観察すると囊状であることがわかる．

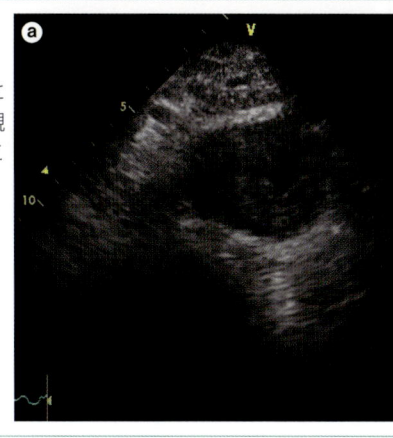

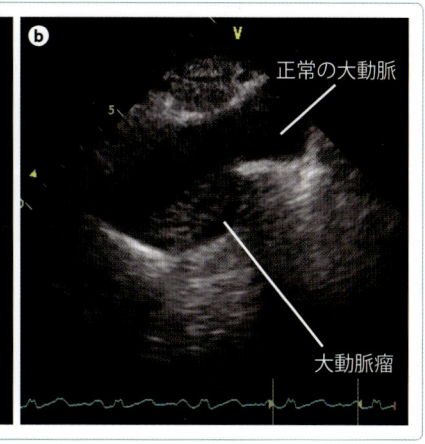

d サイズ

- 紡錘状の大動脈瘤では，最大短径を測定し，サイズにより手術適応が決まる．
- 大きさだけではなく，拡大傾向がある場合はそのスピードも重要な情報となる．
- 胸部大動脈瘤や囊状瘤の場合では，短軸像の描出が難しいため，長軸像の計測となる．
- 同じ部位で計測して比較するためには，どこで計測したかがわかるように記録しておくこと．

> **Point 手術の目安**
> - 一般に胸部で6 cm，腹部で5 cmが目安となる．
> - サイズは短軸像での最大短径を用いる．血管が蛇行している場合は過大評価することが多いので，血管に対して正確な短軸像を描出するよう心がける必要がある（図16）．

図16 大動脈瘤の計測は，大動脈の短軸像を正しく描出することが重要
いずれのシェーマでも@は正しい最大短径とはいえない．@を計測するためには，プローブを大動脈の軸に垂直なビームで観察しなければならない．

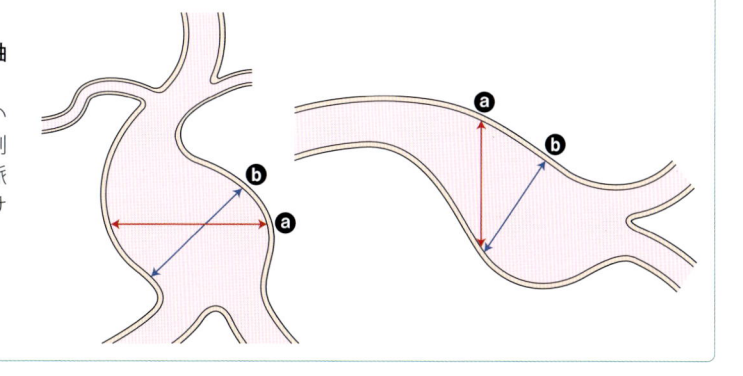

e 瘤内部の状況

- 動脈瘤内部に血栓や粥腫があるかどうか，部分的な解離を合併していないかなどを観察する．
- 動脈瘤内の壁在血栓の中に，三日月状の無エコー領域を認めることがあり，ACサイン（anechoic crescent sign）と呼ばれる（図17）．血栓溶解像と考えられているが，病的意義ははっきりしない．

図17 ACサイン
腹部大動脈瘤内に壁在血栓を認める．その内部の低エコー域をACサインと呼ぶ．

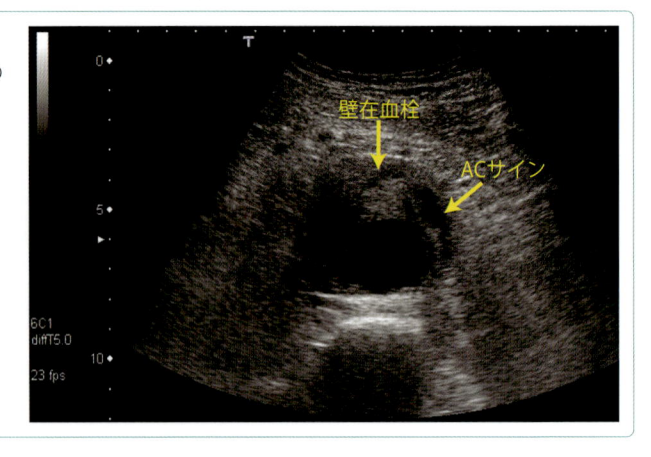

- 可動性の粥腫は，末梢血管への塞栓の原因となる可能性がある．血栓や粥腫の有無については造影CTでも評価可能であるが，可動性があるかどうかはエコー検査が優れているので，詳細に観察する（図18）．

図18 大動脈瘤内の粥腫と可動性プラーク
大動脈瘤の短軸像．大動脈瘤内の壁在血栓の一部に可動性プラークを認める．

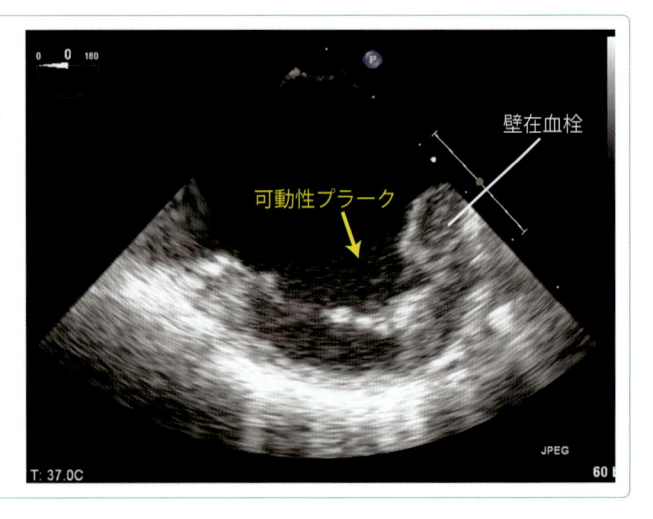

- 心大血管手術では，大動脈遮断の操作を行うため，大動脈瘤内だけではなく，遮断する血管付近も十分に観察する．大動脈瘤が腎動脈起始部近くから存在する場合，この近辺に血栓や粥腫があると腎塞栓の原因となる可能性があることを認識する．

f 瘤の周囲の状況

- 大動脈瘤の原因はほとんどが動脈硬化性であるが，炎症性，感染性の瘤形成をきたすこともあり，この場合は治療方針が変わってくる可能性がある．
- 炎症性大動脈瘤の場合，血管の周囲にマントルサインという特徴的な低エコー像を認めることがある（図19）．CRPの上昇など炎症反応に加えてマントルサインを認めた場合，炎症性大動脈瘤を積極的に疑う必要がある．

図19 蛇行した大動脈瘤とマントルサイン
大動脈壁は動脈硬化のため輝度が上昇している．マントルサインと壁在血栓の区別が困難な時もある．

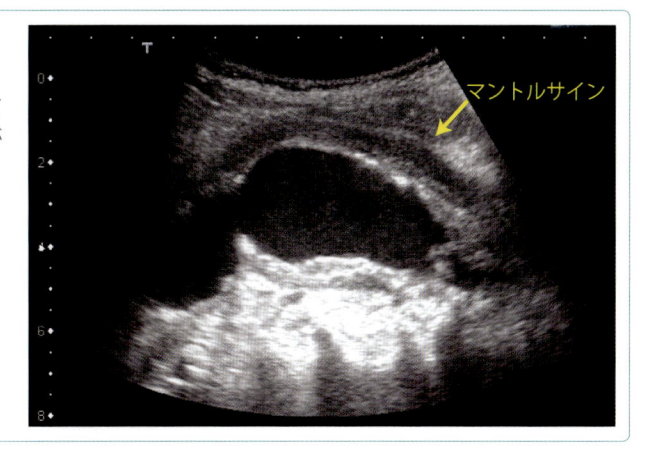

- 炎症性大動脈瘤では，線維組織の増生や炎症の波及により尿管の狭窄，さらには水腎症をきたしていることもあり，尿管や腎臓の観察も合わせて行う．
- 感染性大動脈瘤は，囊状瘤で急速に拡大することが知られており，時に仮性動脈瘤を合併することもある．動脈瘤の部位に圧痛を伴うことがあるため，プローブで軽く押して症状の有無を確認する．感染がある場合はステントグラフト治療は制限される．
- 多くはないが，馬蹄腎など腎の形態異常がある場合は，腎動脈の異常が存在する可能性があることを認識する必要がある．ステントグラフト治療後のエンドリークの原因となることもある（図20）．

図20 馬蹄腎
腹部大動脈の前面に癒合腎が観察される．一見するとマントルサインのようにも見える．

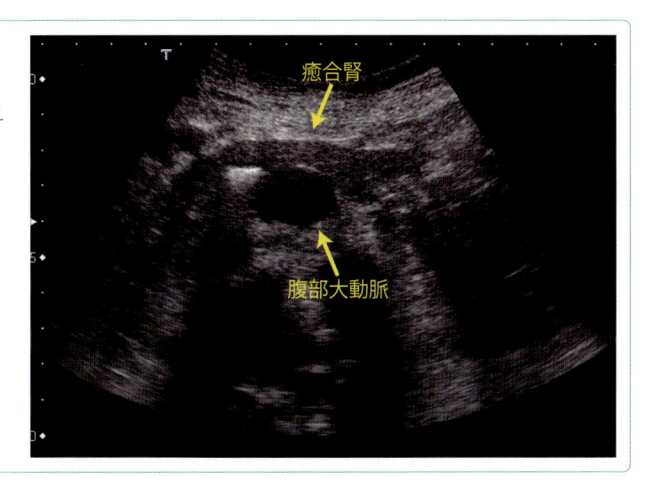

4.2 大動脈瘤治療後

a 人工血管置換術，バイパスグラフト術後

> **Point**
> 人工血管は自己血管よりも輝度が高く，その判別は容易であるが，手術直後はガーゼがあったり，傷口の痛みにより観察しにくい場合が多い．術後は，体部の浮腫などで血管が術前よりも深い位置にあることが多いため，周波数の低いコンベックスプローブで観察する．

- 人工血管置換術後では，人工血管の狭窄・閉塞の有無，吻合部狭窄の有無，吻合部瘤（真性・仮性）の有無，人工血管感染の有無について注意深く観察する（図21）．

図21 半弓部置換術後
人工血管は輝度が高く，後方に多重反射を認める．

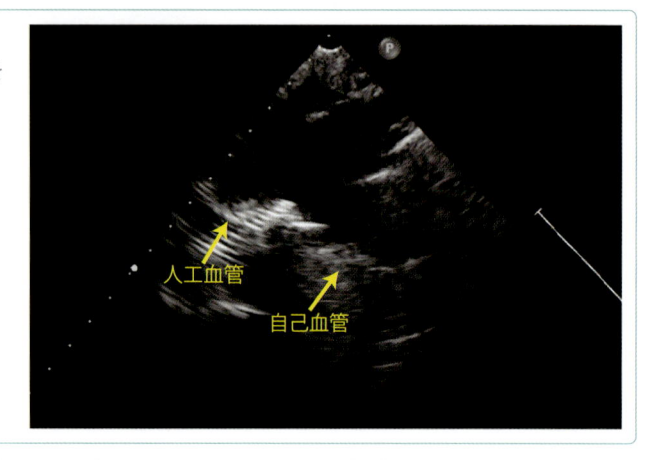

- 人工血管吻合部や内部の狭窄では，カラードプラで観察すると乱流を認める．

> **Pitfall**
> カラー流速レンジが低すぎると正常の血流の場合も乱流に見えることがあるので注意する．

- 乱流を認めた時は，狭窄部位の末梢側でパルスドプラ波形をとり，狭窄後血流波形パターンかどうかを判断する（図22）．
- 手術から時間が経過している場合は，人工血管置換部位よりも中枢の自己血管に新たな狭窄が進行していることもあるため，末梢での血流波形が不良な場合は，人工血管内部だけではなくその中枢側の観察も十分に行う必要がある．
- 吻合部瘤には，真性瘤と仮性瘤がある（図23）．

図22 狭窄後血流波形
ⓐ 正常波形．
ⓑ 狭窄後血流波形．収縮期の立ち上がり時間が延長している．

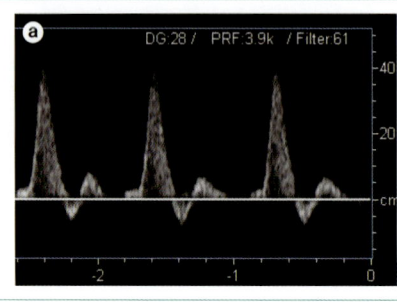

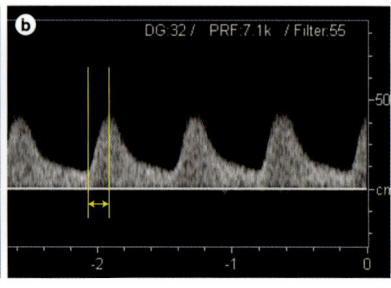

図23 腹部大動脈グラフト中枢側の吻合部瘤
吻合部短軸像.

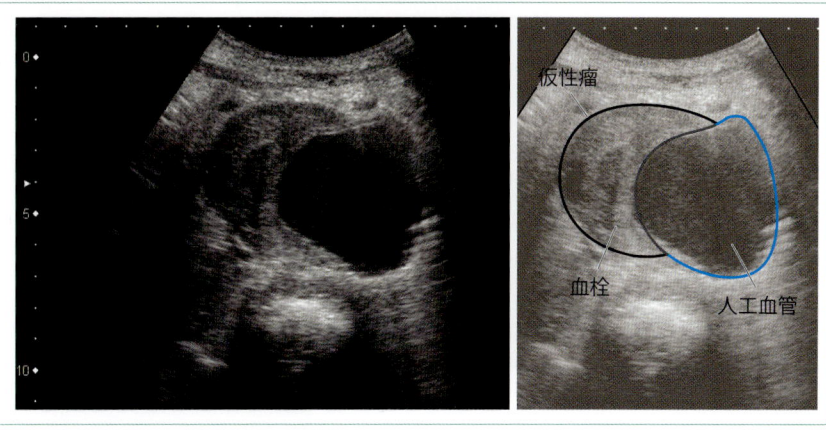

仮性瘤
血栓
人工血管

- 人工血管に感染をきたした場合は，人工血管の周囲の膿瘍が無エコー～低エコー像として認められる（図24）．液状成分が時間経過とともに変化していくため，低輝度な部分も変化する．

図24 人工血管置換術後の感染
人工血管の前面に無エコー域を認め膿瘍が疑われる.

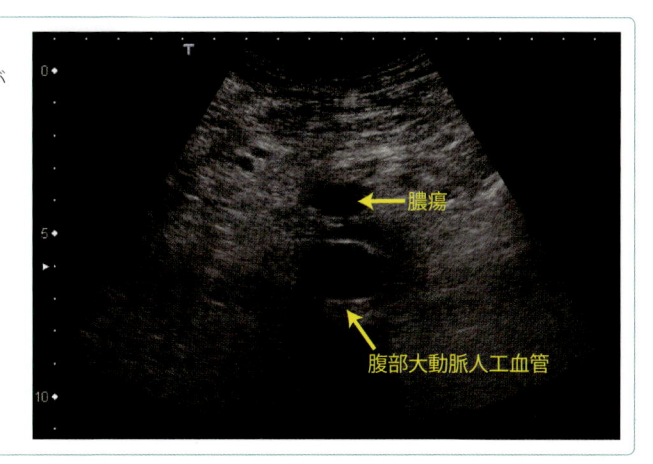

膿瘍
腹部大動脈人工血管

- ガス産生菌による感染の場合は，膿瘍エコー内に高輝度なair像を認めることがある．

b　ステントグラフト術後（図25）

- 大動脈疾患に対するステントグラフト内挿術は，低侵襲であるため，外科手術がハイリスクな症例に適応がある．
- 比較的良好な結果を上げていることから，わが国でも年々増加している．
- 術後に大動脈瘤内の血栓化が十分に得られずエンドリークが残存する症例も認められる．エンドリークの機序によっては瘤が拡大することがあり，追加治療の対象となる可能性もある．
- エンドリークは発生機序によりTypeⅠ～Ⅴに分類される．ガイドライン[1]から引用した図表を示す（図26）．

B　大動脈瘤・大動脈解離

4　大動脈瘤に対する治療前後の評価

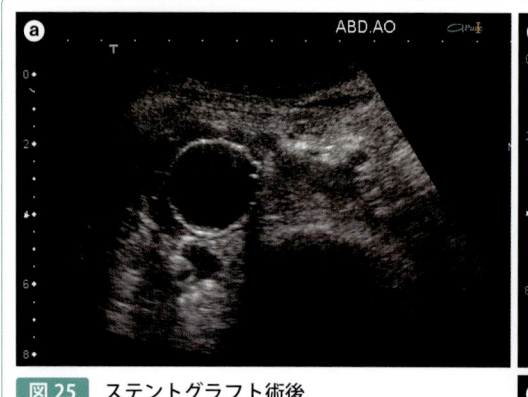

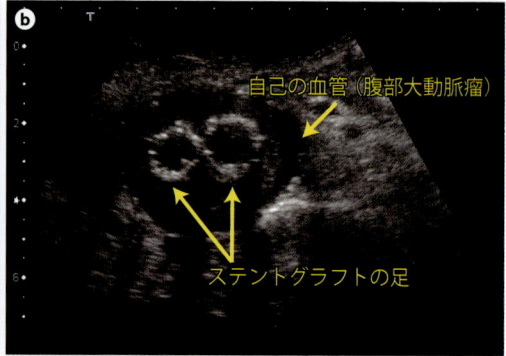

図25 ステントグラフト術後

ⓐ 短軸．腹部大動脈瘤の中にステントグラフトが観察される．
ⓑ 短軸．腹部大動脈瘤の中にステントグラフトの2本に分かれた足が観察される．
ⓒ 長軸．頭側（左）には太いステントグラフト，末梢側には細い2本の足のうち1本が観察されている．

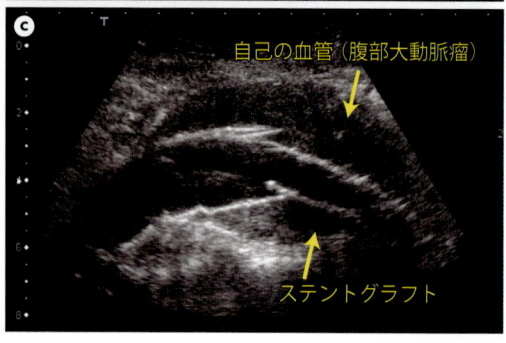

図26 エンドリーク

エンドリークとは，大動脈瘤内の血栓化が十分に得られないか，瘤壁に圧がかかる状態が継続していることをいう．

Type I	perigraft leak	ステントグラフトと自己の大動脈の圧着が不良なため生じる．
Type II	side branch endoleak	大動脈瘤の側枝からの逆流によるもの．
Type III	connection leak あるいは fabric leak	ステントグラフトとステントグラフトの間の接合不良や，グラフト損傷に伴うもの．
Type IV	porosity leak	ステントグラフトからにじみ出るもの．
Type V	endotension leak	画像上明らかなリークは指摘できないが，大動脈瘤が徐々に拡大するもの．

文献1より引用．

- 腹部大動脈瘤治療後の初期には10％前後にエンドリークが見られ，半数以上がType IIである．
- 胸部大動脈瘤の治療初期ではType I（図27）が多い．

図27 ▶動画 ステントグラフト留置術後の Type I エンドリーク

総腸骨動脈のステントグラフト脚（左図白矢印）の外側にType I エンドリーク（右図黄矢印）が認められる．

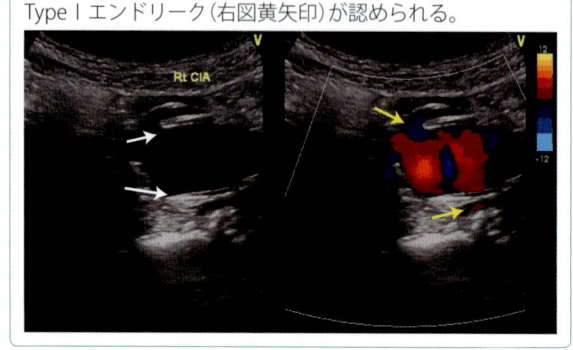

Pitfall

エンドリークは，エコーで描出できることは困難な場合も多い．実際の臨床の場面では，ステントグラフトを含めた瘤のサイズを計測し，拡大傾向があればエンドリークの可能性を疑うこととなる．

5 大動脈解離の評価

- 急性大動脈解離は，激しい胸痛や背部痛を伴って急激に発症する．早期に診断して適切な治療を行わなければならない．
- 診断には造影CTが有用であるが，超音波検査は腎機能障害や造影剤アレルギーがある場合にも繰り返し施行できること，ベッドサイドで迅速に施行できること，合併症の有無の評価が可能なことから，大変有用な検査である．
- 急性大動脈解離の手術適応は，上行大動脈に解離が及んでいるかどうか，偽腔に血流が残存しているかどうか，大動脈の大きさなどが重要な判断基準となる．その他，さまざまな合併症の有無を評価する必要がある．

> **Pitfall**
>
> 経胸壁心エコーでは，大動脈フラップと誤認しやすいアーチファクトがいくつかある（図28）．
> - 多重反射：心膜や肺動脈による多重反射が，大動脈解離のフラップのように見えることがある．多重反射は短軸像で観察されることは少なく，上行大動脈の長軸像で見られることが多い．フラップは，収縮期に弧を描くように動くのに対して，多重反射エコーは心膜や肺動脈と並行して同調した動きになる．Mモードで観察すると鑑別に有用である．
> - サイドローブ：大動脈の動脈硬化病変が強く，石灰化を含むとエコー輝度が高くなり，サイドローブが生じて大動脈内のフラップのように見えることがある．これはプローブから等距離に円を描くように観察される．
> - 鏡面像：鎖骨上窩から下行大動脈を観察した場合，大動脈内の血流シグナルが大動脈壁に反射して，大動脈の外側にカラーシグナルとして観察されることがある．これを鏡面像と呼ぶ（図28 ❺）．一見すると二腔構造のように見えるが，大動脈壁を境に左右対称の動きをするため鑑別は容易である．
>
> これらのアーチファクトに注意しながら大動脈解離の診断がついたら，以下の合併症の有無の評価を進めていく．

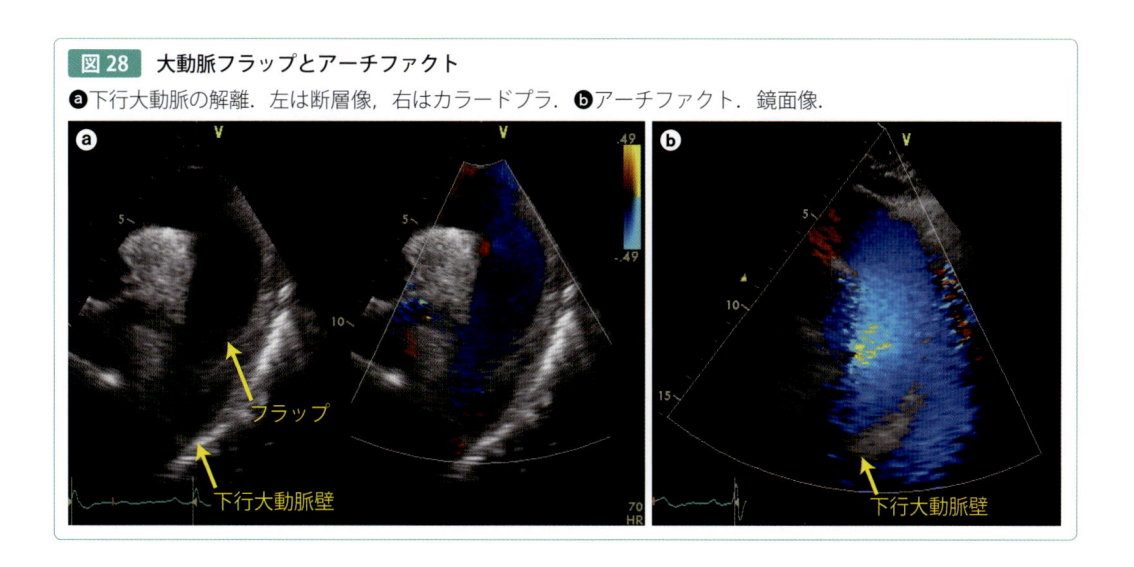

図28 大動脈フラップとアーチファクト
❶下行大動脈の解離．左は断層像，右はカラードプラ．❷アーチファクト．鏡面像．

5.1 心膜液貯留

- 上行大動脈に解離がある症例では上行大動脈壁から出血し，心膜液の貯留をきたすことがある．
- 心膜液貯留により右心系が虚脱し，心タンポナーデとなると（図29），血圧が低下し意識消失などの合併症をきたすため，ドレナージなど緊急の処置が必要となることがある．

図29　急性大動脈解離による心タンポナーデ
心膜腔にエコーフリースペースを認め，右房の虚脱が観察される．

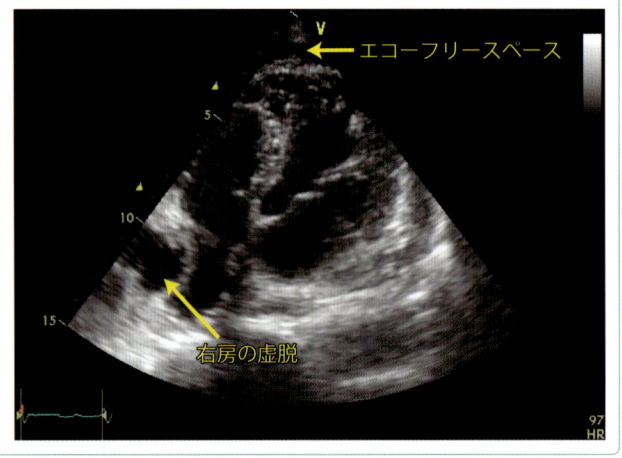

- 失神が主訴で来院した場合は脳血管疾患を疑われて，大動脈解離を疑われないことがあるため，診断の面でも注意を要する．
- 心膜液貯留による症状は，心膜液の量よりも貯留速度に依存するため，少量でも急激に出現した場合は心タンポナーデの症状が現れる．

5.2 大動脈弁逆流

- 上行大動脈解離では，解離が大動脈弁まで及ぶと，大動脈弁の逆流が生じる（図30）．

> **Point　解離による大動脈弁逆流の機序**
> ①ST junction 拡大に伴い，大動脈弁に tethering が生じて弁が完全に閉鎖しない．
> ②大動脈基部に解離が及んで大動脈弁の支持組織が障害されて弁が逸脱する．
> ③フラップが大動脈弁を越えて左室に落ち込み，弁尖の接合を妨げる．

- 逆流血流は偏位していることが多いため，カラードプラの逆流ジェットで逆流量を判断することは困難である（図31）．
- 弁に及ぶ解離は経胸壁エコーよりも経食道エコーの方が観察しやすい．
- 解離による大動脈弁逸脱は無冠尖に多い．

図30 ▶動画 上行大動脈フラップ
拡大した上行大動脈の中に可動性のあるフラップを認める（矢印）．

図31 ▶動画 偏位した大動脈弁逆流
逆流ジェットは心室中隔に沿うように観察されるため，逆流量の正確な判断ができない．
フラップが拡張期に大動脈弁に落ち込み，大動脈弁閉鎖が障害され，大動脈弁逆流が生じている．

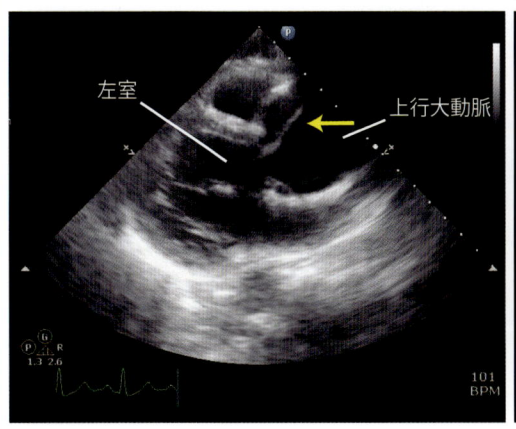

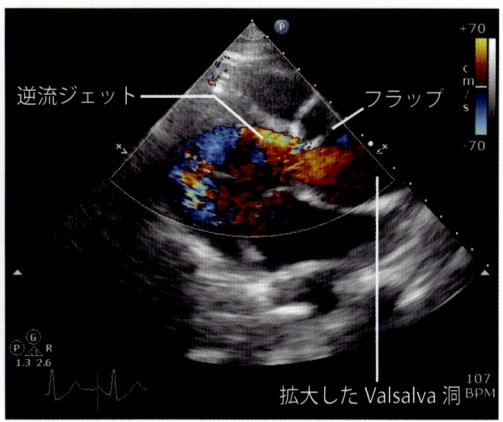

5.3 臓器虚血症状

> **Point** 大動脈解離では，解離が臓器の栄養血管に及んで虚血をきたすことで，さまざまな合併症を生じる．急性心筋梗塞，脳梗塞，腸管虚血や腎虚血などの疾患を疑われて，偶然にエコー検査で解離と診断されることも少なくない．

a 冠動脈

- 大動脈弁近傍に解離が及んでいる場合は，冠動脈起始部の観察も行う（図32）．冠動脈に解離が及ぶと心筋虚血をきたす．これは，冠動脈内の血管まで描出できなくても，冠動脈の走行に一致した壁運動の低下から推測される．

図32 ▶動画 冠動脈起始部近傍の解離
上行大動脈解離の症例で，右冠動脈起始部の近傍まで IMH が観察される．
IMH：壁内血腫
LMT：左冠動脈主幹部
RCA：右冠動脈

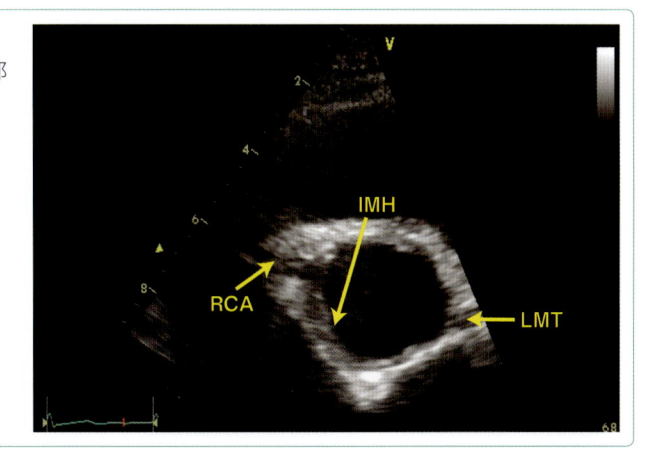

- 解離が及ぶのは左冠動脈よりも右冠動脈の方が多いといわれている．
- 非 ST 上昇型心筋梗塞が多い．

図33 ▶動画 右総頸動脈の短軸像
内部にフラップが観察される.

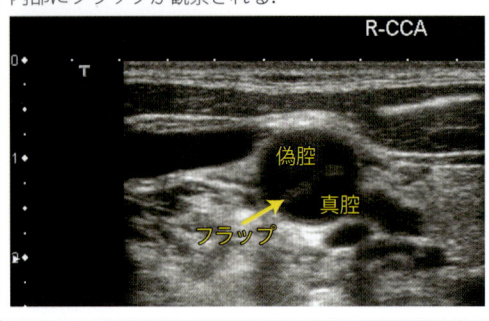

b 脳血管
- 弓部大動脈から頸部血管に解離が及ぶと，脳梗塞や失神など脳虚血の症状をきたす（図33）.

c 腹部血管
- 腹腔動脈や腸間膜動脈の血流障害により腹痛など腸管虚血の症状をきたす（図34）.
- 腎動脈閉塞では腎梗塞や急性腎不全をきたす．腎梗塞では腹痛を伴うこともある（図35）.

図34 ▶動画 上腸間膜動脈に及んだ解離
内部にフラップが観察され，二腔管構造になっている.

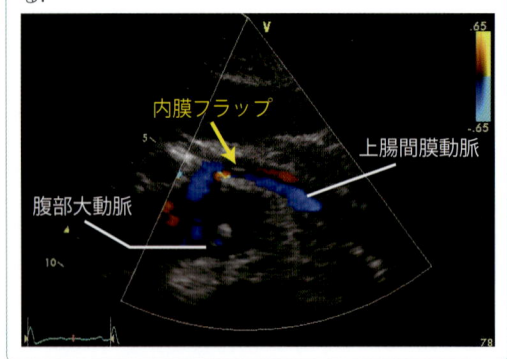

図35 左腎動脈に及んだ解離
腹部大動脈短軸像．中に内膜フラップが観察される.

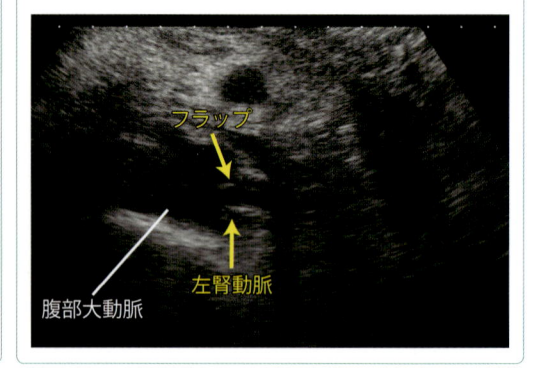

図36 右腕頭動脈に及んだ解離
右腕頭動脈内にフラップを認める.

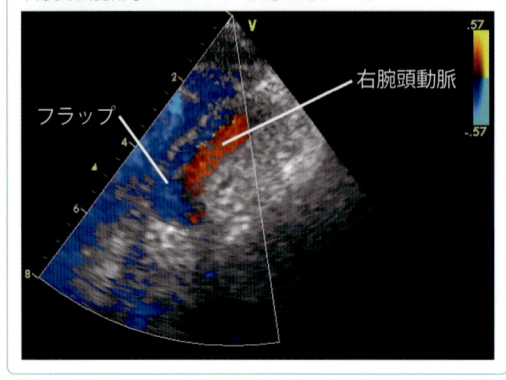

d 四肢の血管
- 上肢の血管に解離が及んだ場合，血圧の左右差をきたすことがある（図36）.
- 下肢の血管障害によって下肢虚血症状をきたす.

> **Point** Adamkiewicz動脈は前脊髄動脈と合流して脊髄前方を栄養する．主に，下行大動脈から出る肋間動脈から供給されるが，腰動脈や鎖骨下動脈の分枝からも供給される．解離が及んで血流障害が起きると対麻痺となる．

> **Point** 腹腔動脈，腸間膜動脈，腎動脈が真腔・偽腔のどちらから分岐しているか，分枝血管にまで解離が及んでいるのかどうか，分枝がフラップにより閉塞していないかどうかを評価する（図37）．

図37　左腎動脈起始部近傍に及んだ解離
腹部大動脈の内部の内膜フラップが観察されるが，断層像のみでは左腎動脈が真腔・偽腔どちらから起始しているのかわからない．しかし，カラードプラ像では，真腔にカラーがかかるのと同じ時相で血流が観察された．エントリーも観察される．

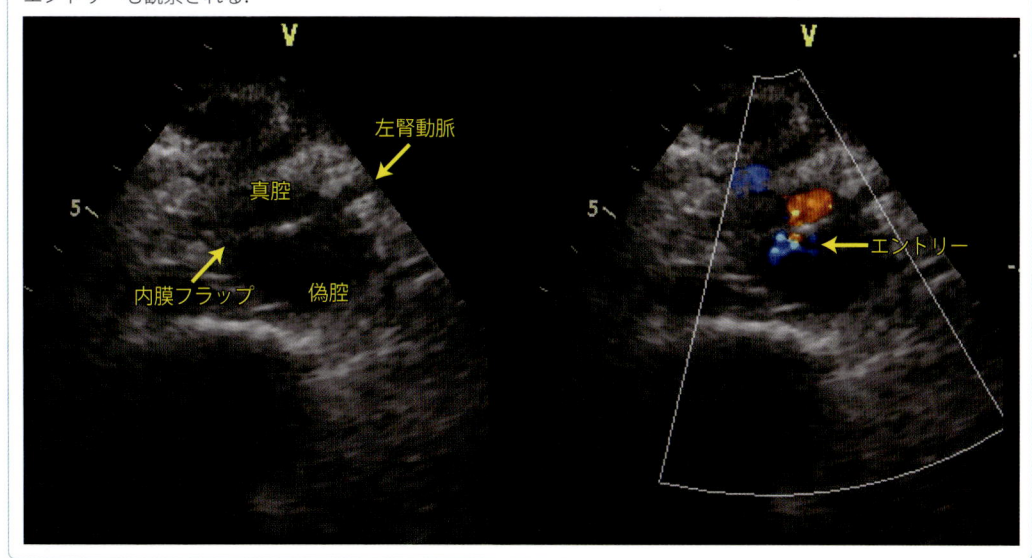

5.4　経食道心エコーによる大動脈解離の評価

図38　経食道エコーで観察された弓部のエントリー
内膜はプラークごと剝がれてフラップになっている．プラークがある方の腔が真腔である．

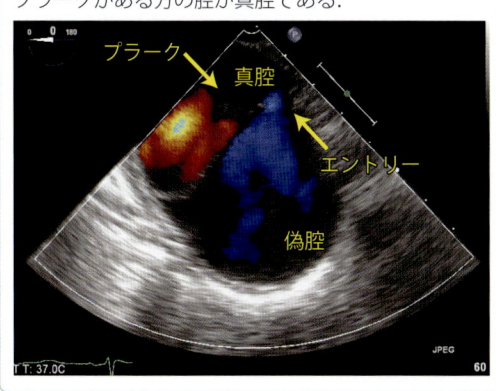

- 経食道心エコーでは，経胸壁からは観察しにくい弓部から下行大動脈のエントリーを検出するのに適している（図38）．
- Stanford A型解離では，エントリーは上行大動脈の右側前面，大動脈弓部の前面に認めることが多い．
- Stanford B型解離では，左鎖骨下動脈分岐直後の弓部大彎側に認めることが多い．
- 大動脈閉鎖不全や冠動脈解離の合併症を観察しやすい．
- 検査を行うに当たっては，患者に過度のストレスを与えるため，十分な鎮静下で行うことが望ましい．

検査の進め方

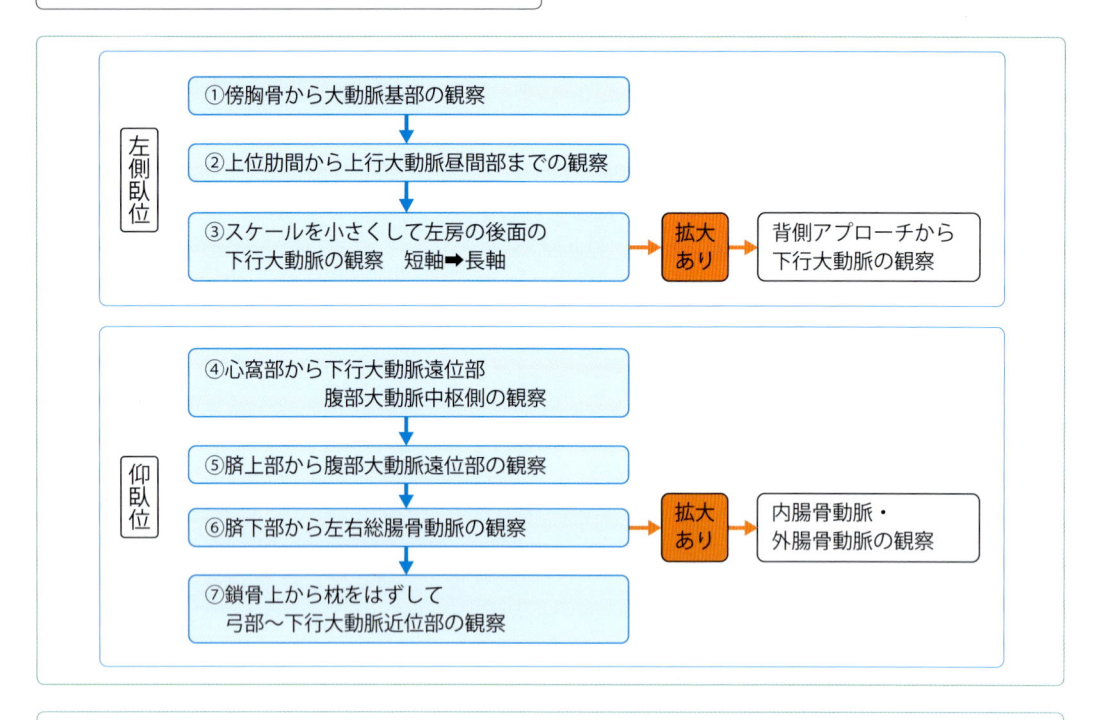

左側臥位
① 傍胸骨から大動脈基部の観察
② 上位肋間から上行大動脈昼間部までの観察
③ スケールを小さくして左房の後面の下行大動脈の観察　短軸➡長軸 → 拡大あり → 背側アプローチから下行大動脈の観察

仰臥位
④ 心窩部から下行大動脈遠位部　腹部大動脈中枢側の観察
⑤ 臍上部から腹部大動脈遠位部の観察
⑥ 臍下部から左右総腸骨動脈の観察 → 拡大あり → 内腸骨動脈・外腸骨動脈の観察
⑦ 鎖骨上から枕をはずして弓部〜下行大動脈近位部の観察

注意すべき項目

大動脈基部の計測	大動脈瘤の観察	大動脈解離の観察
□ 大動脈弁輪径 □ Valsalva 洞径 □ ST junction 径 □ 上行大動脈径	□ 形状 □ 部位 □ サイズ □ 血栓や動脈硬化の有無 □ 近傍の血管との関係	□ 解離の部位 □ 偽腔開存か血栓閉塞か □ エントリーの位置 □ 心膜液の有無 □ 大動脈弁との関係 □ 分枝血管の血流

文献

1) 高本眞一, 他：循環器病の診断と治療に関するガイドライン．大動脈瘤・大動脈解離診療ガイドライン（2006年改訂版）．Circ J 70（suppl Ⅳ）：1569-1646, 2006
2) 西上和宏, 他：血管疾患．臨床心エコー図学, 第3版, 吉川純一編, 文光堂, pp 518-533, 2008
3) 西上和宏, 他：経食道心エコー法による急性大動脈解離のエントリーおよび分枝解離の評価．日本救急医学会雑誌 10: 348-355, 1999
4) Nishigami K: Echo findings in aortic dissection and car company symbols. J Echocardiogr 7: 85, 2009
5) Nishigami K: Simultaneous examination of the aorta in echocardiography of patients with coronary artery disease. J Echocardiogr 8: 150-151, 2010
6) Nishigami K: Echocardiographic characteristics of aortic intramural hematoma for the differentiation from atheromatous plaques and mural thrombi in the aorta. J Echocardiogr 9: 167-168, 2011
7) Movsowitz HD, et al: Transesophageal echocardiographic description of the mechanisms of aortic regurgitation in acute type A aortic dissection: implications for aortic valve repair. J Am Coll Cardiol 36: 884-890, 2000

C

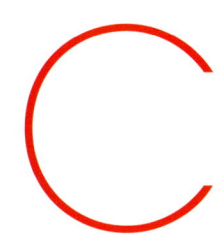

腎動脈狭窄症

1　腎動脈の解剖
2　病態生理
3　腎動脈狭窄症の診断方法
4　腎動脈エコーの撮り方
5　腎動脈エコーの評価

1 腎動脈の解剖

- 腹部大動脈は横隔膜の大動脈裂孔の下方にて腹側に腹腔動脈が分岐する．
  - その約 10 mm 下方に上腸間膜動脈が腹部大動脈の腹側に分岐し，上腸間膜動脈より下方 10 〜 20 mm の位置にて左右側方に腎動脈が存在する．
  - この解剖図は必ず覚えておく必要がある（図 1，2）．

図1 腹部大動脈の解剖

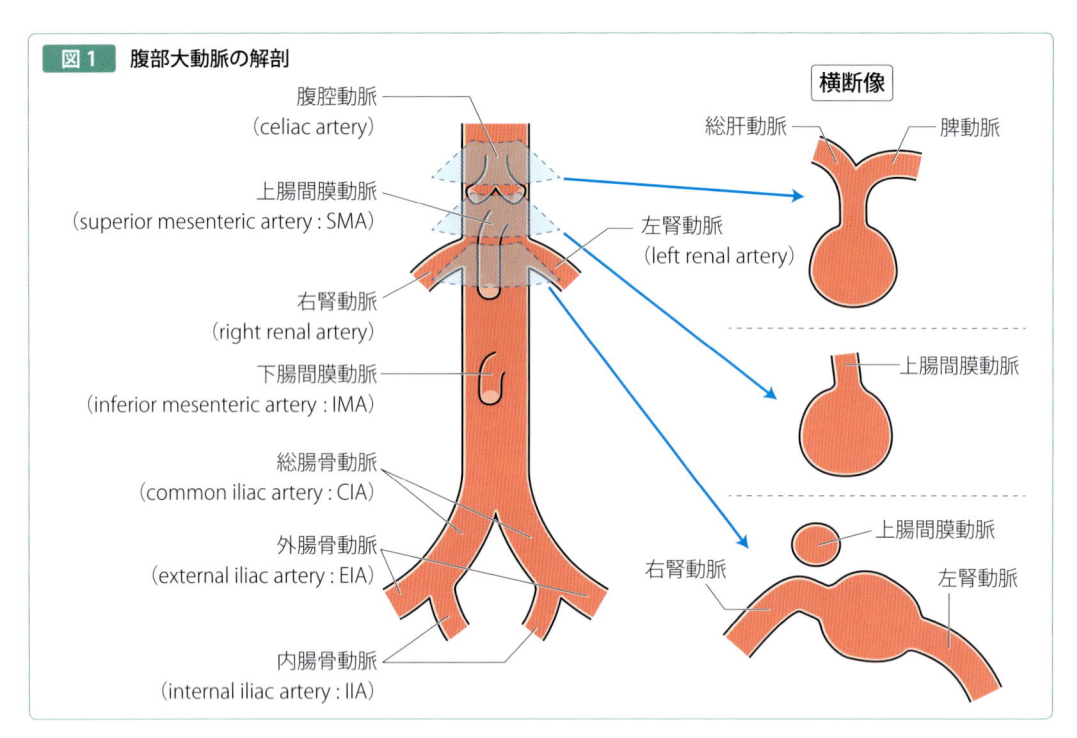

- 腹腔動脈（celiac artery）
- 上腸間膜動脈（superior mesenteric artery：SMA）
- 右腎動脈（right renal artery）
- 下腸間膜動脈（inferior mesenteric artery：IMA）
- 総腸骨動脈（common iliac artery：CIA）
- 外腸骨動脈（external iliac artery：EIA）
- 内腸骨動脈（internal iliac artery：IIA）
- 左腎動脈（left renal artery）

横断像
- 総肝動脈
- 脾動脈
- 上腸間膜動脈
- 右腎動脈
- 上腸間膜動脈
- 左腎動脈

図2 腎動脈レベルの詳細：腹部大動脈縦断像

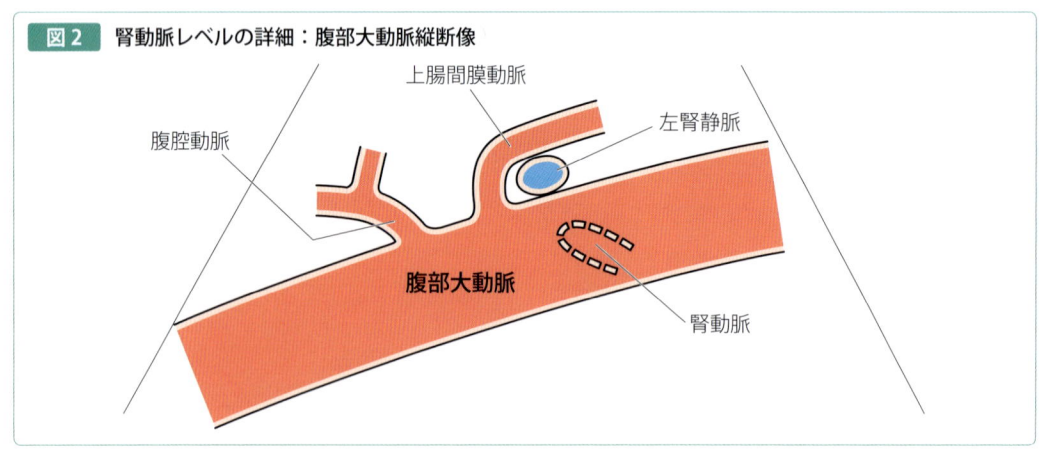

- 腹腔動脈
- 上腸間膜動脈
- 左腎静脈
- 腹部大動脈
- 腎動脈

- 腎動脈レベルの横断像では左腎静脈は左腎動脈の上部付近を通り，SMA と腹部大動脈間を通過して下大静脈へ合流する．左腎静脈が目印になる場合がある（図 3）．
- 右腎動脈は左腎動脈よりやや高位で分岐し，多くは上向き走行だが，水平，下向きと variation がある（図 4）．

図3　腎動脈レベルの詳細：腹部大動脈横断像

- 左腎静脈は左腎動脈の上部付近を通り，SMAと腹部大動脈間を通過して下大静脈へ合流する．左腎静脈が目印になる場合がある．
- 腎動脈は複数存在する場合がある．
- 入射角度が大きくなる場合はセクタプローブを用いる．

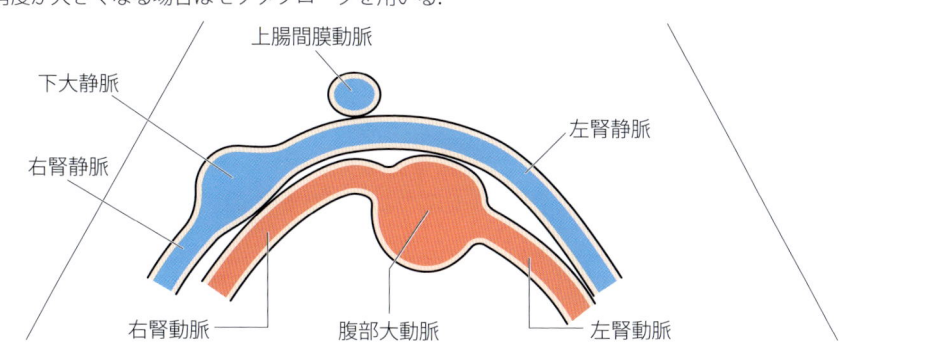

（上腸間膜動脈／下大静脈／左腎静脈／右腎静脈／右腎動脈／腹部大動脈／左腎動脈）

図4　右腎動脈のvariation

- 右腎動脈はシェーマ図のように上向き，水平，下向きとvariationがあり，計測時のアプローチにより入射角度が大きくなる可能性があるため注意を要する．入射角度が大きくなる場合は過大評価する可能性がある．
- あらゆる方向よりアプローチを行い，入射角度を少なく測定することが重要である．
- **入射角度が大きくなる場合はセクタプローブを使用することをお勧めする．**

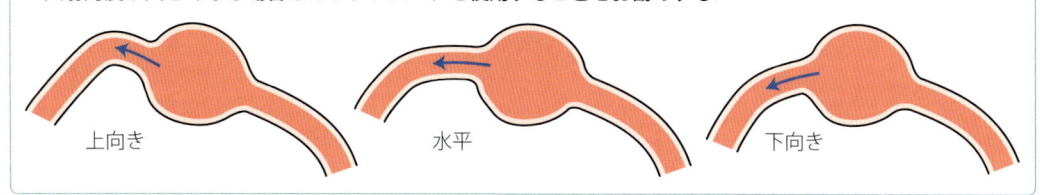

上向き　　水平　　下向き

▸ 計測時のアプローチにより入射角度が大きくなる可能性があるため注意を要する．
▸ あらゆる方向よりアプローチを行い，入射角度を少なく（45°以下）測定することが望ましい．

- 腎内動脈は腎門部より腹側枝，背側枝と分岐し5本程度の区域動脈に分岐する．さらに腎杯から腎錐体を囲むように葉間動脈が走行し，弓状動脈，小葉間動脈と分岐する（図5）．

図5　腎全体像の観察，腎内血流の測定

- 腎動脈は腎門部より腹側枝，背側枝と分岐し5本程度の区域動脈に分岐する．さらに葉間動脈，弓状動脈，小葉間動脈と分岐する．
- 腎内血流を検出するにはカラードプラの流速レンジを10〜20 cm/sec程度に設定する必要がある．
- 呼吸調整を行いパルス波形を検出する．

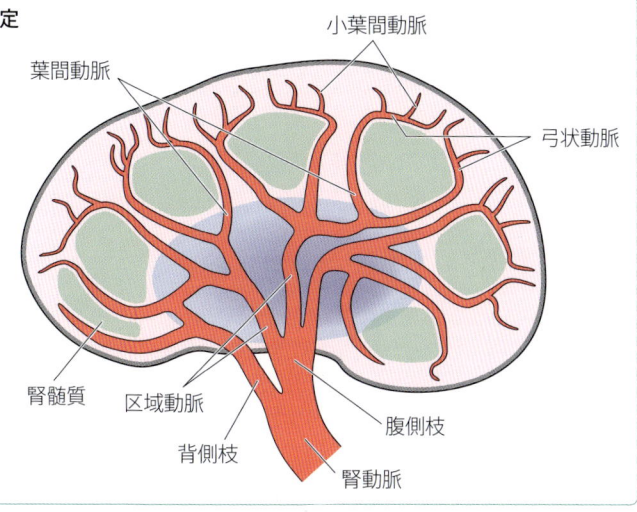

（小葉間動脈／葉間動脈／弓状動脈／腎髄質／区域動脈／背側枝／腹側枝／腎動脈）

C　腎動脈狭窄症

1　腎動脈の解剖　65

2 病態生理

- 高血圧には「本態性高血圧」と「二次性高血圧」がある．
- 本態性高血圧の原因は不明であり，遺伝的な体質と生活習慣による肥満，塩分摂り過ぎ，ストレスなどが重なり合い，血圧の調節メカニズムに大きな影響を与えて，血圧が高くなるとされている．
- 二次性高血圧とは，原因がはっきりしている高血圧のことで，高血圧全体の10％以下であり，二次性高血圧のなかで最も頻度が高いのは腎実質性高血圧である（図6）．
  - 腎血管性高血圧は二次性高血圧のなかで腎実質性高血圧に次いで頻度が高く，動脈硬化性，線維筋性異形成症，大動脈炎症候群，大動脈解離，血栓塞栓症などの疾患があり，腎血管性高血圧のなかで動脈硬化性が最も頻度が高い．

図6 高血圧

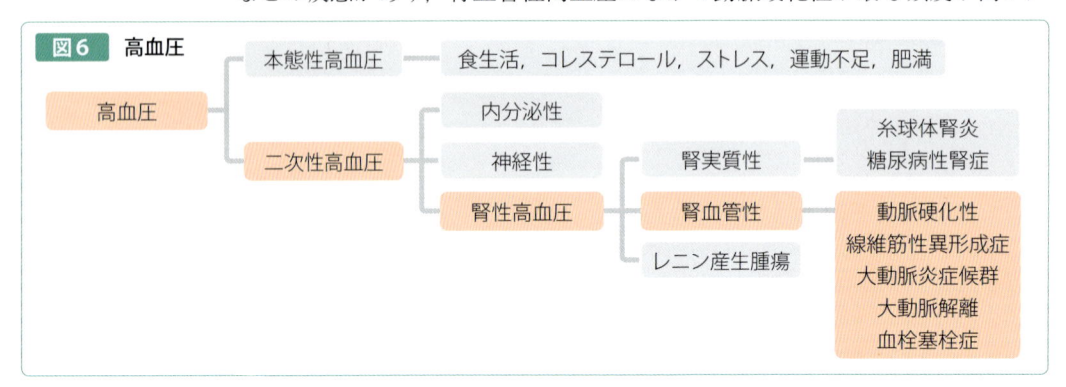

```
高血圧 ─┬─ 本態性高血圧 ── 食生活，コレステロール，ストレス，運動不足，肥満
        └─ 二次性高血圧 ─┬─ 内分泌性
                         ├─ 神経性
                         └─ 腎性高血圧 ─┬─ 腎実質性 ──┬─ 糸球体腎炎
                                        │              └─ 糖尿病性腎症
                                        ├─ 腎血管性 ──┬─ 動脈硬化性
                                        │              ├─ 線維筋性異形成症
                                        │              ├─ 大動脈炎症候群
                                        │              ├─ 大動脈解離
                                        │              └─ 血栓塞栓症
                                        └─ レニン産生腫瘍
```

- 腎血管性高血圧は高血圧全体の1～4％程度とされる．
- 腎動脈狭窄症は慢性腎臓病では65歳以上で6.8％，冠動脈造影実施者で20％，末梢動脈疾患例では35～52％と報告されている．
- 透析を開始した45歳以上の患者の50％以上の腎動脈狭窄症の有病率は41％で，16％は両側腎動脈狭窄症であった．
  - 上記のように腎動脈狭窄症は高頻度に発生しているが，現状は発見されないまま放置されている場合も多い．
- 腎動脈狭窄症と腎血管性高血圧は必ずしも同じ病態ではない．
  - 腎動脈狭窄症が高血圧の病態に関与している場合は腎動脈狭窄症を治療した際に，高血圧が改善すれば腎血管性高血圧と診断される．
  - 腎動脈狭窄症が出現するような病態では，腎硬化症・萎縮性腎症・糖尿病などの腎実質性障害が合併していることがあり，実際，腎動脈狭窄症がどの程度高血圧に関与しているか判断に苦慮する場合も多い（図7）．

図7 腎動脈狭窄症が高血圧の発症に関与している病態

腎動脈狭窄症は腎実質性障害（腎硬化症・萎縮性腎症・糖尿病など）が伴う場合，腎動脈狭窄症を改善しても血圧上昇に関与しているかの判断が難しい．
文献1より一部改変．

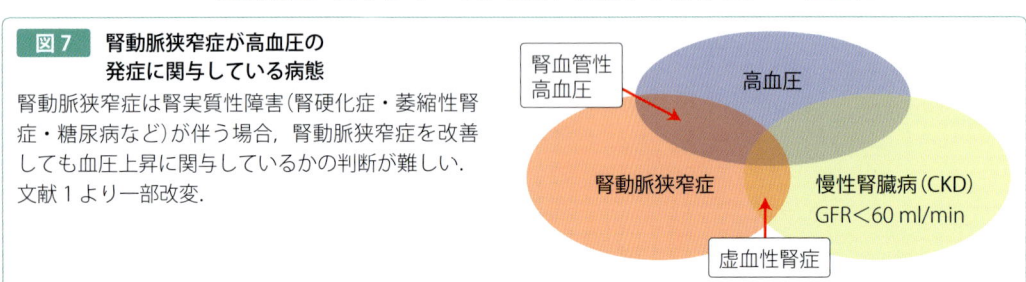

（図中：腎血管性高血圧，高血圧，腎動脈狭窄症，慢性腎臓病（CKD）GFR＜60 ml/min，虚血性腎症）

C 腎動脈狭窄症

a 腎動脈狭窄症における腎血管性高血圧の病態（図8）

- 腎動脈狭窄症により腎内の灌流圧が低下する．
- 灌流圧が低下した腎臓では血圧を維持するためにレニンを分泌する．
- レニンは肝臓より分泌されたアンジオテンシノーゲンやアンジオテンシン変換酵素（ACE）によりアンジオテンシンⅡとなり血圧は過剰に上昇する．
- 動脈硬化性の高度腎動脈狭窄症の腎臓は約1cm/年萎縮し，5年で18%が完全閉塞するとされる．また，対側の腎臓も圧障害により腎硬化症となる可能性がある．

図8　腎動脈狭窄症における腎血管性高血圧の病態
左右の腎動脈起始部は動脈硬化により有意な狭窄病変が存在している．

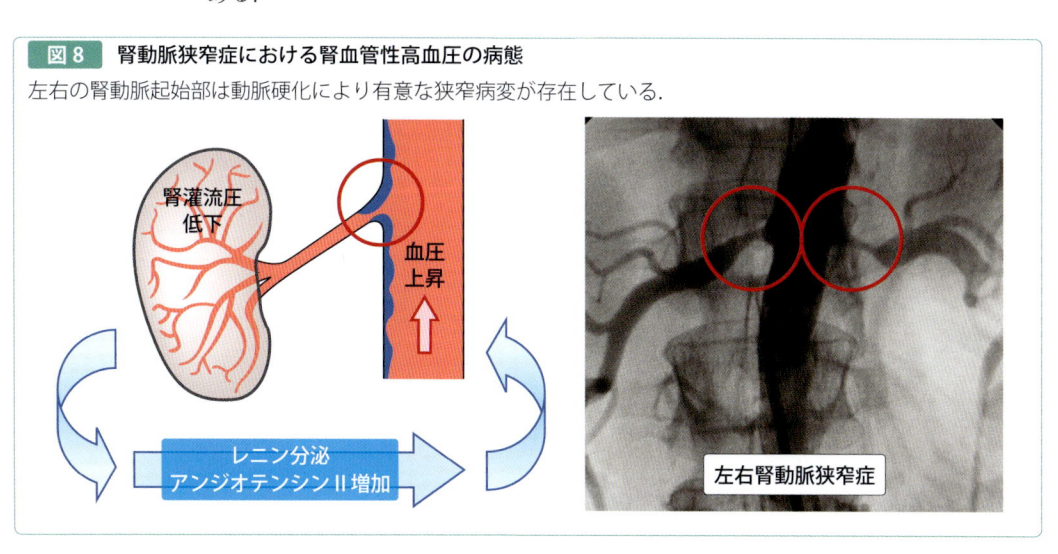

b 複数腎動脈の腎動脈狭窄症の病態（図9）

- 腎動脈の約20〜30%に複数腎動脈が存在する．
- 複数腎動脈は片側で2〜3本存在する場合が多いが，腹腔動脈や腸骨動脈からの迷入腎動脈を合わせると3本以上の腎動脈を有する患者も存在する．
- 図9のように比較的太い複数腎動脈の1本でも狭窄が存在すれば，狭窄部末梢の腎臓灌流圧が低下し，血圧が上昇する可能性がある．

図9　複数腎動脈の腎動脈狭窄症の病態
右腎動脈起始部は2本あり，うち1本はさらに2本に分岐している腎動脈の起始部が狭窄している．腎上極側は造影が悪く，上極側の腎灌流圧の低下が疑われる．

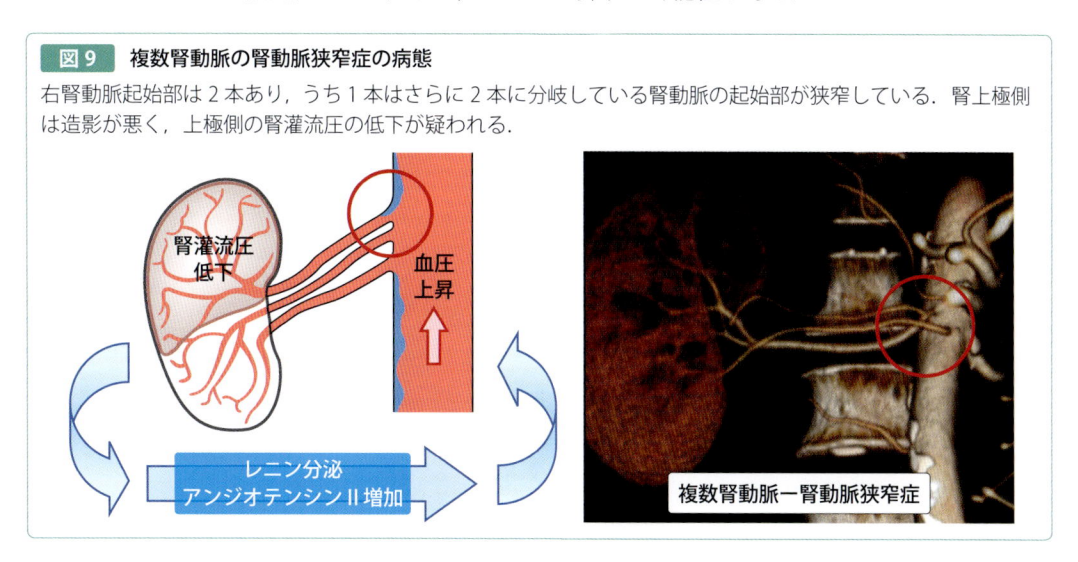

2　病態生理　67

3 腎動脈狭窄症の診断方法[2)]

表1 腎動脈狭窄症の診断方法		
文献2より引用.		
Class I	①超音波（Duplex法） ②CTアンギオグラフィ ③MRアンギオグラフィ ④カテーテル　血管造影	
Class III	①カプトプリル負荷シンチグラフィ ②選択的腎静脈レニン活性 ③血漿レニン活性 ④カプトプリル試験	

- 腎動脈狭窄症の診断方法には表1のものがある.
- CTアンギオグラフィやMRアンギオグラフィ, 血管造影はスクリーニング検査としては負担が大きい.
- ファーストステップとして超音波検査特有のドプラ法を用いた血行動態の評価ができる腎動脈エコーが有用である.

4 腎動脈エコーの撮り方

- 腎動脈エコーは主に腎動脈狭窄症の診断や腎内血流評価の腎実質性障害, 腎の形態の評価に用いる場合が多い.
- 腎動脈エコーを受ける患者の多くは高血圧の患者が多く, 合わせて腹部大動脈の観察も行うことで動脈瘤を発見できる場合もある.

4.1 体位

a 患者の体位

- 検査時の基本的な体位は仰臥位にて行う.
- 腹部エコー施行時の腕を上げる体位（図10 ⓐ）は必要ない.
  ▶ 腕を上げる理由は, 手が邪魔になることや肋間を広げるためであるが, 腎動脈を描出するには肋間を広げる必要がない.
- 腕を下におろした体位（図10 ⓑ）は腹部の力が抜け, 圧迫走査が容易になる.
- 極度に腹部の力が入る患者には, 膝を曲げる体位（図10 ⓒ）にすると腹部の力が抜ける場合がある.

図10　検査時の患者体位

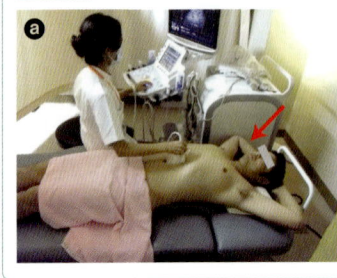

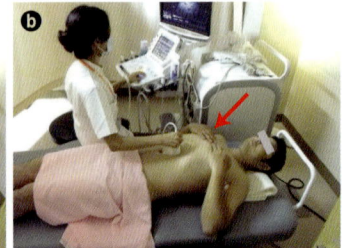

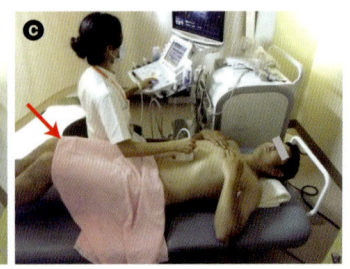

b 術者の体位

- 腰をかける位置が患者と遠い位置にあると腕や腰に負担がかかる（図11 ⓐ）.
- 理想的な体位は, できるだけ患者に密着し, 肘はできるだけ伸ばさないように

腰をかける．
- 描出部位と超音波装置の操作盤は，できるだけ近い位置にすると走査と機器操作が容易となる（図11 ⓑ）．
- この体位を用いれば無理なく圧迫走査を行える．

図11 検査時の術者体位
術者はできるかぎり患者に密着し，装置の操作盤を近づけ，肘や腰に負担を与えない体位で施行することが望ましい．

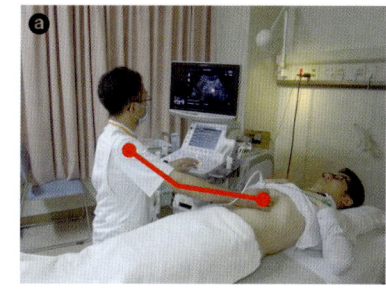

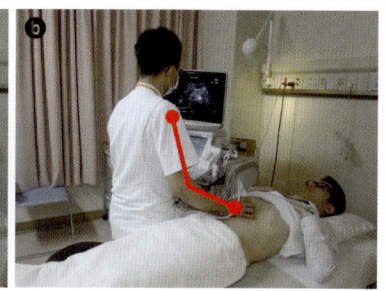

C 検査前の準備

- 可能なら絶食（6時間以上）で腸管ガスの影響の少ない状態で実施することが望ましい．
    - 絶食できない場合でも描出は可能である．腸管ガスの影響がある場合には側臥位などの体位変換（図12）にてガスを移動させることで描出が可能となる場合もある．

図12 体位変換（側臥位）
心窩部正中付近は腸管ガスの影響を受ける．腸管ガスは時間で変化するが，体位を工夫すれば描出できる場合もある．左右側臥位でガスを移動させる．

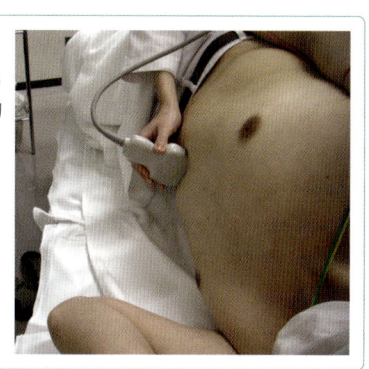

4.2 腎動脈エコーの指標

表2 腎動脈エコーの指標

①腎動脈起始部の収縮期最高血流速度（peak systolic velocity: PSV）
②腎動脈起始部の拡張末期血流速度（end diastolic velocity: EDV）
③腹部大動脈のPSV：RAR（renal aortic ratio＝腎動脈起始部のPSV／腹部大動脈のPSV）を算出
④腎臓サイズ計測
⑤抵抗係数（resistance index: RI）＝（PSV－EDV）／PSV
⑥収縮期加速時間（acceleration time: AT）
⑦収縮期ピーク波（early systolic peak: ESP）

- 腎動脈狭窄症の約90％を占める粥状（動脈硬化性）腎動脈狭窄症は，腎動脈の起始部に狭窄が存在する場合が多い．
- 他の動脈硬化性疾患がある場合にはスクリーニング検査（他の検査と同時に行う場合）として最低限表2の①〜③の項目を施行する．

4.3 腎動脈起始部の描出法

a 腹部大動脈の描出

- 心窩部正中よりやや広い範囲にてガスの途切れた部分を探し（図 13），腹部大動脈を描出する．
- 腎動脈起始部は心窩部正中付近に存在しているが，図 14 の点線範囲であれば描出は可能である．

図 13 腸管ガスの影響
ⓐ 腸管ガス像．
ⓑ 腸管ガスの途切れた空間．

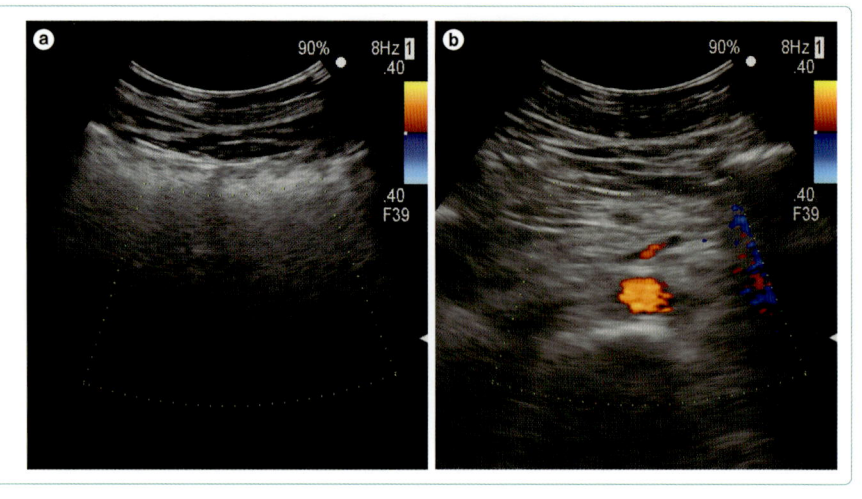

図 14 腎動脈のアプローチ範囲
の範囲であらゆる方向より腸管ガスの途切れた空間を探す．

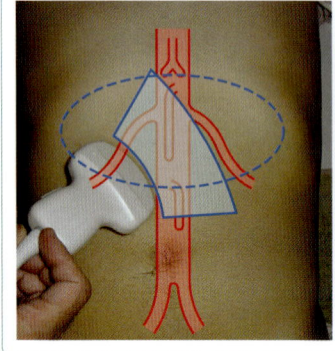

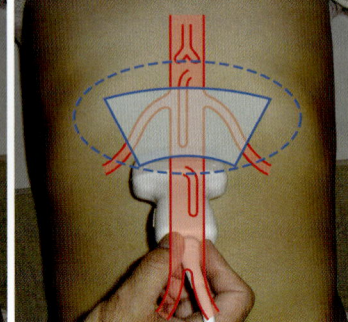

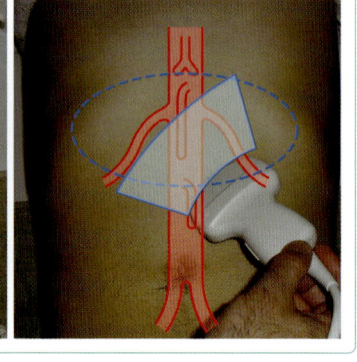

b 上腸間膜動脈の描出

- 上腸間膜動脈の起始部は腹側表面に向かって走行するため，比較的描出は容易である（図 15）．
- 腎動脈起始部の位置を特定するためには必ず上腸間膜動脈を基準に描出する．

c 左右腎動脈起始部の描出

- 左右腎動脈の起始部を描出するには tilting scan が効果的である（図 16）．
- 腎動脈はわずか 5 mm 程度の細い血管であり，体表面を滑るように走査する linear scan では一瞬で通り過ぎてしまい，描出困難となる場合や狭窄病変・複数腎動脈を見落としてしまう可能性がある．
  ▸ 細い血管を見ているということを念頭に走査する．

C 腎動脈狭窄症

図15 上腸間膜動脈の描出

上腸間膜動脈は腹側に走行しているため，比較的描出が容易である．腎動脈は上腸間膜動脈分岐後，末梢10～20 mm程度の位置に存在しているため，上腸間膜動脈を目印にして腎動脈を描出する．

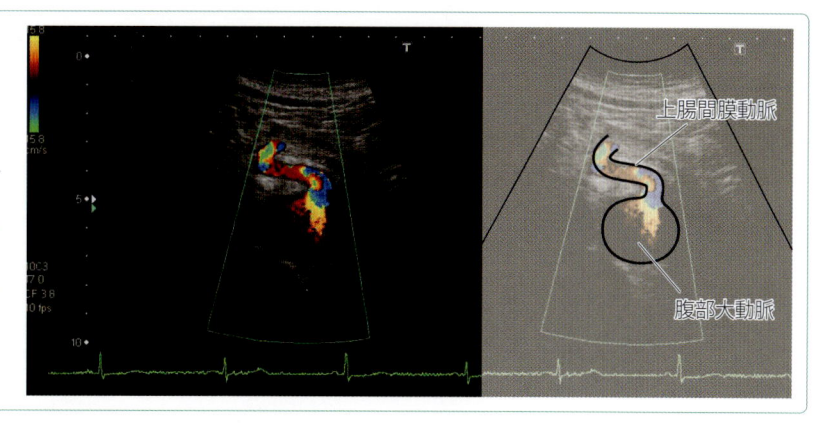

図16 tilting scan

① ガスの途切れる空間にて圧迫を行い，腹部大動脈を描出する．
② 上腸間膜動脈（SMA）を描出する．
③ SMAを基準に頭側へゆっくりプローブを傾ける（❶→❹）．
④ 腎動脈はわずか5 mm程度の血管であり，微細なtilting scanの走査が好ましい．
⑤ 複数腎動脈の判定にも効果的なアプローチである[3]．

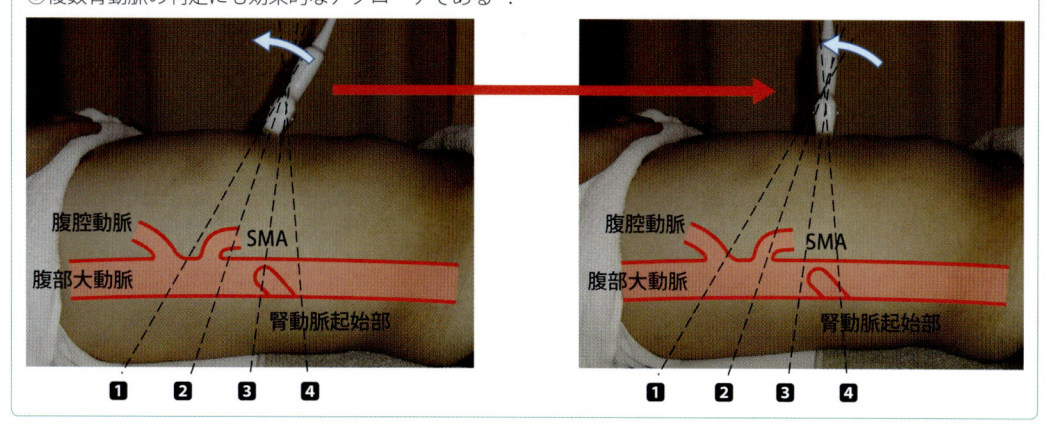

d 左右腎動脈起始部2 cmの描出

- 動脈硬化性腎動脈狭窄症の多くは腹部大動脈から分岐した腎動脈2 cmまでの付近に好発する．
- 起始部から2 cmを描出し，観察，計測する必要がある．
- プローブをわずかに回転させることでより長く腎動脈を描出することができる（図17, 18, 19, 20）．

図17 回転走査

腎動脈起始部を描出できたら微妙な回転走査を行い，起始部より最低2 cm以上を観察することが重要である．

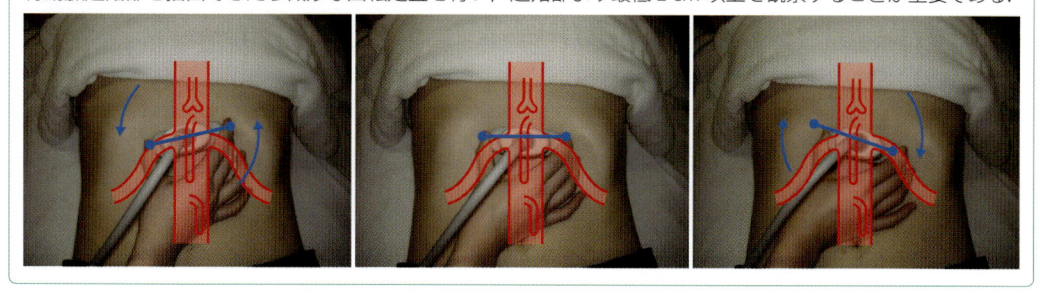

C 腎動脈狭窄症

4 腎動脈エコーの撮り方　71

図18
右腎動脈起始部の描出（コンベックスプローブ）
右腎動脈は左腎静脈と隣接しているため，左腎静脈が描出できれば右腎動脈は周囲に存在している．しかし，左腎静脈血流よって描出不良な場合には少し圧迫を加えると静脈血流は消失し，右腎動脈の走行が鮮明になる．

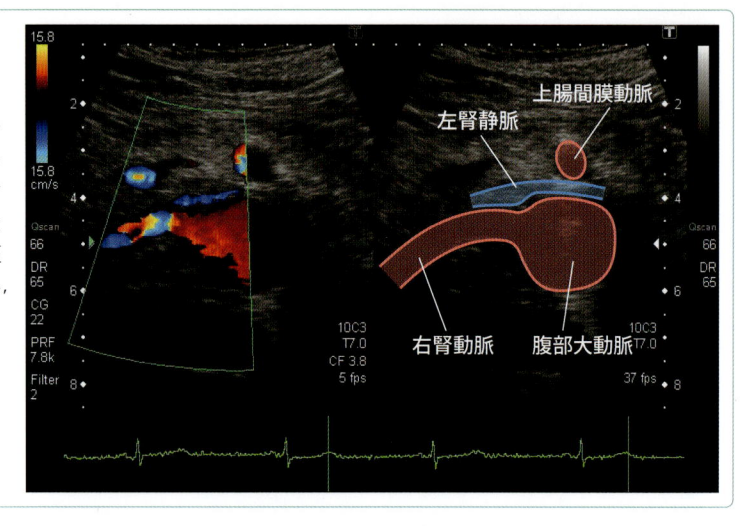

図19
左腎動脈起始部の描出（コンベックスプローブ）
左腎静脈は腹部大動脈と上間膜動脈の間を通過し，下大静脈へ合流するため，左腎動脈とは逆向きの血流として表示される．左腎静脈が確認できたらその背面付近に左腎動脈が描出されるので目印になる．

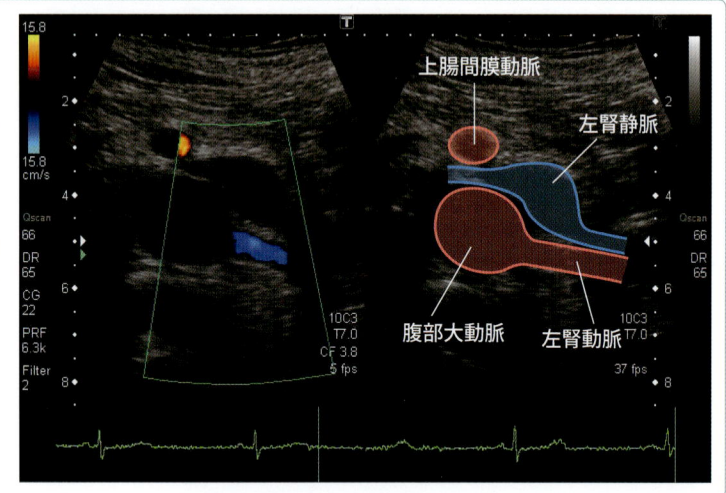

図20 ▶動画 **左右腎動脈起始部の観察**
左右腎動脈起始部から2cmは描出し観察する．

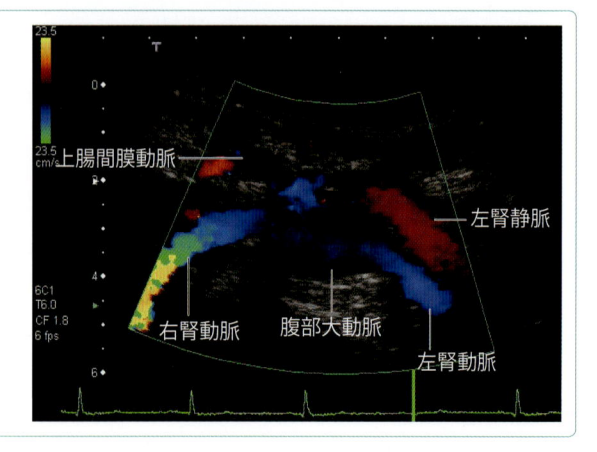

e 左右腎動脈の観察

- 流速レンジを30〜50 cm/secに設定し腎動脈起始部を観察する．
- モザイク血流があればパルスドプラにて複数個所測定を行い，最高血流速度にて評価する．

f 腎動脈起始部の血流速度の測定部位

- 腹部大動脈より分岐した腎動脈にモザイク血流（加速血流）がなければ，起始部より20 mm以内であればどこで測ってもよい．しかし，できるかぎり入射角度の少ない部位で測定することが望ましい．
- モザイク血流が存在すればモザイク部位と前後を測定し，最高血流速度で評価する．

g 左右腎動脈起始部の入射角度の調整

- 通常，腎動脈起始部は右10時方向付近，左4時方向付近から起始するが，プローブ位置によって入射角度が60°を超える場合もある．
- 図21のように腎動脈の走行に合わせた走査で，できるかぎり45°以下に調整して測定することが望ましい．

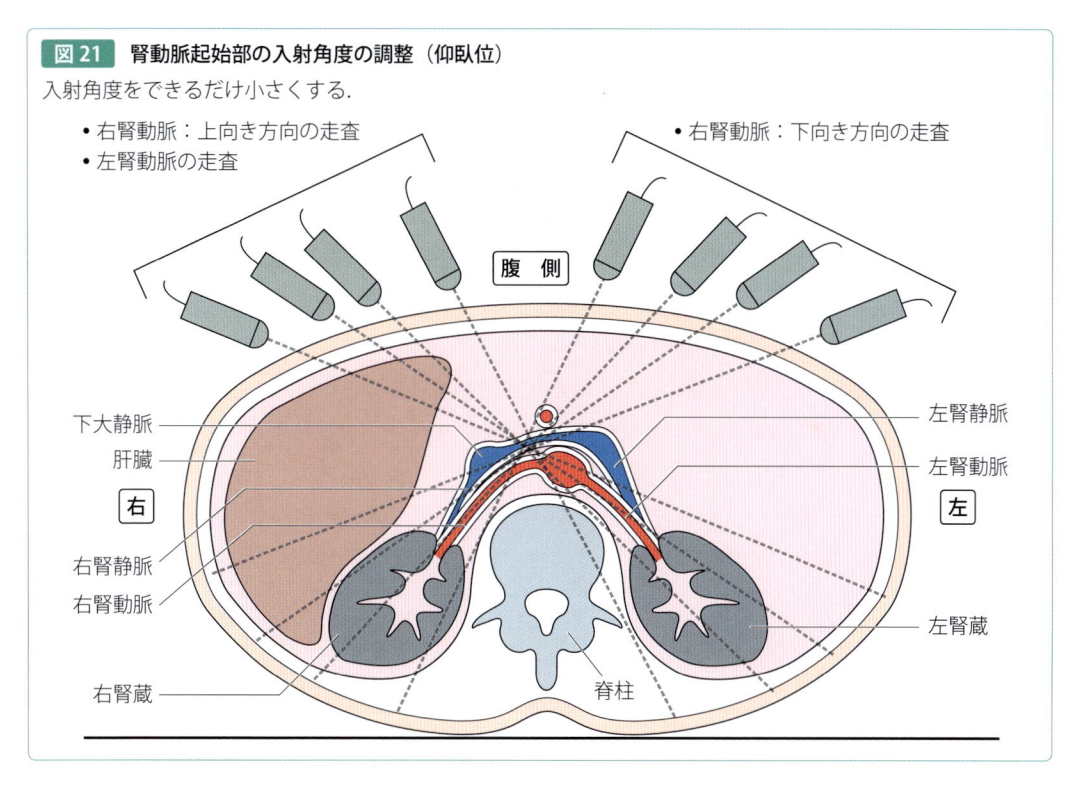

図21 腎動脈起始部の入射角度の調整（仰臥位）

入射角度をできるだけ小さくする．
- 右腎動脈：上向き方向の走査
- 左腎動脈の走査
- 右腎動脈：下向き方向の走査

（下大静脈，肝臓，右腎静脈，右腎動脈，右腎蔵，腹側，脊柱，左腎静脈，左腎動脈，左腎蔵）

- 入射角度が大きくなる場合や肥満で腹部大動脈が深い位置に描出される場合にはセクタプローブを用いる（図22）．
  ▶ セクタプローブでも十分に評価可能である．
- 腎動脈エコーはスクリーニング検査では優れた検査法[2]であるが，少しのドプラアングルの違いや走査法によって過大評価する場合もある．
- 実際，血管造影やCTA，MRAの結果との乖離がある場合も多い．腎動脈エコーの信頼性は感度84～98%・特異度62～99%と報告によってさまざまであるが，適正な技術を身につけることで正確な測定が可能となる．

図22 ▶動画 左右腎動脈の描出（セクタプローブ）

腎動脈を描出したら，起始部より20 mmをカラードプラでモザイク血流の有無を観察する．モザイク血流がなければ入射角度の小さい部位で血流速度を測定する．

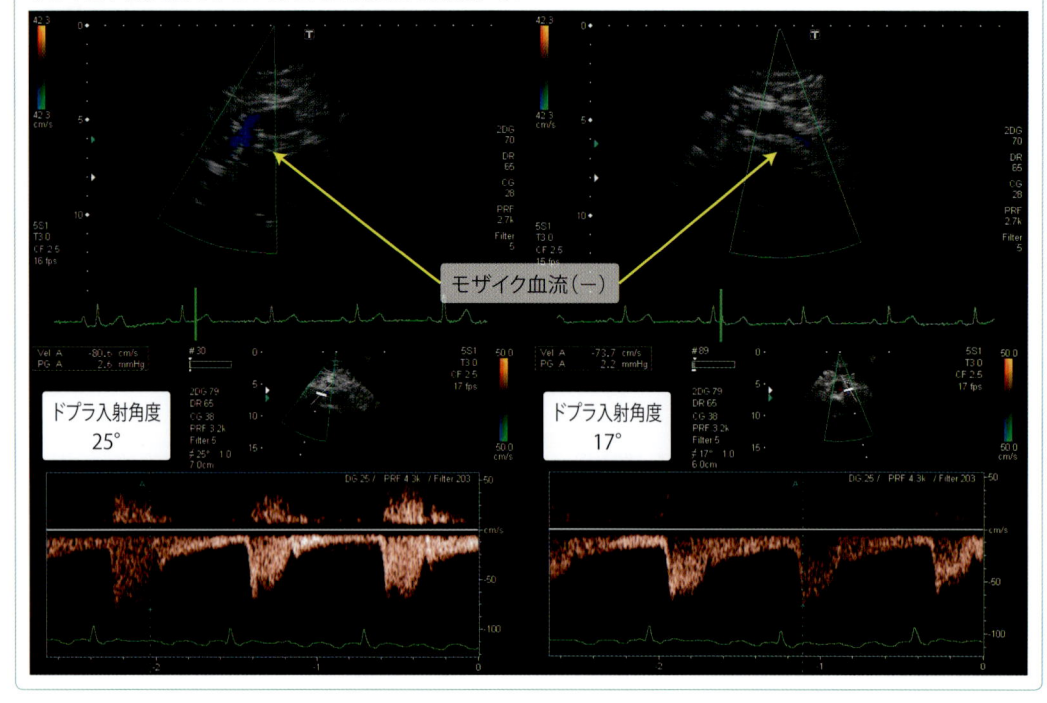

モザイク血流（−）

ドプラ入射角度 25°

ドプラ入射角度 17°

h 心窩部正中走査が困難な場合

- 肥満や開腹手術後，腸管ガスの影響などで仰臥位の心窩部正中走査が困難な場合には側腹部や背側（図23）から腎臓をウインドウに腎動脈を描出することが可能である（図24）．
- この走査は腎動脈起始部の入射角度が小さくなることや，腎動脈の中部から遠位部まで観察することができるため，線維筋性異形成の診断には有効な走査である．
  ▸ 右腎動脈起始部に蛇行がある場合（上向き走行）には逆に入射角度が大きくなる場合もあるため走行に合った走査が必要になる．

図23 側腹部・背面のアプローチ範囲
❶仰臥位．❷側臥位．心窩部正中走査は腸管ガスの影響を受けやすく描出困難な場合には側腹部からの走査や側臥位背面走査から腎動脈起始部を観察する．

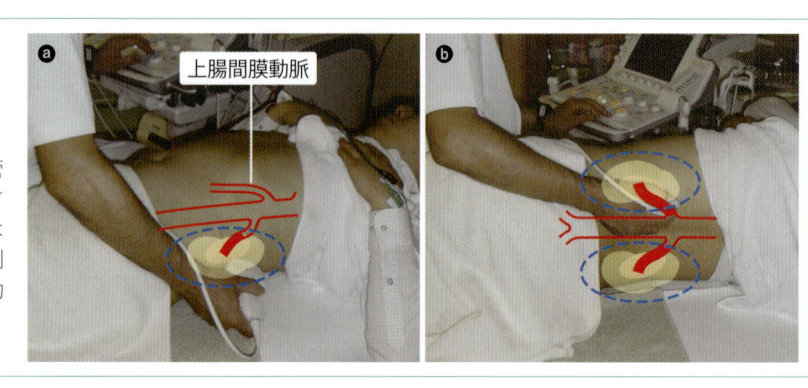

上腸間膜動脈

C 腎動脈狭窄症

| 図24 | 側腹部の走査 |

側腹部からの走査では腎臓をウインドウにして腹部大動脈を同画面に描出する．流速レンジを20 cm/sec程度に調整して腎臓と腹部大動脈を繋ぐ血管を描出すればよい．

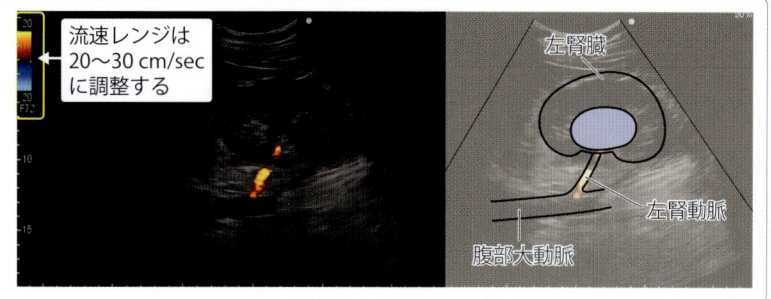

流速レンジは20〜30 cm/secに調整する

左腎臓
左腎動脈
腹部大動脈

腹部大動脈の血流速度

- 計測の位置は腎動脈直下で計測する．
- 腹部大動脈縦断像では腎動脈を確認できないため，上腸間膜動脈を基準に10〜20 mm程度末梢の位置で計測する．
- サンプルボリュームは血管内腔の2/3程度に調整を行い，ドプラ入射角度を60°以内に調整し，サンプルボリュームが上腸間膜動脈にかからないようする（図25）．
- 腹部大動脈のPSVと腎動脈起始部のPSVからRAR（renal aoritc ratio）を算出できる．

    RAR＝腎総脈起始部PSV／腹部大動脈PSV

- 腎動脈は腹部大動脈より分岐する血管であり，腹部大動脈の血流速度の影響を直接受ける．例えば腹部大動脈の血流速度が遅い場合には腎動脈起始部に高度狭窄病変が存在していても180 cm/secを超える加速血流がない場合もある．このような場合には最高血流速度だけでは評価できないので，腹部大動脈の血流速度の3.5倍以上の血流速度が腎動脈起始部に存在していれば有意な狭窄を疑う．

| 図25 | ▶動画 | 腹部大動脈の血流速度 |

心窩部正中縦断像で腹部大動脈はプローブに対して血流走行が60°以上あり，このままでは腹部大動脈の血流速度は過大評価になり，RARは過小評価になる場合もある．腹部大動脈の血流速度を計測する場合には腎動脈起始部同様に入射角度を小さく測定することが望ましい．腎動脈起始部45°，腹部大動脈45°と同じ入射角度で測定したい．

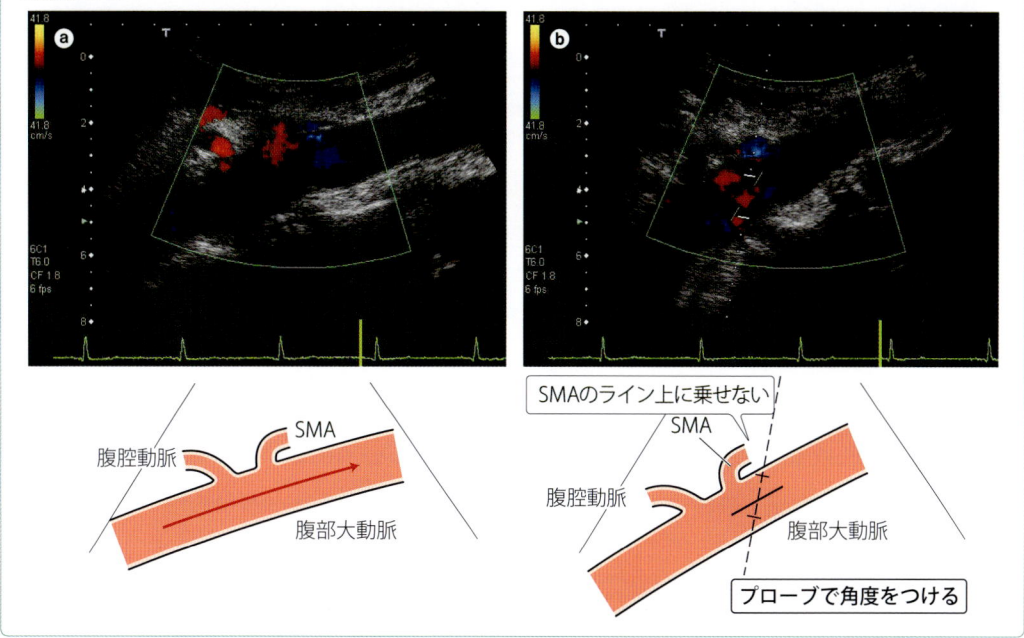

C 腎動脈狭窄症

> **Point** 腎動脈起始部描出のポイント[3]
>
> - 心窩部正中走査にて消化管ガスの途切れた場所を探す．
> - 呼吸法と圧迫走査にて腹部大動脈をプローブに近づける．腹部大動脈をできるかぎり5 cm付近まで近づける（図26）．
> - 腹部大動脈を中心に末梢方向へプローブを移動させ，上腸間膜動脈を描出する．オリエンテーションをつけるために上腸間膜動脈を基準に走査する．
> - 上腸間膜動脈を描出後，ゆっくりプローブを頭側へ傾ける（tilting scan）．一本の腎動脈を見つけて安心せず，複数腎動脈の確認を行う（図16）．
> - 狭窄のある患者は血管が細く，特に描出困難である．より微細なアプローチが要求される．
> - パルスドプラ入射角度が60°を超える場合にはセクタプローブを使用し，入射角度をできるだけ最小限（45°）に調整する（図22）．
> - 側腹部からの腎動脈起始部走査は腎臓と腹部大動脈を同じ画面に表示させ，流速レンジを20〜30 cm/secに調整する（図24）．

図26 腎動脈起始部の描出，圧迫法

心窩部正中部位はガスの影響を受けやすい．走査はガスの途切れた空間をねらい，できるかぎり腹部大動脈をプローブに近づけることで腎動脈起始部の観察が容易となる．しかし，患者が痛がる過度の圧迫は控えたい．

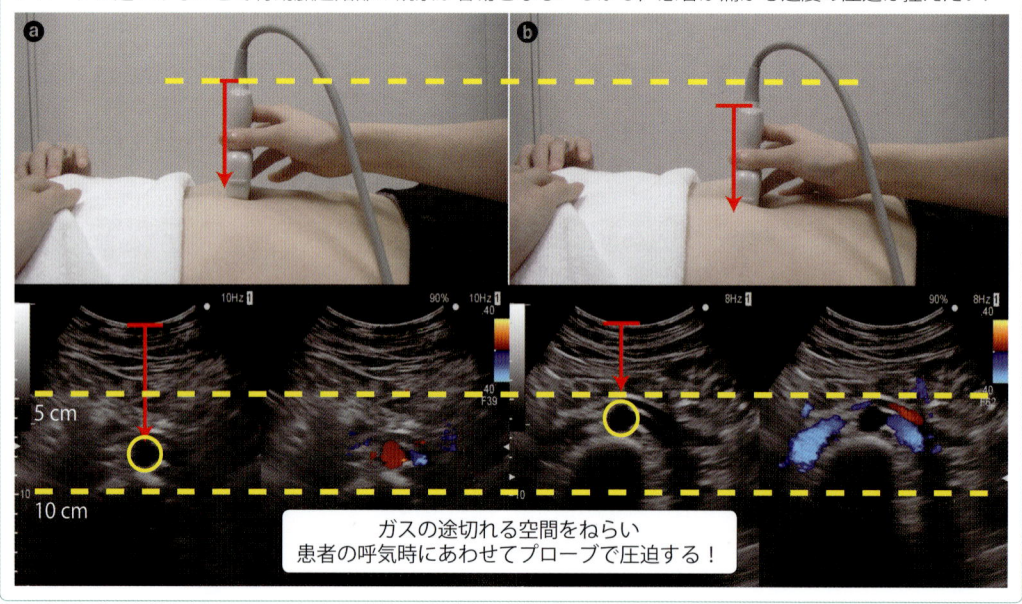

ガスの途切れる空間をねらい患者の呼気時にあわせてプローブで圧迫する！

4.4 腎実質の描出

a 腎実質観察の体位

- 患者の体位は仰臥位・側臥位・腹臥位である．
- 仰臥位ではプローブが背面に入らないため背面からの走査が困難なことがある．
  - 図27のように軽く膝を曲げ，検側と反対方向へ倒すことで腰が軽く浮き上がり描出が容易となる．
  - 高齢で側臥位や腹臥位になれない患者には有効な体位である．

- 腹臥位では位置，方向，角度を微調整して走査すると，腎全体像の描出や腎動脈の起始部から中部・遠位部，腎門部まで観察が可能である（図28，29，30）．

図27 側腹部走査
❶軽く膝を曲げる．
❷膝を検測側と逆に倒す．
❸検測側の腰が浮き上がり深い位置から腎臓を観察できる．

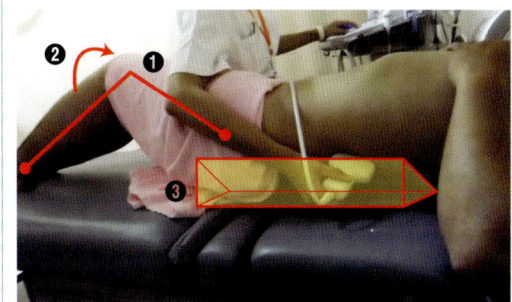

図28 腹臥位の走査（位置）
年配者の腹臥位は難しいが，比較的若い患者の腹臥位は可能である．腎全体の観察から腎動脈起始部・中部・遠位部まで観察が可能であるため，線維筋性異形成を疑う場合には腹臥位の背面走査が有効な場合もある．

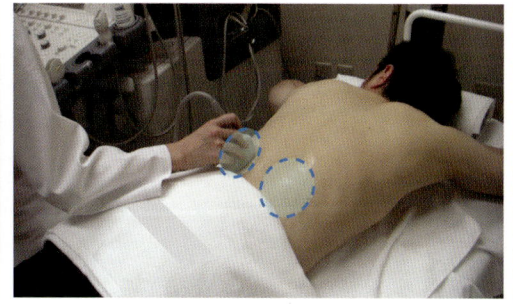

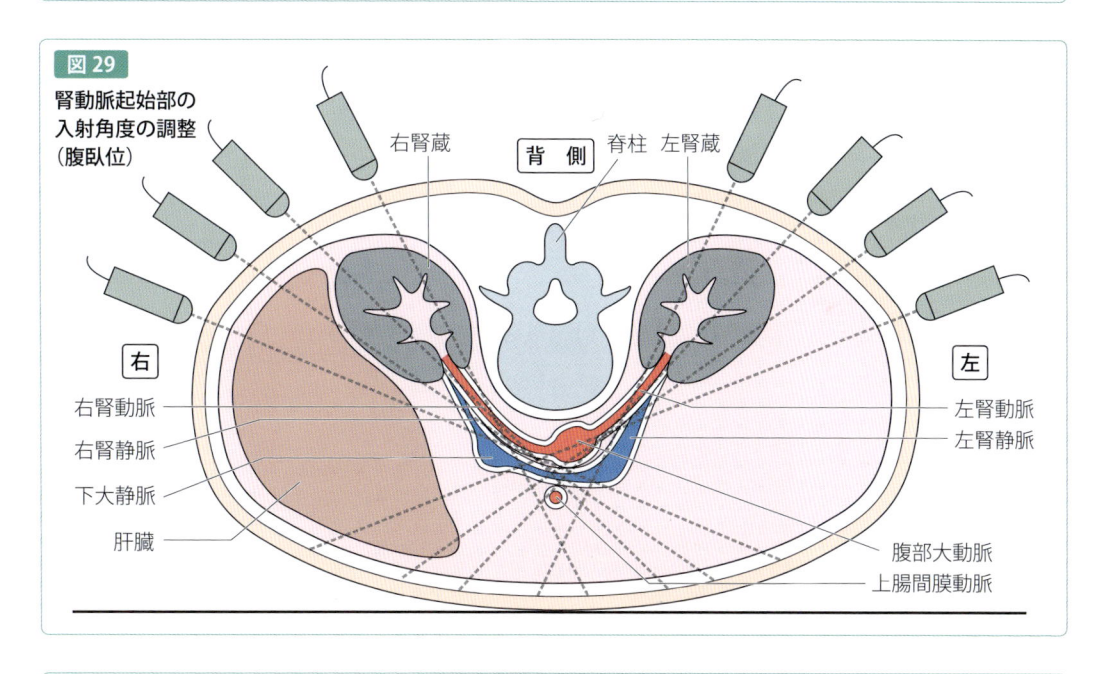

図29 腎動脈起始部の入射角度の調整（腹臥位）

右：右腎動脈／右腎静脈／下大静脈／肝臓
左：左腎動脈／左腎静脈／腹部大動脈／上腸間膜動脈
右腎蔵　背側　脊柱　左腎蔵

図30 ▶動画 腹臥位の背面走査
右腎臓の観察から腎門部・腎動脈遠位部・腎動脈中部・腎動脈起始部と観察できる．

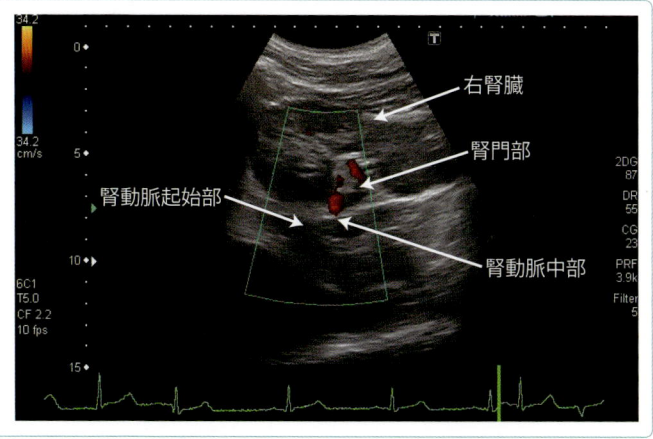

右腎臓／腎門部／腎動脈起始部／腎動脈中部

C　腎動脈狭窄症

4　腎動脈エコーの撮り方

b 腎全体の観察
- 腎臓の形態や腎皮質厚の減少，輝度の上昇，腫瘍の有無など腎全体像を観察する．

c 腎サイズの計測
- 腎サイズは少しのプローブ走査で変化するため，微妙な角度・回転スキャンにて最大腎サイズを計測する．
- 左右差がある場合には念のため小さく計測された方の腎臓をもう一度計測する．
- 左右差が 1.5 cm ある場合は異常を疑う．

d RI の計測
- RI（resistance index）は収縮期最高血流速度（PSV）と拡張末期血流速度（EDV）を用いた末梢の血管抵抗係数である．
- 拡張末期血流速度は末梢側の血管抵抗の高さを表わしており，腎実質障害では血管抵抗が高く，拡張末期血流速度が低下する．
- 以下の計算式のように拡張末期血流速度が低下すると RI は高値になる．
  $$RI = (PSV - EDV) / PSV$$
- 腎実質血流の評価は区域動脈か葉間動脈で行うが，部位によって RI 値に違いがある可能性がある．
- 経過観察する場合は特にどこで計測したのかを記載する必要があり，同部位での経過観察が重要である．
- RI 値が 0.8 以上の拡張期血流が低下している場合には腎実質障害を疑う[7]（図31）．

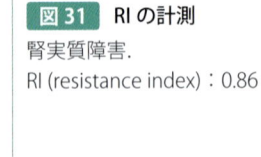

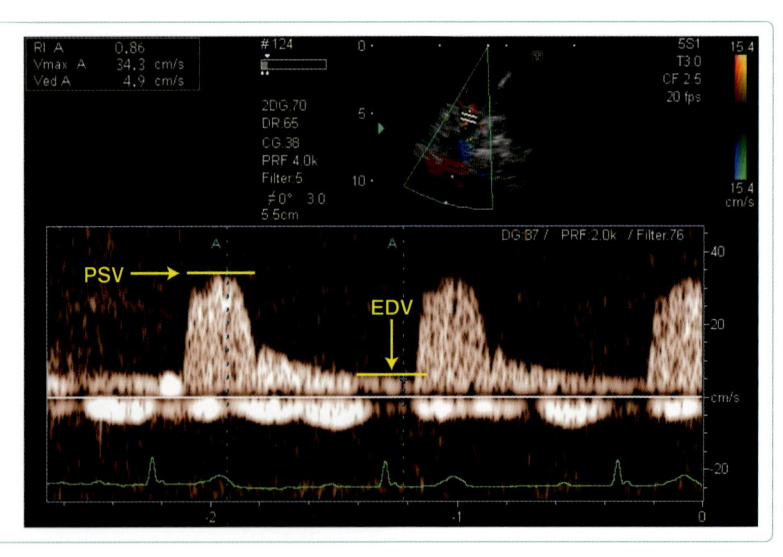

図31 RI の計測
腎実質障害．
RI (resistance index)：0.86

e 収縮期加速時間（accerelation time, AT）の計測
- パルスドプラ波形のスイープ速度を速くし，収縮期の立ち上がりからピークまでの接線にて時間を計測する．
- 起始部の狭窄を疑う場合には腎門部での計測でも構わない．
- 得られた波形が狭窄後波形なら狭窄病変を強く疑うが，判断に苦慮する場合も多く，あくまでも間接所見であることを念頭におく（図32）．

図32 収縮期ピーク波と収縮期加速時間

収縮期ピーク波が小さくて隠れる場合がある．このような時は立ち上がりの接線との変曲点を AT とする．

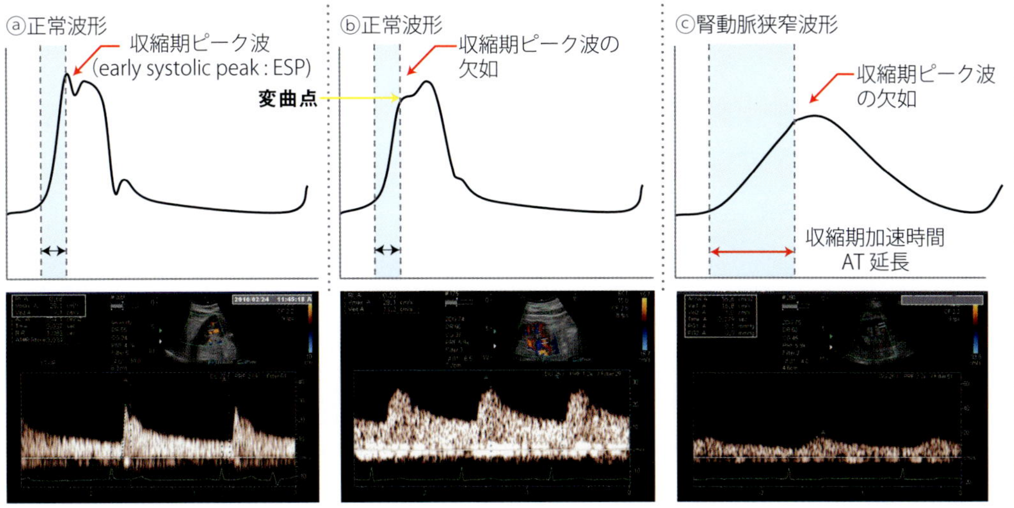

ⓐ正常波形　収縮期ピーク波（early systolic peak : ESP）　変曲点

ⓑ正常波形　収縮期ピーク波の欠如

ⓒ腎動脈狭窄波形　収縮期ピーク波の欠如　収縮期加速時間 AT 延長

f 収縮期ピーク波（early systolic peak, ESP）の観察

- 収縮期ピーク波が確認できない場合には中枢側に狭窄病変を疑うが，あくまでも間接所見であり，確定診断ではない．
  - むしろ収縮期ピーク波が確認できれば中枢側に有意な狭窄病変はないと間接診断できるため陰性診断として有用である（図32）．

> **Point 腎内血流描出のポイント**
> - 腎内の血管を描出する場合にはカラードプラの流速レンジを調整する．10〜20 cm/sec に調整する．
> - 腎内のどこのレベルの腎動脈を計測しているのか明確にする（腹側枝，背側枝，区域動脈，葉間動脈）．経過観察する場合には同部位の計測が好ましい．
> - 腎臓は呼吸により頭側・足側に移動するため，息止めを行う必要がある．最低3心拍の連続した明瞭な波形を検出する．
> - AT（acceleration time）を測定する場合にはスイープ速度を速くする．

> **Pitfall 腎動脈狭窄症を見落とさないための順序**
> ① 腎動脈起始部の描出
> ② 腎動脈起始部より2 cm をカラードプラで観察
> ③ モザイク血流の評価
> ④ 複数腎動脈の有無
> ⑤ 最後にパルスドプラで計測
>
> 腎動脈を描出し，その一箇所のみでいきなりパルスドプラの計測を行うと狭窄を見落としてしまう場合が多い．カラードプラでよく観察し，モザイク血流を見つけることが重要である．モザイク血流が見つかればモザイク部分を数箇所測定し，得られた最高血流速度で評価する．①〜⑤の手順で見落としのない腎動脈エコーを心掛ける．

5 腎動脈エコーの評価

5.1 腎動脈狭窄の指標

a 直接所見

- 腎動脈起始部の血流速度を測定する（表3）.

表3　測定する血流速度

①収縮期最高流速（PSV）	＞ 180 cm/sec	径狭窄率＞ 60%
②拡張末期血流速度（EDV）	＞ 150 cm/sec	径狭窄率：80 〜 99%
③ RAR（renal aortic ratio）※	3.5 以上	狭窄疑い

※ RAR ＝腎動脈起始部 PSV ／腹部大動脈 PSV　　　文献 4 より引用.

- 直接所見では，起始部の PSV が 180 cm/sec 以上で RAR 3.5 以上であれば狭窄率 60% 以上であると報告されている[5,7]（表4）.
- ほかにも起始部 PSV 200 cm/sec 以上で RAR 3.5 以上であれば狭窄率 60 〜 99%，腎動脈起始部 EDV 150 cm/sec 以上で RAR 3.5 以上であれば狭窄率 80 〜 99% であるとの報告がある[6]（表5）.

表4　PSV，RAR と狭窄率の関係

判定基準	狭窄率
PSV ＜ 180 cm/sec，RAR ＜ 3.5	正常
PSV ≧ 180 cm/sec，RAR ＜ 3.5	60%未満
PSV ≧ 180 cm/sec，RAR ≧ 3.5	60%以上
血流信号なし	閉塞

文献 5 より引用.

表5　狭窄の程度と血流速度

狭窄率	判定基準
0 〜 59%	RAR ＜ 3.5 and PSV ＜ 200 cm/sec
60 〜 99%	RAR ≧ 3.5 and PSV ≧ 200 cm/sec
80 〜 99%	RAR ≧ 3.5 and EDV ≧ 150 cm/sec
閉塞	―

角度補正 60°以内．感度 98%，特異度 98%.
文献 6 より引用.

b 間接所見

- 腎葉間動脈または区域動脈の血流速を測定する．腎臓のサイズを測定する（表6）.

表6　間接所見

①収縮期加速時間（AT）	100 msec 以上が異常，中枢側に狭窄病変を疑う．
②腎萎縮の有無	腎臓のサイズが 7 cm 以上あれば生きている腎臓とされている．左右差が 1.5 cm 以上あれば異常，萎縮側の腎動脈狭窄を疑う．
③抵抗係数（resistance index, RI）※	腎実質障害を評価する．0.8 以上が障害疑い[7]．左右差 0.15 以上で異常．

※ RI ＝（PSV － EDV）／ PSV

5.2 症例

a 右腎動脈狭窄症（動脈硬化性腎動脈狭窄症）

- コンベックスプローブにて右腎動脈起始部にモザイク血流を認めた．
  ▸ モザイク部分を複数個所測定すると，最高血流速度は 301.6 cm/sec と加速しており，腹部大動脈血流は 80.9 cm/sec と算出された．
  ▸ RAR は 3.7 と狭窄を疑う所見である（図33）.

図33 ▶動画 右腎動脈狭窄症　コンベックスプローブの使用

右腎動脈起始部（モザイク血流）
腹部大動脈　80.9 cm/sec
右腎動脈起始部　301.6 cm/sec　RAR: 3.7
左腎動脈起始部　79.8 cm/sec　RAR: 0.99

図34 ▶動画 右腎動脈狭窄症　セクタプローブの使用

モザイク血流
右腎動脈起始部　314.2cm/sec　RAR: 3.8

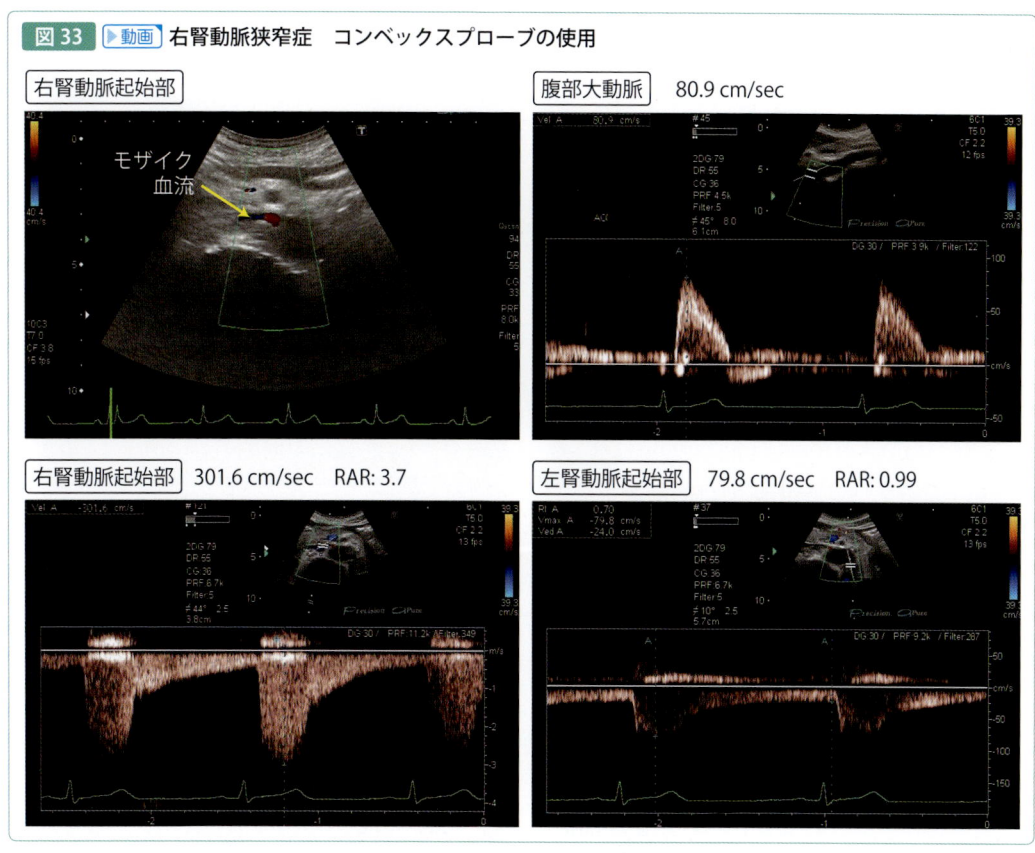

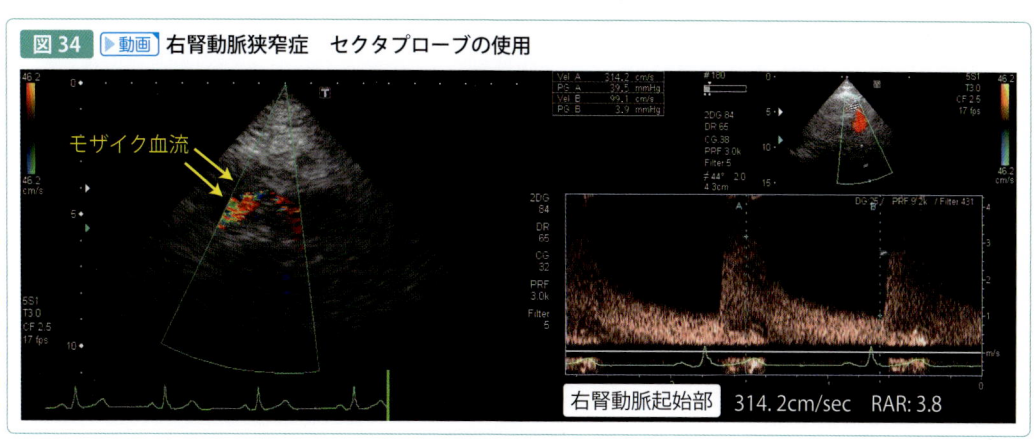

- 同症例をセクタプローブで観察するとコンベックスプローブ同様にモザイク血流を認め，最高血流速度は 314.2 cm/sec と加速しており，RAR は 3.8 であった（図34）．
- 患者の体型や血管走行に合わせたプローブ選択をすることで，正確に腎動脈狭窄症が診断できる．

C　腎動脈狭窄症

5　腎動脈エコーの評価

b 線維筋性異形成（図35）

図35 ▶動画 **線維筋性異形成**

腎動脈中部にモザイク血流が存在している．線維筋性異形成では腎動脈の中部から遠位部に狭窄・拡張をきたす．年齢・性別等にて動脈硬化性の腎動脈狭窄症と区別して走査する必要がある．

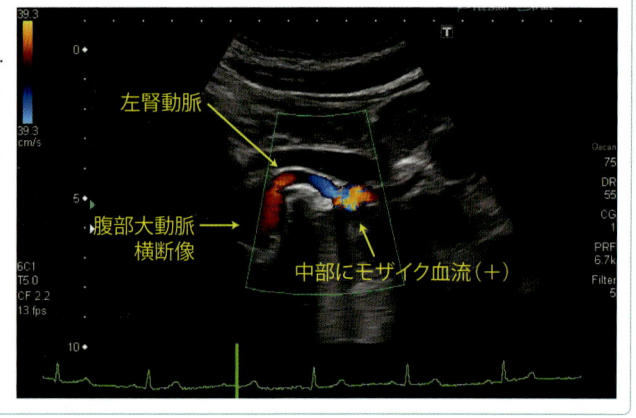

- 30代女性，原因不明高血圧にて来院された患者である．
- 右腎動脈の中部にモザイク血流があり，517 cm/secと加速血流を認めた．腎内動脈の波形はRI：0.39と低下していた．
- 線維筋性異形成（fibromuscular dysplasia; FMD）は，原因不明の疾患である．
  ▸ 主に若い女性から中年の女性に見られる血管症で，腎動脈に60〜75%，頭蓋外脳血管に25〜30%，内臓の動脈に9%，四肢の動脈に5%程度の関与がある．
  ▸ 動脈壁における肥厚部位の違いによる分類では中膜型（90%），内膜型（〜10%），外膜型（〜1%）に分類される．
  ▸ 腎動脈では遠位2/3が好発部位で，特徴的所見として連珠状（string of beads）が見られる．

c ステント留置後（図36）

図36 ▶動画 **左腎動脈起始部ステント留置後**

ステント留置後でもカラードプラ評価は可能であり，モザイク血流の有無やPSV（>20cm/sec）で評価する．

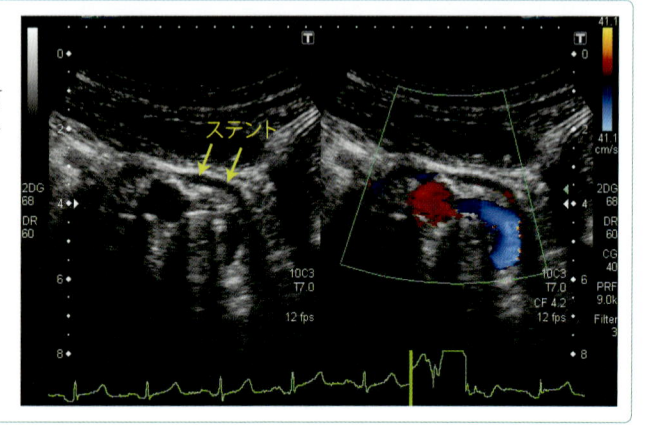

- 左腎動脈起始部狭窄（動脈硬化性）にてステント留置された患者である．
- ステント留置後は通常の腎動脈エコー同様にモザイク血流の有無やステントのゆがみ，腎内動脈の評価が可能であり，経過観察する上で重要なポジションを占めている．
- ステント留置後の再狭窄判定基準は，PSV > 220 cm/secが参考にされている．

検査の進め方

▶ ①高血圧既往の確認

▶ ②腎血管性高血圧を疑う臨床所見の確認

☐ 30 歳以下または 50 歳以上で発症の高血圧
☐ 高血圧の病歴が短い，あるいは最近増悪
☐ Ⅲ度（収縮期≧ 180 mmHg または拡張期≧ 110 mmHg）高血圧，治療抵抗性高血圧
☐ 他の部位に血管疾患の症状または所見
☐ ACE 阻害薬または ARB 開始後の血清クレアチニン値の上昇（特に両側性）
☐ 腹部の血管雑音
☐ 腎サイズの左右差（10 mm 以上）
☐ 低 K 血症（二次性アルドステロン症による）
☐ 説明しがたい腎不全，うっ血性心不全，肺水腫

日本高血圧学会 高血圧治療ガイドライン 2009 より改変引用

▶ ③腎動脈狭窄症を疑う場合には腎動脈エコーを施行

体位			Bモード法	ドプラ法 カラー（流速レンジ）	パルス	パルス	連続波（セクタプローブ）
仰臥位	腹部大動脈横断像		☐ 腹腔動脈狭窄	☐ 血流	☐ 30 〜 50 cm/sec	☐ PSV	
			☐ 上腸間膜動脈狭窄	☐ 血流	☐ 30 〜 50 cm/sec	☐ PSV	
			☐ 左右腎動脈狭窄	☐ 血流	☐ 30 〜 50 cm/sec	☐ PSV	
				☐ モザイク血流		☐ 180 cm/sec 以上の有無	☐ 300 cm/sec 以上で PSV 評価
			☐ ステント留置後（血管の拡大・動脈瘤・解離）	☐ モザイク血流	☐ 30 〜 50 cm/sec	☐ 220 cm/sec 以上	
	腹部大動脈縦断像		☐ 腹部大動脈（石灰化，狭窄，蛇行）（血管の拡大・動脈瘤・解離）	☐ 血流	☐ 30 〜 50 cm/sec	☐ PSV ☐ RAR 算出	
	腎内		☐ 腎萎縮・腫大（腎径・形態）				
			☐ 腎実質障害　区域動脈（葉間動脈）	☐ 血流	☐ 10 〜 20 cm/sec	☐ PSV・EDV 計測，RI 算出	
			☐ 間接所見（腎動脈狭窄症）			☐ AT 計測	
			☐ 間接所見（腎動脈狭窄症）			☐ ESP 有無	
			☐ 腎門部狭窄	☐ 血流		☐ PSV	
			☐ 線維筋性異形成	☐ モザイク血流		☐ PSV	
	腹部大動脈・腸骨動脈		☐ 拡大・動脈瘤				
			☐ 腸骨動脈狭窄（%DS）	☐ モザイク血流	☐ 30 〜 50 cm/sec	☐ 150 cm/sec 以上の有無	
側臥位・腹臥位	腎動脈中部・遠位部		☐ 左右腎動脈狭窄	☐ 血流	☐ 20 〜 30 cm/sec	☐ PSV	
			☐ 線維筋性異形成（血管の拡大・動脈瘤・解離）	☐ モザイク血流		☐ 180 cm/sec 以上の有無	☐ 300 cm/sec 以上で PSV 評価

AT：収縮期加速時間，EDV：拡張末期血流速度，ESP：収縮期ピーク波，PSV：収縮期最高血流速度，RAR：renal aortic ratio，RI：抵抗係数，%DS：径狭窄率．

C 腎動脈狭窄症

検査のフローチャート

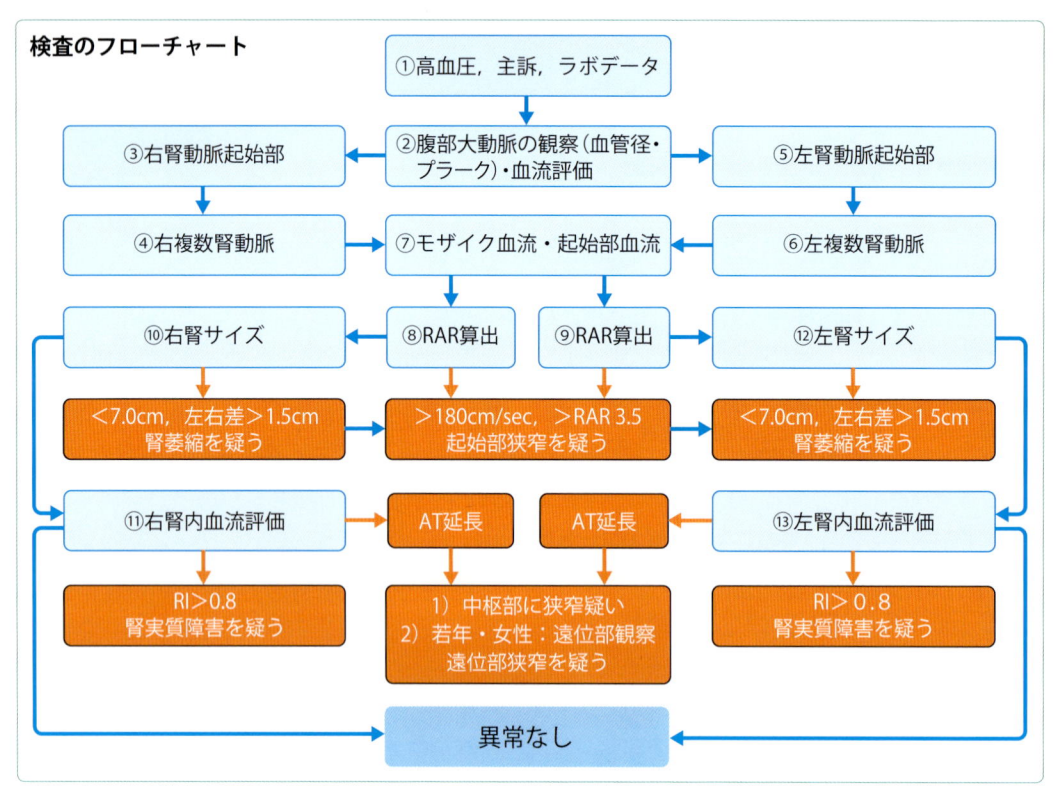

```
①高血圧，主訴，ラボデータ
          ↓
②腹部大動脈の観察（血管径・プラーク）・血流評価
     ↙              ↘
③右腎動脈起始部      ⑤左腎動脈起始部
     ↓                  ↓
④右複数腎動脈 → ⑦モザイク血流・起始部血流 ← ⑥左複数腎動脈
     ↓         ↙              ↘         ↓
⑩右腎サイズ ← ⑧RAR算出    ⑨RAR算出 → ⑫左腎サイズ
     ↓         ↓              ↓         ↓
＜7.0cm，左右差＞1.5cm  ＞180cm/sec，＞RAR 3.5  ＜7.0cm，左右差＞1.5cm
腎萎縮を疑う           起始部狭窄を疑う         腎萎縮を疑う
     ↓              ↓         ↓              ↓
⑪右腎内血流評価    AT延長     AT延長    ⑬左腎内血流評価
     ↓              ↓                        ↓
RI＞0.8         1）中枢部に狭窄疑い          RI＞0.8
腎実質障害を疑う  2）若年・女性：遠位部観察   腎実質障害を疑う
                  遠位部狭窄を疑う
                    ↓
                  異常なし
```

基準値一覧

	項目	正常参考値
腎動脈	腎動脈起始部 PSV	180 cm/sec 以下
	腎動脈起始部 EDV	90 cm/sec 以下
	RAR	3.5 以下
	ステント留置後 PSV	220 cm/sec 以下
腎臓	腎サイズ	右 10 cm，左 10.5 cm（平均値）
腎内血流	ESP の有無	あり
	AT	70 msec 以下
	RI	左右差 0.15 以下

AT：収縮期加速時間，EDV：拡張末期血流速度，ESP：収縮期ピーク波，PSV：収縮期最高血流速度，RAR：renal aortic ratio，RI：抵抗係数

文献

1) Safian RD, et al: Renal-artery stenosis. N Engl J Med, 344: 431-442, 2001
2) Hirsch AT, et al: ACC/AHA 2005 Practice Guidelines for the management of patients with peripheral arterial disease (lower extremity, renal, mesenteric, and abdominal aortic). Circulation, 113; e463-e654, 2006
3) 三木 俊：腎動脈エコー検査の応用例と腹部血管エコー検査のさまざまなポイント．バスキュラー・ラボ，9: 151-157, 2012
4) Hoffmann U, et al: Role of duplex scanning for the detection of atherosclerotic renal artery disease. Kidney Int, 39: 1232-1239, 1991
5) Strandress Jr DE: Duplex ultrasound screening. Novick A, et al (ed)：Renal Vascular Disease. WB Saunders, pp119-133, 1996
6) Olin JW, et al: The utility of duplex ultrasound scanning of the renal arteries for diagnosing significant renal artery stenosis. Ann Intern Med, 122: 833-838, 1995
7) Radermacher J, et al: Use of Doppler ultrasonography to predict the outcome of therapy for renal-artery stenosis. N Engl J Med, 344: 410-417, 2001

D

閉塞性動脈硬化症：
下肢動脈閉塞症

1　下肢動脈の解剖
2　下肢動脈エコーの撮り方
3　下肢動脈閉塞症の評価
4　その他の下肢動脈疾患

1 下肢動脈の解剖

図1 下肢動脈の解剖図

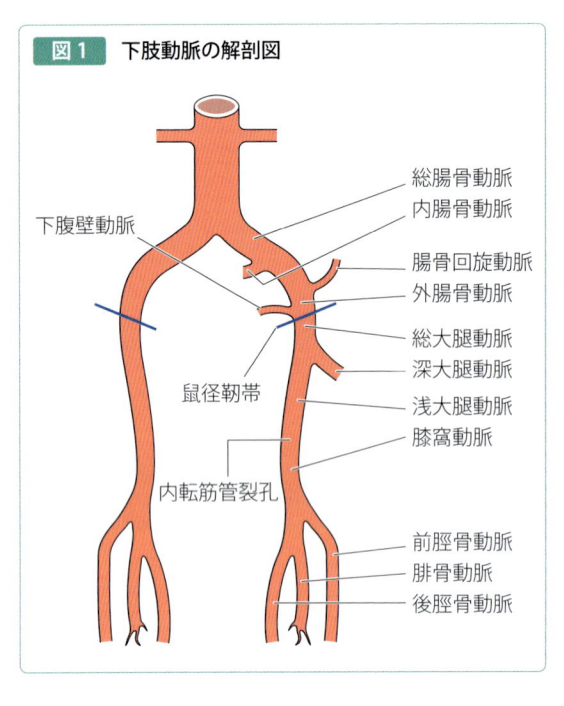

- 下肢主幹動脈と主幹静脈は，原則同じ血管名で並走し，通常は，主要な分枝動脈を出した後で名称変更をするが，総大腿動脈の起始と膝窩動脈の起始部には枝動脈が存在せず，解剖学的位置関係でこれらのポイントを認識する（図1）.
- 両総腸骨動脈は腹部大動脈から臍部で分岐する．その後，総腸骨動脈は内腸骨動脈を分岐し，外腸骨動脈と名称が変わる．
- 外腸骨動脈には分枝動脈が存在する．外腸骨動脈は，鼠径靱帯を通過すると総大腿動脈と名称変更する（図2）.
- 総大腿動脈は深大腿動脈を分枝し，浅大腿動脈となる．浅大腿動脈は内転筋腱裂孔を通過すると，膝窩動脈と名称変更し，膝の屈曲により屈曲する動脈となる（図3）.

図2 鼠径靱帯付近の解剖

外腸骨動脈と外腸骨静脈は前後関係で走行

鼠径靱帯付近では前後径が狭くなり総大腿動脈と総大腿静脈は左右方向で走行

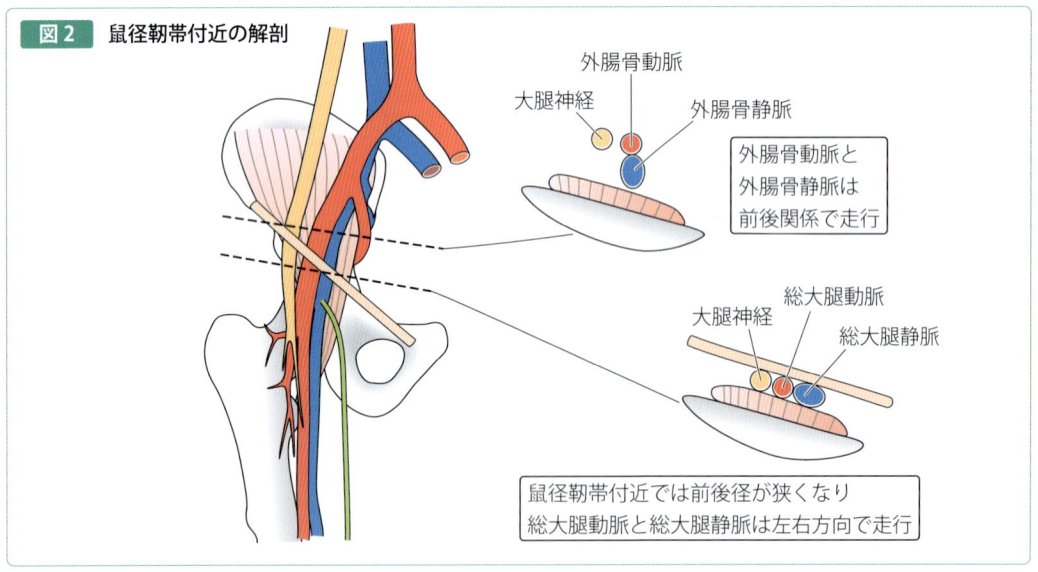

Pitfall　大腿内側の大内転筋側から観察すると，観察距離が短く見やすいように思われるが，内側からの観察では，筋膜から動脈が離れる部位の特定が困難となり，内転筋腱裂孔の正しい認識ができない．

図3 浅大腿動脈と膝窩動脈，下腿動脈

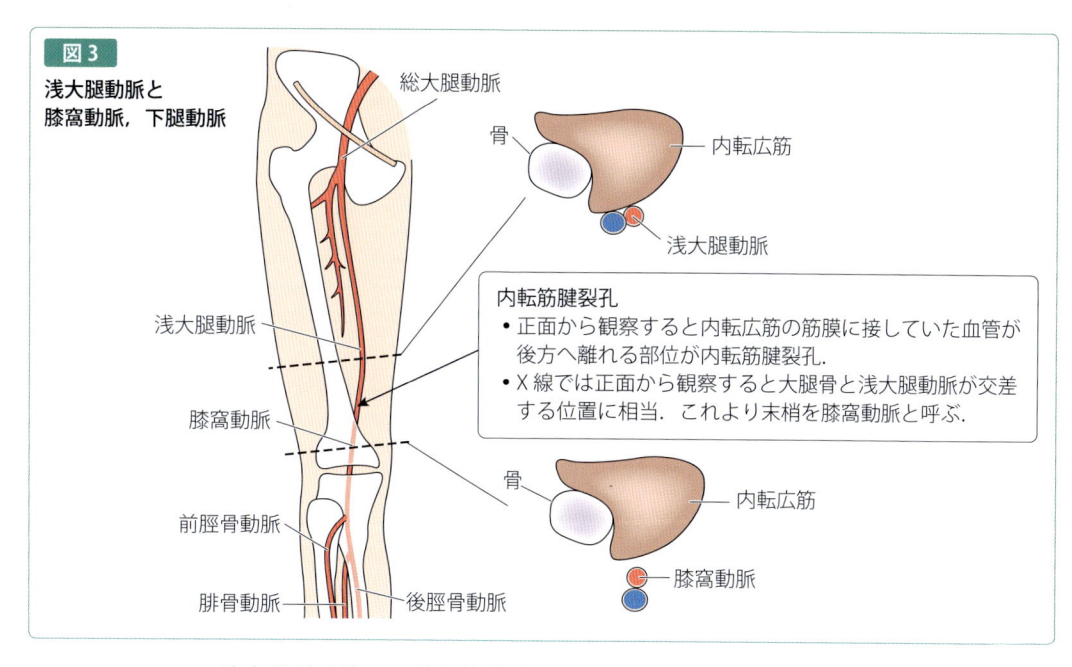

内転筋腱裂孔
- 正面から観察すると内転広筋の筋膜に接していた血管が後方へ離れる部位が内転筋腱裂孔.
- X線では正面から観察すると大腿骨と浅大腿動脈が交差する位置に相当．これより末梢を膝窩動脈と呼ぶ．

（図中ラベル：総大腿動脈，骨，内転広筋，浅大腿動脈，膝窩動脈，前脛骨動脈，腓骨動脈，後脛骨動脈）

- 膝窩動脈は膝下で前脛骨動脈を分枝し，後脛骨動脈（または後脛骨–腓骨動脈幹）を経て後脛骨動脈と腓骨動脈を分岐する．腓骨動脈は足首上部で分枝動脈のみとなる．
- 後脛骨動脈は足底に弓状動脈を形成（足底動脈）し足に血液を供給している．
- 前脛骨動脈は足背動脈と名称変更し，弓状動脈を形成し，足底側動脈弓との交通動脈を介して足の血流を保っている．そのため，足の血流は後脛骨動脈または前脛骨動脈のどちらか1本が開存であれば，容易には壊死を生じないような構造になっている（図4）．

図4 下腿動脈の走行

- 足の血流は前脛骨動脈と後脛骨動脈により供給されている．
- 足背動脈は第Ⅰ趾側から供血される．
- 後脛骨動脈は第Ⅴ趾側から供血される．
- それぞれの弓状動脈は交通している．

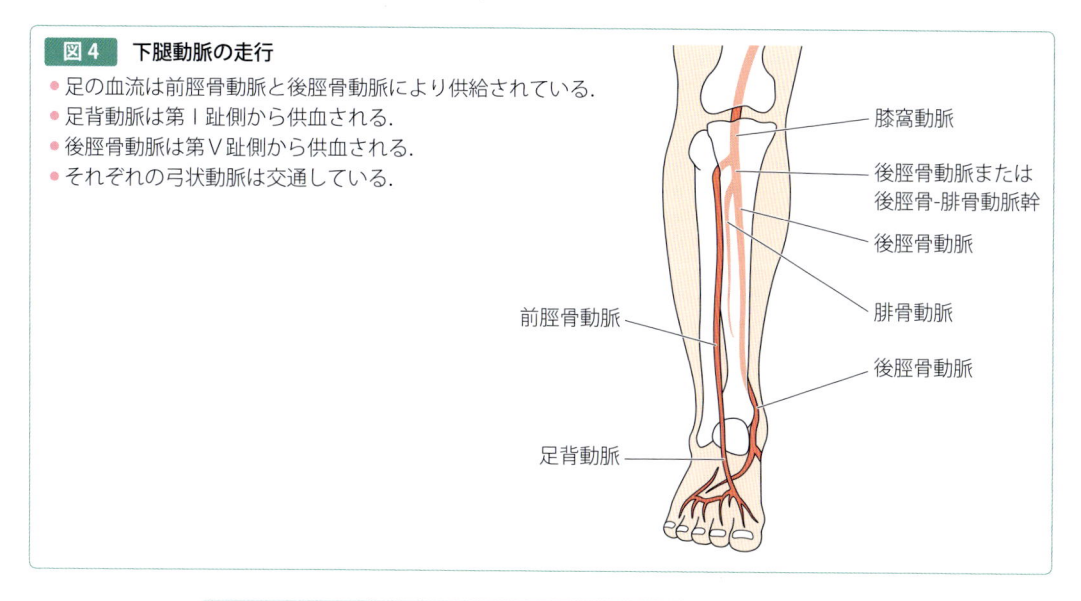

（図中ラベル：膝窩動脈，後脛骨動脈または後脛骨-腓骨動脈幹，後脛骨動脈，腓骨動脈，後脛骨動脈，前脛骨動脈，足背動脈）

Column
足の灌流状態を調べる方法にSPP（skin perfusion pressure, 皮膚灌流圧測定）が使用される．超音波検査で足の細い動脈を評価するのは容易ではないが，前・後脛骨動脈のどちらかを圧迫することによる血流状態の変化を観察することで，簡易に動脈弓の開存状態を調べることができる．

2　下肢動脈エコーの撮り方

- 症状を聞き，視診，触診を行い，神経疾患との鑑別と病変部位の推定を行う．
- 下肢全体を観察し，患者の了解が得られれば写真撮影記録も役に立つ場合がある．
- 急性解離や急性閉塞などの切迫した病変が疑われる場合は，病変が疑われる部位から検査を行う．
- 切迫した状態でなければ，見逃しの少ない一定の通常手順で検査を行う．

a 通常手順

- 動画を残せる環境であれば，積極的に動画を活用するとよい．
① 仰臥位で，鼠径部の短軸走査により，総大腿動脈の動脈硬化の程度や周囲組織，リンパ節の状態などを確認．
② 短軸走査により，浅大腿動脈と深大腿動脈の分岐位置と分岐方向を確認（図5, 6）．高位分岐の場合，浅・深大腿動脈は前後方向ではなく，左右方向に分岐し，分岐直後に大腿静脈が浅大腿動脈の後方を走行する．
　▸ この分岐方向は，カテーテル検査時などに動静脈瘻を作りやすい血管走行であり，報告する価値がある．
③ 血管長軸方向の観察から，カラードプラを使い，パルスドプラで血流波形を取得する．
④ 血流波形からは収縮期加速時間（AT：acceleration time）と収縮期最高血流速度（PSV：peak systolic velocity）を計測する（図7）．
⑤ 血流波形が「狭窄後血流波形」の場合（D2〜4）[1]，腸骨動脈病変を疑い，検査を進める（図8）．

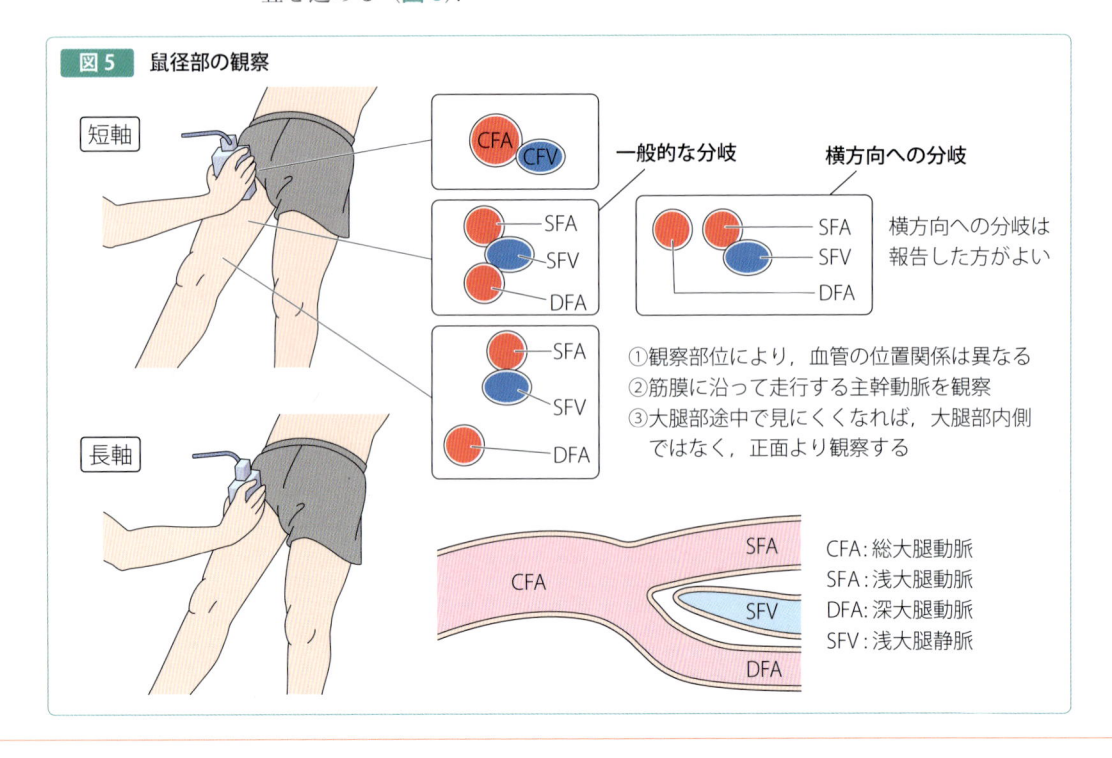

図5　鼠径部の観察

短軸

CFA　CFV　一般的な分岐
SFA
SFV
DFA

横方向への分岐
SFA
SFV
DFA
横方向への分岐は報告した方がよい

SFA
SFV
DFA

① 観察部位により，血管の位置関係は異なる
② 筋膜に沿って走行する主幹動脈を観察
③ 大腿部途中で見にくくなれば，大腿部内側ではなく，正面より観察する

長軸

CFA
SFA
SFV
DFA

CFA：総大腿動脈
SFA：浅大腿動脈
DFA：深大腿動脈
SFV：浅大腿静脈

図6　大腿動脈の走行と分岐方向

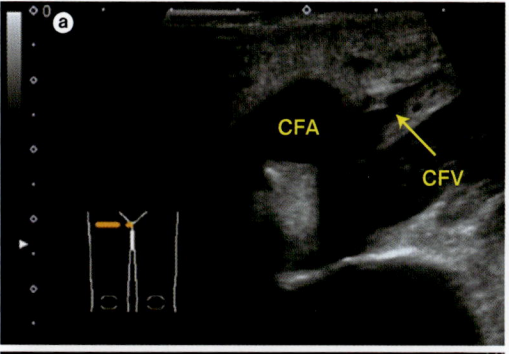

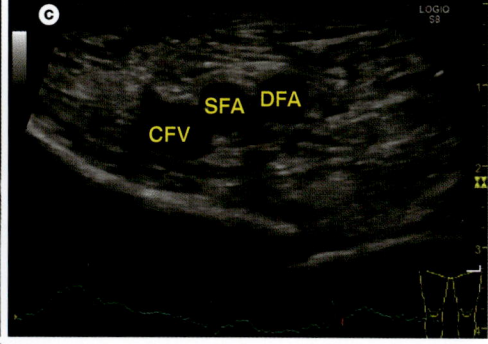

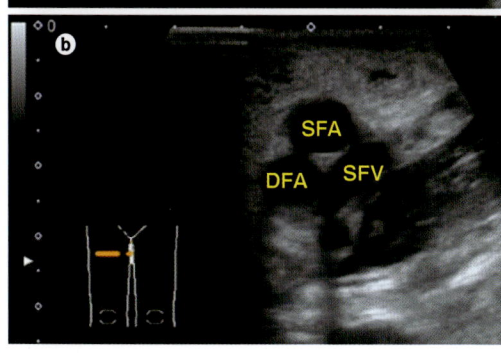

ⓐⓑ 一般的な分岐例（右鼠径部）．ⓐ仰臥位ではCFV内腔は扁平．ⓑ分岐後はSFAとDFAは前後方向に分岐し，SFAの後方にSFVが入り込む．筋膜間を走行するため並走する．

ⓒ 横方向への分岐例（高位分岐，左鼠径部）．鼠径部で既にSFAとDFAが横方向に分岐している．その末梢ではSFAの後方にSFVが走行し，通常位で穿刺すると動静脈瘻を形成する原因となる．

CFA：総大腿動脈，CFV：総大腿静脈，DFA：深大腿動脈，SFA：浅大腿動脈，SFV：浅大腿静脈

図7　血流波形の分類パターン

D1の波形であれば，中枢側の狭窄率は50％以下（文献1より引用）．

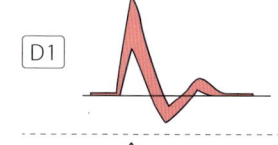

D1：急峻な立ち上がりの収縮期の山と，それに続く逆流成分を伴う正常波形

D2：ピークの形成はあるが，収縮期の山の幅が正常より広くなり，内部エコーが見られ，逆流成分が消失した波形

D3：収縮期の山はなだらかとなり，ピークの形成がないもの

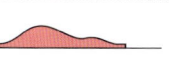

D4：緩やかな連続波形

図8　右総大腿動脈の血流波形（パルスドプラ）

ⓐ 正常型：急峻な立ち上がりの後に逆流波と順流波の3相で構成されている．

ⓑ 狭窄後波形：緩徐な立ち上がりの後に逆流波が見られず2相で構成されている．

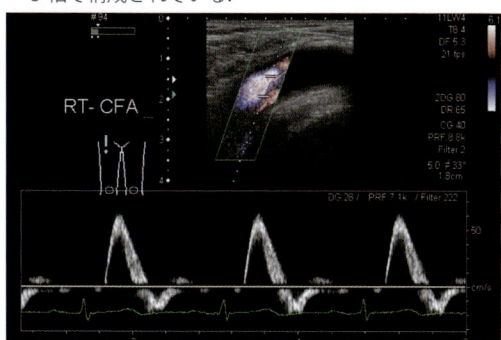

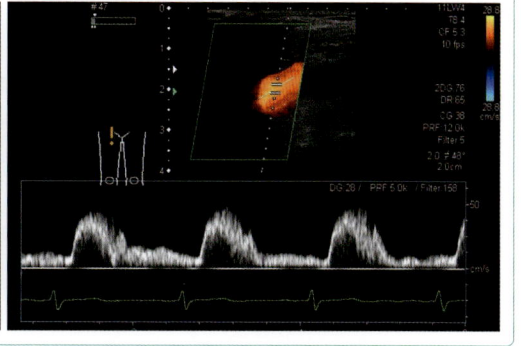

D　閉塞性動脈硬化症：下肢動脈閉塞症

2　下肢動脈エコーの撮り方

図9　側臥位での観察
腸管ガスが多い場合などに側臥位が有効．深く食い込ませるために，プローブの持ち方も工夫する．

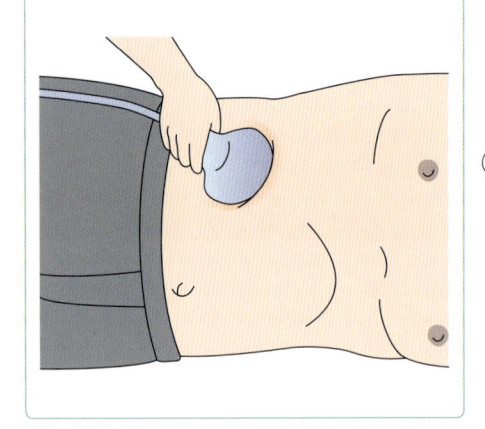

⑥ 腸骨動脈の検査は，仰臥位または側臥位で行う（図9）．コンベックスプローブに持ち替えて，腹部・腸骨動脈検査用プリセットで走査する．
   ▶ 専用のプリセットが用意されていない場合は，腹部エコー用のプリセットや婦人科用プリセットを変更するとよい．ダイナミックレンジを55〜60 db程度に下げると，血管を認識しやすくなる．
⑦ カラードプラで観察し，乱流が観察されたら，パルスドプラでおよその流速を確認．2 m/secを超える加速血流の場合，セクタプローブに替え，プリセットを変更し，連続波ドプラで流速を計測する．
   ▶ この時，入射角度が最小限になるように観察方向を工夫する．角度補正を行わずに測定した数値も記録する（図10）．

Pitfall
狭窄部には乱流が生じ，乱流部はさまざまな方向に高速血流を発生させている．そのため，血管の長軸方向に対して角度補正を行うと，プローブ方向に真っ直ぐ向かってきている乱流血流から得られたドプラ偏位信号に対しても，不要な角度補正による数値上乗せを行ってしまうことになる．したがって，正しい表現方法としては，角度補正しない数値と角度補正した数値の併記が望ましい．

図10　セクタプローブでの流速測定
左総腸骨動脈．
血管の走行に合わせて，血流速度を測定する．
カラーの流速レンジを上げて，拡張期にカラーが残る部位で測定する．
原則的に角度補正を行わずに，入射角を最小にする方向から計測する．

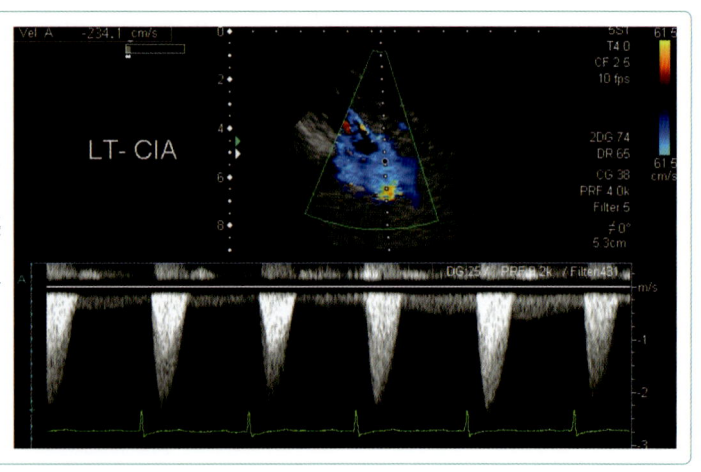

⑧ 膝窩動脈の検査は仰臥位で行い，膝を軽度外旋させて行う．状況に応じて横向きや腹臥位も活用する（図11）．
⑨ 短軸走査により，膝窩動脈および周囲血管や組織の状況を観察する．膝窩嚢腫（ベーカー嚢胞），外膜嚢腫，膝窩静脈血栓などが観察されることもあり，一度は短軸走査が必要である．

Column
外膜嚢腫はゼラチン状の物質が外膜に貯留する疾患であり，内容物の増減により動脈内腔圧迫の程度が変化する．そのため，間歇性跛行の状態が増悪，または改善を繰り返す特徴がある．

図11 膝窩動脈の観察
ⓐ通常は仰臥位で膝を外旋して膝裏から観察．
ⓑ状況に応じて側臥位も使用．

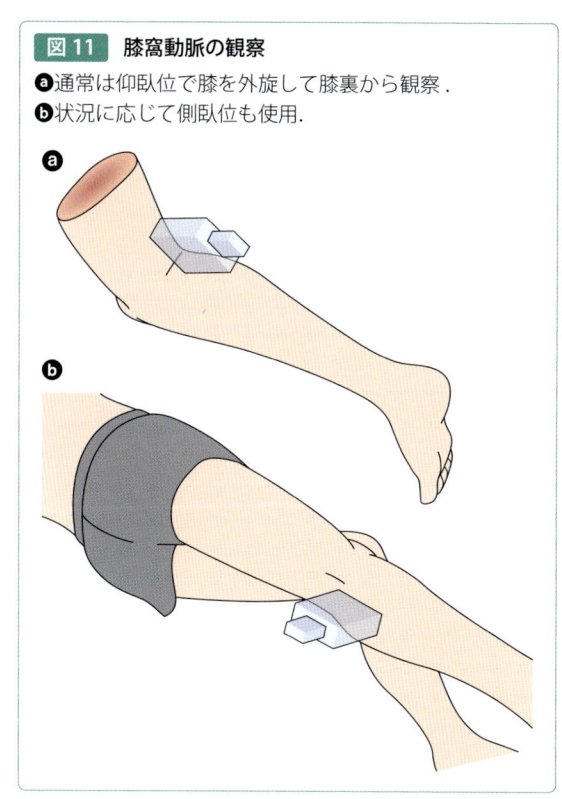

図12 足首動脈，足背動脈の血流波形取得部位

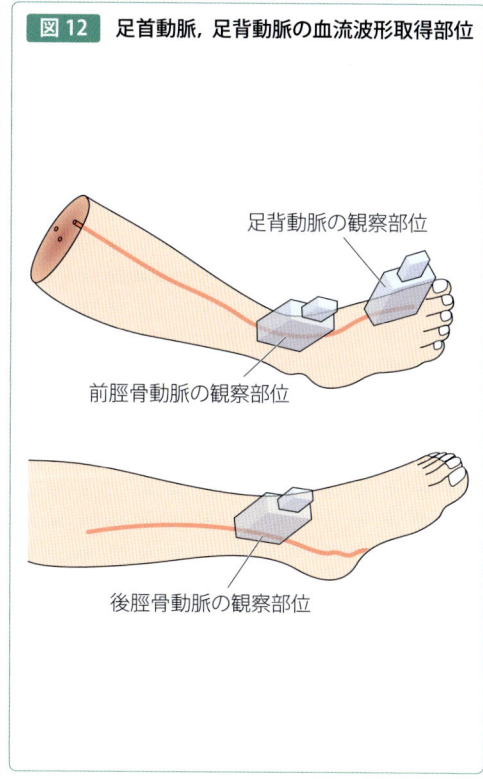

足背動脈の観察部位
前脛骨動脈の観察部位
後脛骨動脈の観察部位

⑩ 長軸走査により，血流波形を取得．「狭窄後血流波形」の場合は，浅大腿動脈の病変部位を検索する．TVF **Memo** も計測[2]．

> **Memo** TVF : transit time of vessel flow
> - 下腿動脈血流評価を目的としたスクリーニング法．
> - 膝窩部と内踝部間の血流波形出現時間の差を計測する目的で使用する．
> - 心電図R波を時間起点とし，膝窩動脈血流波形と内踝部後脛骨動脈の頂点出現時間の差をそれぞれ計測する．
>   ▶ 心拍出が毎回ほぼ一定と仮定すると，2つの計測値の差分は膝窩動脈－内踝動脈間の血流波形通過時間と考えられ，30 msec 以内であれば2点間の血流状態は良好と考えられる．
>   ▶ ただし，閉塞＋良好側副路の場合もTVFが30 msec 以内の場合もあり，閉塞の有無を判断できない．あくまでも下腿動脈血行動態のスクリーニング法の域を超えない．

⑪ 仰臥位で足首の血流を確認する．内踝後方で後脛骨動脈の血流を確認し，血流波形を取得し，TVFも計測．

⑫ 足首前部外側で前脛骨動脈の血流波形を取得し，TVFも計測．必要に応じて足背動脈の血流状態も確認（図12）．

⑬ 全ての行程において血管の観察は，短軸走査から長軸走査へと展開する．

⑭ 下腿動脈の血流波形から正常・異常の判定をするのは，必ずしも容易ではない．特に，腸骨動脈の限局性病変や中枢側の血流波形がすでに「狭窄後波形」の場合，下腿動脈の血流波形を正しく評価できない．

⑮ 下腿動脈を正確に評価するためには，下腿動脈を全長にわたり観察しなければわからない．しかし，通常業務の中で全例についての検索は，時間がかかり過ぎ推奨はできないので，TVFでのスクリーニングにとどめ，必要な症例にかぎって検索を行うのが妥当な選択と思われる．

3　下肢動脈閉塞症の評価

- 閉塞性動脈硬化症患者は増加傾向にあり，間歇性跛行を主訴に受診する場合が多い．しかし，跛行症状を自覚しない患者も多く存在する．そのため，跛行症状がなくても触知不良や筋萎縮，ABIの低下などの異常所見が見つかる場合がある．動脈硬化性病変が疑われる患者では高頻度に病変を有する．
- 触診で大まかな病変部の見当をつけてから検査を開始し，血流波形から病変部を絞り込む（図13）．

図13　触診部位
膝以外は左右同時に触れる．複数本の指で触れ，最初はそっと触れる．

膝を曲げてもらい膝の後に指を食い込ませる

大腿動脈　　膝窩動脈　　後脛骨動脈　　足背動脈

> **Pitfall**　触診は原則的に，両側同時に複数本の指で行い，最初はそっと触れる．動脈走行が深い症例や異常走行，浮腫の強い症例，心房細動では触れにくい．

- 狭窄部または閉塞部の見つけ方は，断層画像で血管が明瞭に描出される方向を見つけ，カラードプラを使用して乱流を見つける方法が便利である．その後，カラードプラの流速レンジを上げて，拡張期にカラー信号の残存する部位を特定する．最狭窄部位は拡張期も流速が速いことを利用した方法である（図14）．

図14　▶動画　狭窄部を探す（左浅大腿動脈）
ⓐ収縮期．収縮期は血流腔が着色し狭窄の形態や狭窄率などが把握できる．
ⓑ拡張期．最加速部を探す時には，拡張期にカラー信号が残存する部位を見つける．収縮期にカラー信号がはみ出す場合も拡張期にははみ出さないので，狭窄の程度が把握しやすい．

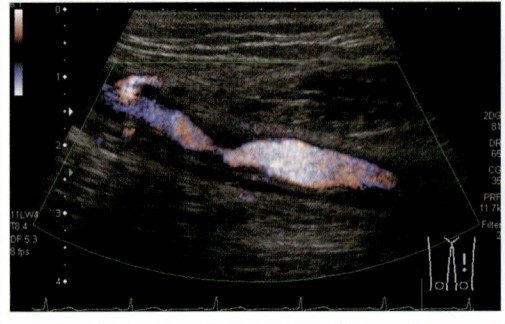

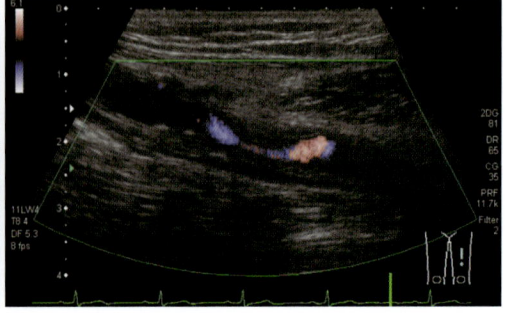

- 狭窄部の評価には，血管径による狭窄率，断面積法による狭窄率，狭窄部流速による狭窄率推定が用いられる．
- 血管径による狭窄率が一般的に用いられる．時に，NASCET狭窄率70％のよ

うな表記をしている報告書を見かけるが，NASCETは内頸動脈の狭窄率を評価する方法であり，内頸動脈以外で使用するのは正しくない．狭窄後には狭窄後血管拡張が見られるので，参照血管径は少し離れた部位が適し，元来の血管径とすべき部位の血管径を使用する（図15）．
- 狭窄部流速の測定には連続波ドプラが使え，入射角度を最小限にできることから，セクタプローブの使用が推奨される．狭窄部は乱流血流であるので，角度補正をすると正しい数値とはならないため，入射角度を最小限にし，角度補正なしの数値で評価する（図16）．

図15 狭窄率の算出（左浅大腿動脈）
最狭小部①の直後②はカラーのはみ出しと血管径の拡張が見られる．参照とする血管径は一定の血管径で，狭窄部から離れすぎない③となる．

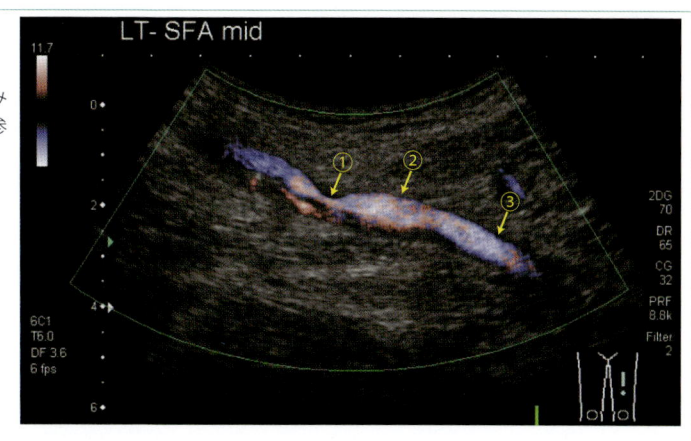

図16 狭窄部の流速を測定する（左浅大腿動脈）
ⓐ狭窄部流速が速い場合，パルスドプラで測定できない場合がある．連続波ドプラが使えるセクタプローブで入射角度を小さくして測定する． 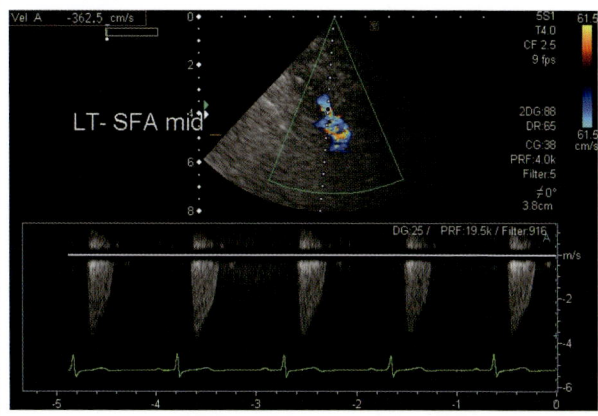
ⓑ黄矢印方向から計測した場合，血管走行に合わせると青矢印の角度補正をするが，赤・青矢印の血流速度が近似であれば角度補正なしで，最も速い血流である赤矢印血流を検出していることになる．ここでさらに角度補正をすれば過大評価になる．

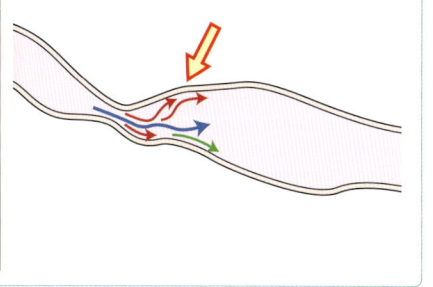

- 狭窄長測定も合わせて行う．TASC II[3] Memo の評価に準じてA〜Dのどれに相当するかを考え，Aの評価となりそうであれば，穿刺部の評価を行っておくと親切である．

Memo　TASC II（Trans-Atlantic Inter-Society Consensus）
- 末梢動脈疾患マネージメントの国際ガイドラインであるTASC Iは欧米の14学会で作成し，2000年に発表された．
- TASC IIはオーストラリア，南アフリカ，日本が参加した2007年改訂版である．
- 専門医，一般臨床医に対し，評価・治療・予後予測などがまとめられている．
- 日本語版は脈管学会編（メディカルトリビューン）がある．
- TASC AはEVT推奨，TASC Dは外科治療推奨に分類される．

3　下肢動脈閉塞症の評価

- 閉塞の場合は，側副路の状態観察や閉塞長の測定，閉塞時期の推定などを行う．前述の TASC 分類 A，B の場合には，閉塞断端の状態も観察し報告できれば最良である（図 17）．
    ▸ TASC 分類は血管領域ごとに分類されており，閉塞長や病変部数などを理解して検査に臨むべきである．
    ▸ 閉塞長の計測は，体表からものさしで計測するか，コンベックスプローブを使用して直接計測する方法をとる．

図 17　浅大腿動脈閉塞
❶右浅大腿動脈起始部に細いが血流腔があり，ガイドワイヤーが浅大腿動脈に入りやすいと考えられる．浅大腿動脈の径が太いことから，長期の慢性閉塞は否定的．カテーテル治療に適す症例と思われる．　❷左浅大腿動脈起始部が垂直に切り立った閉塞部断端であり，ガイドワイヤーが入りにくいと考えられる．血管径が細く，長期の慢性閉塞を疑う．カテーテル治療には困難な症例と思われる．

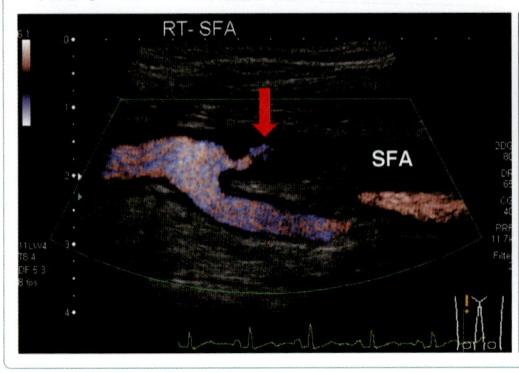

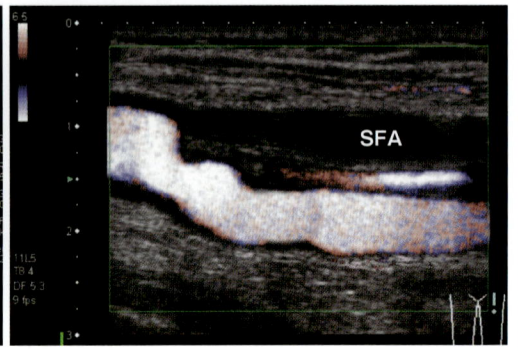

- 報告書は，シェーマを用いることにより，さらにわかりやすいものとなる（図 18）．

Column　シェーマによる報告は，報告を受け取る依頼医や次回検査時の参照として有意義であるが，シェーマへの病変記入に時間を要する難点がある．シェーマ記入が不得意な報告書ソフトの場合は，使い慣れた外部のペイントソフトで作成し，報告書ソフトに貼り付ける方法も便利である．

図18 下肢動脈エコーの報告書のシェーマ例

報告書例の解説
- 右浅大腿動脈ステントの末梢に閉塞が見られ，遠位部では枝動脈からの再潅流が確認された．
- 膝窩動脈血流波形は「狭窄後血流波形」となっている．下腿動脈の血流波形は膝窩動脈で既に「狭窄後血流波形」のため，TVF を参考にして有意病変を検索すると，後脛骨動脈（TVF：354-320 ＞ 30）に部分閉塞が見られた．前脛骨動脈には有意病変は見られなかった（TVF：345-320 ＜ 30）．
- 左下肢動脈は総大腿動脈で「狭窄後血流波形」であり，外腸骨動脈起始部に高速血流が観察された．
- 左後脛骨動脈（TVF：328-263 ＞ 30）には局所高速血流はなく，びまん性狭窄による血流低下が疑われる．

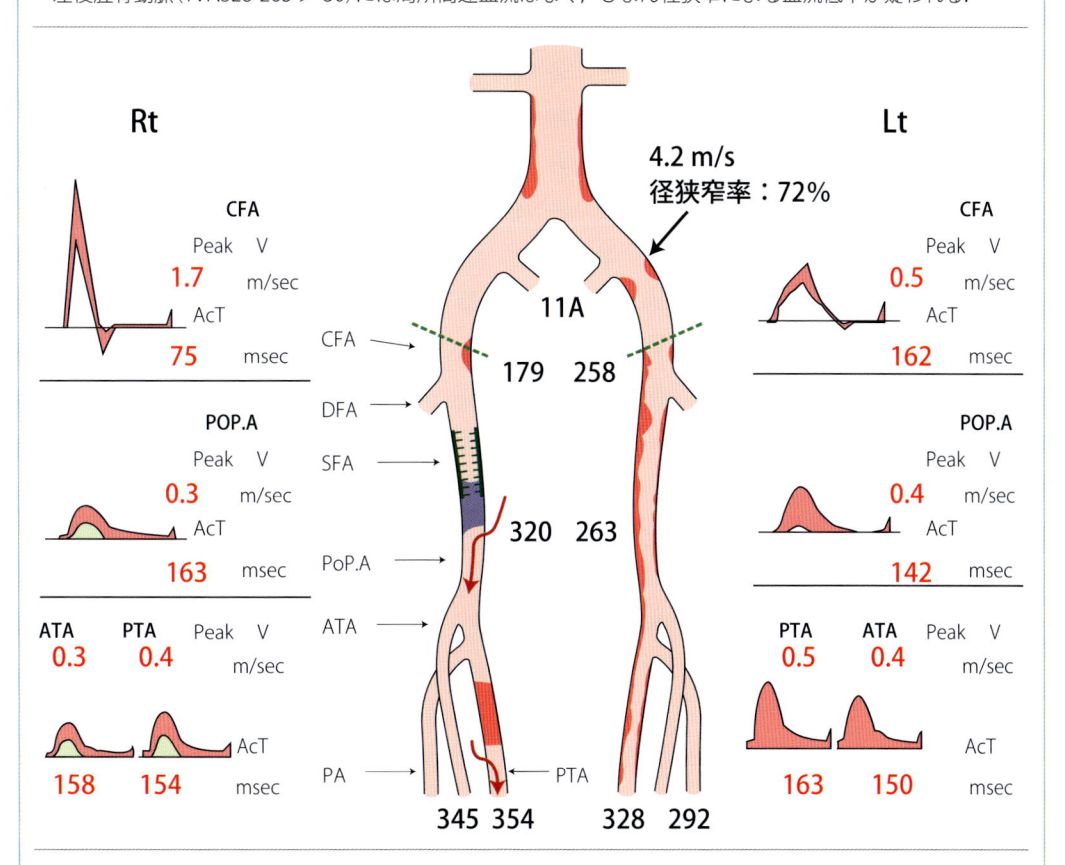

Rt

CFA
Peak V 1.7 m/sec
AcT 75 msec

POP.A
Peak V 0.3 m/sec
AcT 163 msec

ATA 0.3　PTA 0.4　Peak V m/sec
AcT 158　154 msec

Lt

CFA
Peak V 0.5 m/sec
AcT 162 msec

POP.A
Peak V 0.4 m/sec
AcT 142 msec

PTA 0.5　ATA 0.4　Peak V m/sec
AcT 163　150 msec

4.2 m/s
径狭窄率：72%

11A
179　258

CFA
DFA
SFA
320　263

PoP.A
ATA
PA　　PTA
345　354　　328　292

所見
- 右浅大腿動脈ステント治療後，経過観察
- 右ステント末梢部に閉塞が見られる
- 右後脛骨動脈に部分閉塞あり
- 左外腸骨動脈起始部に有意狭窄部あり
- 左後脛骨動脈の血流低下疑い

D 閉塞性動脈硬化症：下肢動脈閉塞症

4 その他の下肢動脈疾患

4.1 穿刺部合併症

- 雑音の有無は重要な所見であり，聴診を行うべきである．
- 穿刺前に入念なチェックを行っても，穿刺部合併症は一定の比率で発生する．実施前にエコーで観察することにより，トラブルを回避できるものもあり，積極的に活用すべきである．退院時期の延期や医療訴訟などを予防するのもチーム医療の一環である．

a 仮性動脈瘤

- 仮性動脈瘤は，止血が不十分な場合に起こる合併症である．血管外に漏れ出した血液が瘤状になったものであり，瘤内が血栓化して血液の流入が止まれば経過観察となる．できれば聴診と触診を行ってから検査することが望まれる．
- エコーでの観察ポイントは，経過観察のための瘤の大きさ，計測と瘤内への血液の流入状態把握にある（図19）．エコーで観察しながらプローブで押さえてみて，血流が止まるようであれば止血が可能と判断し，止血を試みる判断材料となる．

図19 ▶動画 仮性動脈瘤（鼠径部）

ⓐ 症例1
- 1箇所の穿孔部から仮性瘤内に流入し旋回し，流出する血流が観察される．
- 収縮期に流入し，拡張期に流出している．
- 本症例は瘤内の血栓化が進んでいない．

ⓑ 症例2
- 出入りする血流速度は速い場合が多く連続波ドプラでの観察が適す場合もある．
- to and fro と呼ばれる特徴的な双方向の血流波形が見られる．
- 時相に to や fro の呼称は決められていない．
- 本症例は心電図信号が外れており，時相がわからず，推奨されない記録である．

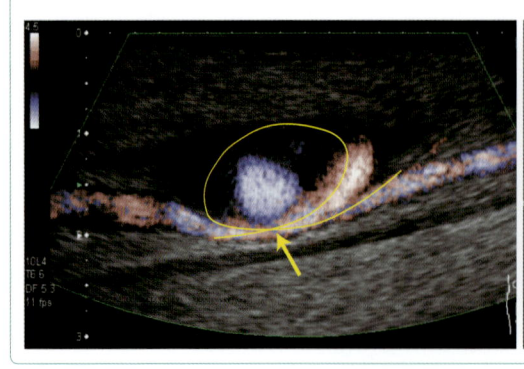

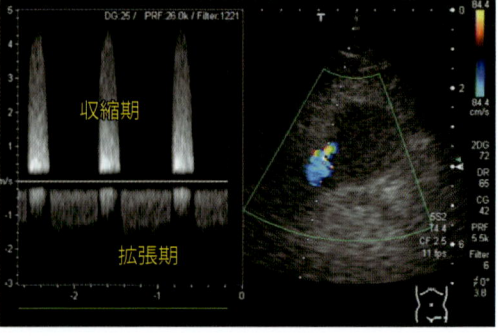

Column 鼠径部のように漏出した血液が皮下となる場合は仮性瘤を形成し，出血の範囲が限局性となるが，骨盤腔のように周囲からの圧迫がない部位で出血すると周囲に広く漏出し血圧低下などを引き起こす．

b 動静脈瘻

- 動静脈瘻は，術前のエコーでの観察により太い血管同士の短絡を予防できる．しかし，細い血管との間での短絡まで完全に予防するのは困難である．
  - ▶ 血管の走行は多様であり，体表側には細い枝静脈が多く存在するが，エコーでの観察は不可能である．
- 動静脈瘻の短絡孔は，動脈と静脈の圧較差に応じた高速血流が観察されるため，比較的エコーで検査しやすい項目である（図20）．
  - ▶ 短絡部位を把握するためには高周波リニアプローブが向くが，カラーの設定が合わないと高速血流がうまく描出されないことがあり，セクタプローブ等で最終確認をした方がよい（図21）．

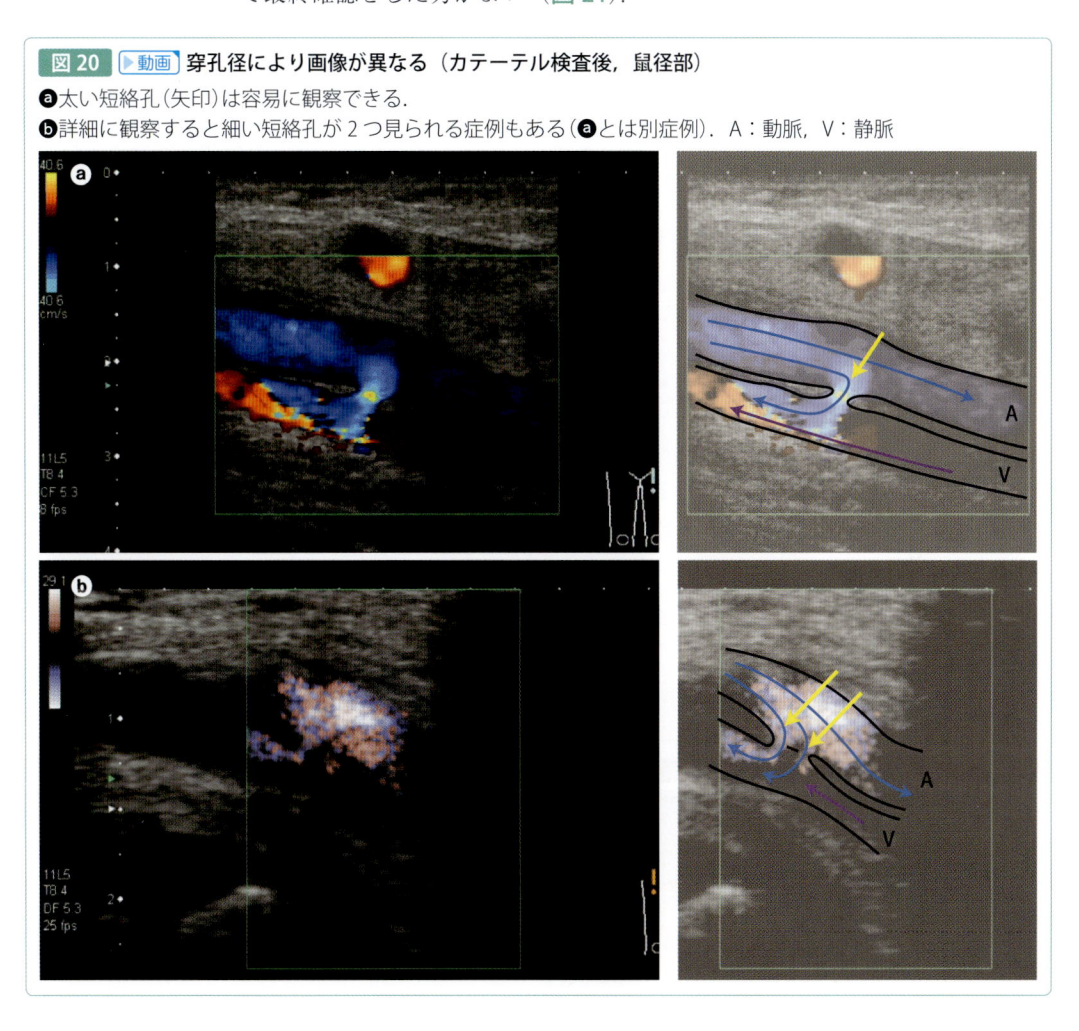

図20 ▶動画 穿孔径により画像が異なる（カテーテル検査後，鼠径部）
ⓐ 太い短絡孔（矢印）は容易に観察できる．
ⓑ 詳細に観察すると細い短絡孔が 2 つ見られる症例もある（ⓐとは別症例）．A：動脈，V：静脈

D 閉塞性動脈硬化症：下肢動脈閉塞症

4 その他の下肢動脈疾患

図21　血流方向を確認（鼠径部）

ⓐリニアプローブではどの方向に短絡血流が発生しているのか判断できない．短絡部位も不鮮明．
ⓑセクタプローブを使用し，連続波ドプラを使用すると遠ざかる方向に短絡血流があることがわかる．表在側の枝静脈との短絡であれば，上向きの短絡血流となるはずである．

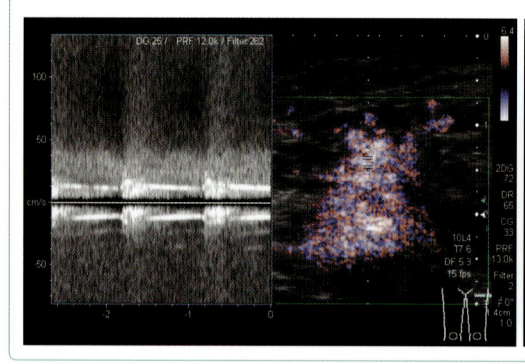

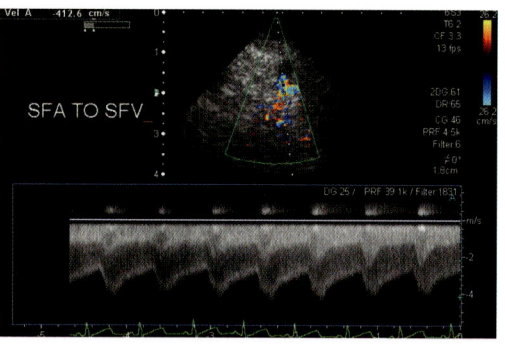

> **Pitfall**　セクタプローブに持ち替えただけで心臓用プリセットに切り替わる装置は自動的に高速血流を検出する設定となるが，プリセットが切り替わらない装置の場合は，流速レンジなどの調整を忘れずに行う．

4.2　下肢動脈瘤

- 下肢動脈瘤には真性瘤と仮性瘤があり，仮性瘤は血管壁構造を持たない瘤であり，医原性がほとんどである．
- 真性瘤には紡錘瘤と囊状瘤があり，同じ瘤径でも囊状瘤の場合は破裂の可能性が高くなるので，瘤の形態評価も重要な情報である．
- 瘤が高頻度で見られる部位は，総腸骨動脈，内腸骨動脈であり，外腸骨動脈瘤はごく稀である（図22）．

図22　総腸骨動脈瘤（囊状瘤）
総大腿動脈に囊状瘤が見られる．瘤内部には一部血栓が見られるが，伸張した瘤壁に血流と血圧が暴露されている状態であり，早期の治療が必要と思われる．

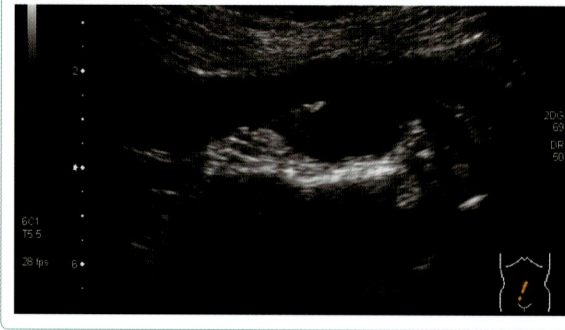

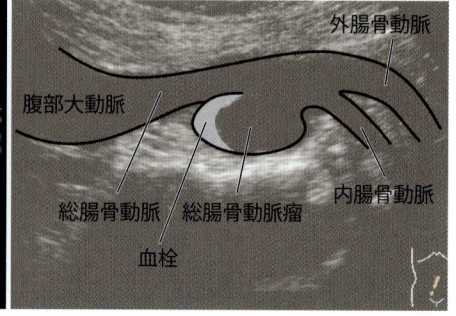

- 大腿動脈瘤は稀であるが，膝窩動脈瘤は遭遇する機会が多く，両側膝窩動脈に瘤が見られる場合がほとんどである（図23）．
- 膝窩動脈瘤を有する症例は，大動脈や腸骨動脈にも瘤を有する症例が多いので，膝窩動脈瘤症例は他部位も検索した方がよい．
- 末梢動脈瘤は瘤内血栓の増加が進み閉塞を生じることがあるので，壁在血栓の状態確認も必要である．

- 稀ではあるが，外膜嚢腫が観察されることがあるので，短軸走査は必須である．

図23 ▶動画 **膝窩動脈瘤（嚢状瘤）**

パノラミックビュー Memo を使用すると，広範囲を連続画像で観察することができる．本症例も両側膝窩動脈に瘤が見られた．

Memo パノラミックビュー
- 東芝社製エコー装置に搭載されている画像処理ソフト．
- 一方向に定速でプローブ走査を行うと，自動的に画像を連結し，広範囲の画像を一断面で見ることができる．
- 距離数値は目安であるが，十分に参考となる．
- 同様の画像処理は他会社の装置にも搭載されているが、名称が異なる．

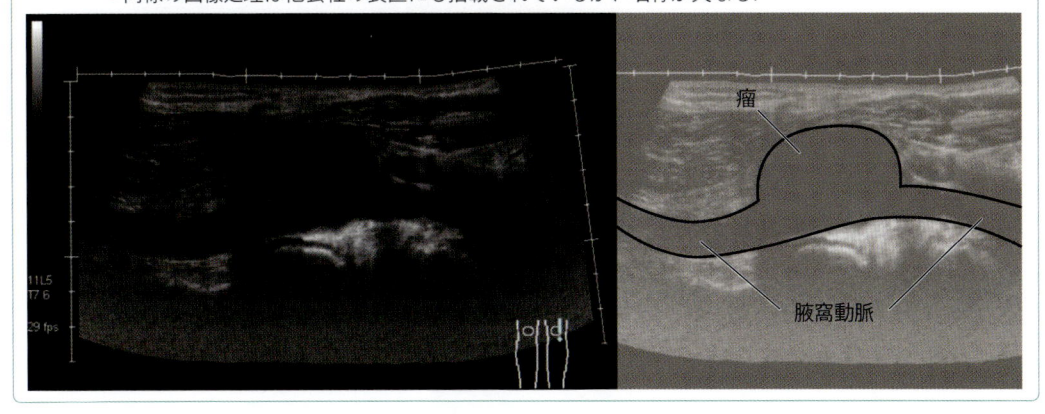

Column
大動脈瘤内壁在血栓が原因で瘤部動脈の閉塞を生じることは，ほぼないと思われるが，末梢動脈瘤内壁在血栓の増大により瘤部が閉塞する症例がある．大動脈は血栓が増えた場合，瘤径を広げることで血流腔を保とうとするため，閉塞ではなく破裂の経緯をとる．一方，末梢部は周囲組織の圧迫により瘤径の広がりに限界があるため，血流腔を保てず急性閉塞すると考えられる．治療戦略を考える上でも，後述する急性動脈閉塞の原因に，瘤内血栓増大による閉塞も念頭に置く必要がある．

4.3 急性動脈閉塞

- 急性動脈閉塞症例のエコー的特徴は，閉塞中枢端の動揺血栓と閉塞部血管の拡大である．そして，側副血行路が乏しいことにある（図24）．
- 血栓のエコー輝度は，新鮮血栓で低輝度傾向にあるが，周囲組織とのコントラストにより相対的に異なって見えることから，参考程度に留める．

Column
心原性塞栓症などのように，塞栓原漂着による急性動脈閉塞は，血管径が細くなる動脈分岐部に好発し，下腿の分岐部に多発する．しかし，慢性狭窄部に生じた血栓による急性閉塞の場合も多く，浅大腿動脈中央部など（図25），どの部位にでも急性閉塞は発症する．

図24 急性動脈閉塞と慢性動脈閉塞の相違
ⓐ急性閉塞の特徴．①閉塞中枢端は可動性血栓が見られ，②新鮮血栓により血管が拡大している．
ⓑ慢性閉塞の特徴．①閉塞動脈の萎縮が見られ，②側副路からの流入が見られる．

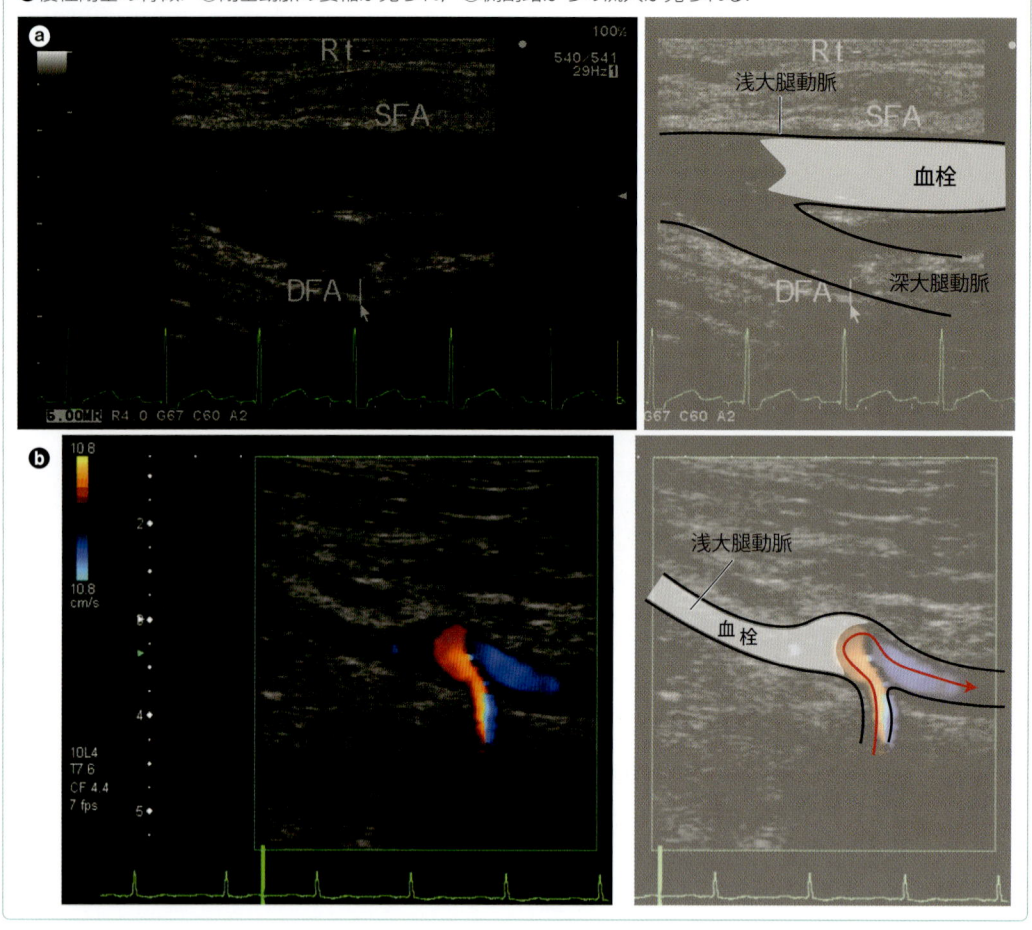

図25 ▶動画 浅大腿動脈中央部における急性動脈閉塞
血栓に可動性が見られる．血流の停滞が起こると，中枢側と末梢側の両方に血栓が伸展する．そのため，きっかけは部分閉塞であっても，流出する分枝血管の直下から流入する分枝血管の直上までの範囲に血栓を形成する．血栓の中に原因狭窄部を特定するのは容易ではない．

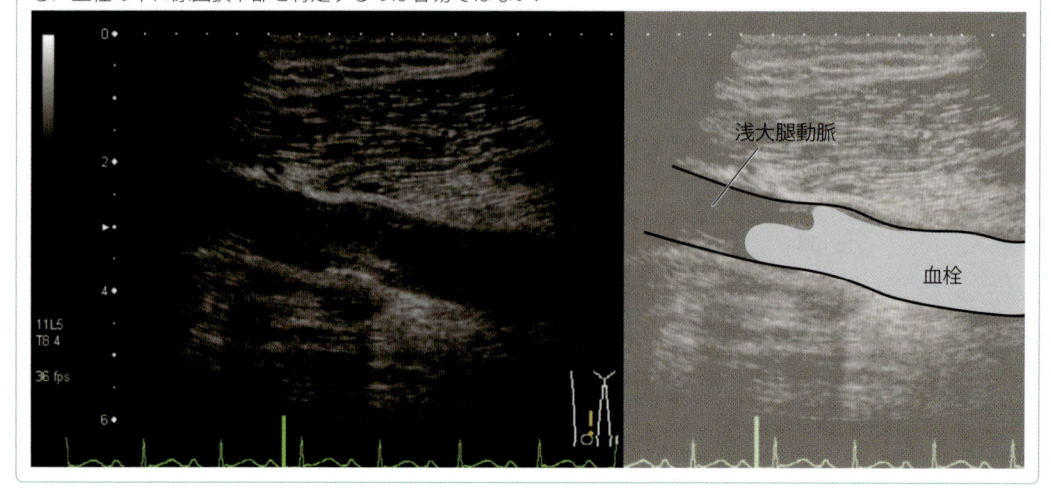

4.4 バージャー病（TAO: Thrombo Angiitis Obliterans, 閉塞性血栓血管炎）

- バージャー病（Buerger, ヴュルガー病）は20～40代男性を中心とする（男：女＝9：1），末梢動脈慢性血栓閉塞である[3]．
- 原因不明であるが，喫煙（含受動喫煙）との関与が強く示唆されている．
- 膝窩動脈より末梢に病変が見られ，慢性閉塞を反映して，発達した側副路が見られるのが特徴である．
- 慢性閉塞による側副路は蛇行が見られ，特にバージャー病により形成された側副路は，らせん状に見えることが多く，コルクスクリューサインと呼ばれている（図26）．

図26 ▶動画
コルクスクリューサイン
ⓐ著明に蛇行した側副路が見られる．
ⓑ主幹動脈にも閉塞後再開通により蛇行した血流腔が見られることがある．

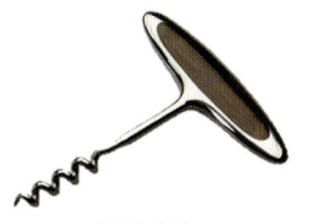

コルクスクリュー
（ワインオープナー）

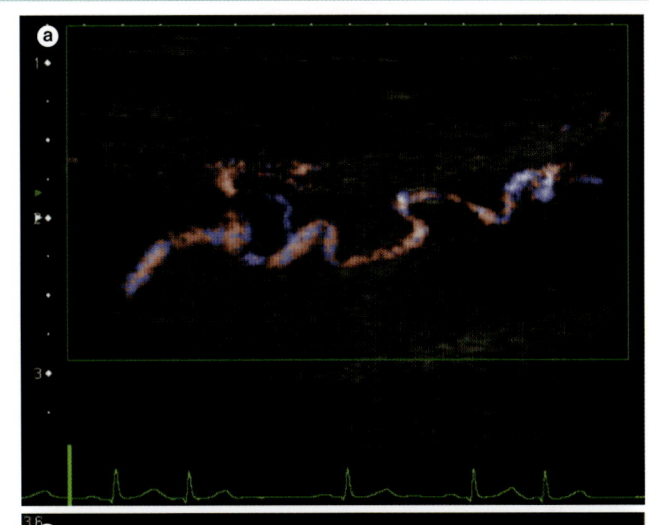

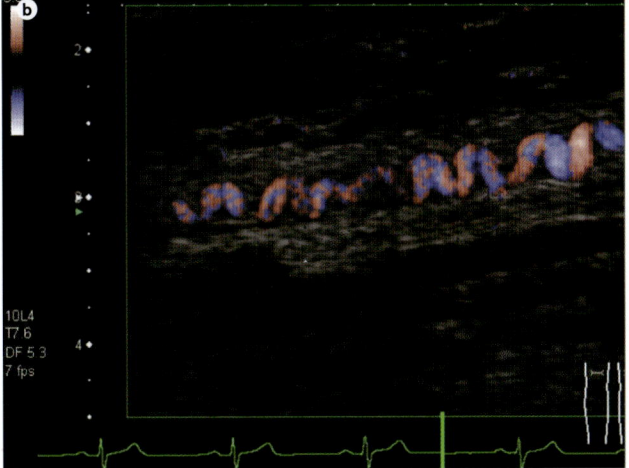

> **Pitfall** らせん状動脈はバージャー病で高頻度に見られ，診断の一助となるが，他の慢性閉塞性疾患にも見られ，バージャー病特有の所見ではない．

D 閉塞性動脈硬化症：下肢動脈閉塞症

4 その他の下肢動脈疾患

検査の進め方

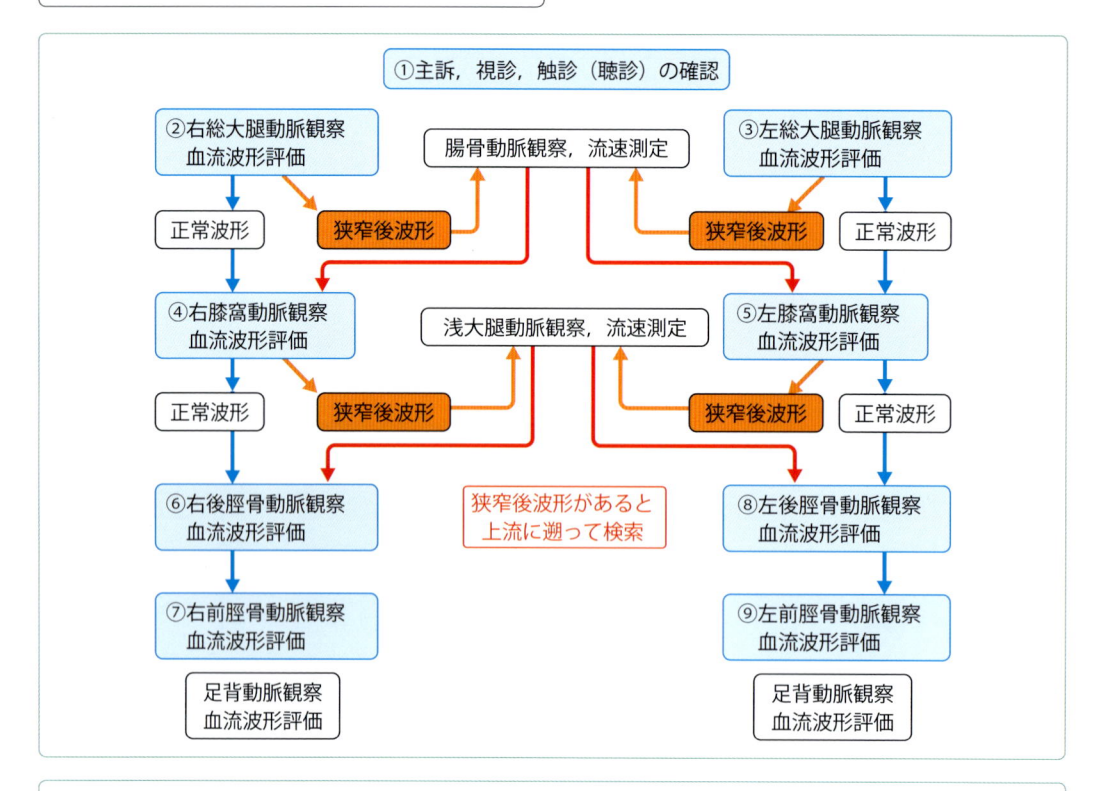

```
①主訴，視診，触診（聴診）の確認

②右総大腿動脈観察          腸骨動脈観察，流速測定          ③左総大腿動脈観察
  血流波形評価                                              血流波形評価
  正常波形  狭窄後波形                    狭窄後波形  正常波形

④右膝窩動脈観察            浅大腿動脈観察，流速測定         ⑤左膝窩動脈観察
  血流波形評価                                              血流波形評価
  正常波形  狭窄後波形                    狭窄後波形  正常波形

⑥右後脛骨動脈観察        狭窄後波形があると              ⑧左後脛骨動脈観察
  血流波形評価            上流に遡って検索                  血流波形評価

⑦右前脛骨動脈観察                                        ⑨左前脛骨動脈観察
  血流波形評価                                              血流波形評価

  足背動脈観察                                              足背動脈観察
  血流波形評価                                              血流波形評価
```

基準値一覧

	測定項目	数値		
健常参考値	AT	120 msec 以下		
	PSV	CFA：0.9 m/s	Pop.A：0.6 m/s	PTA（ATA）：0.4 m/s
	TVF	CFA：200 msec	Pop.A－PTA（ATA）：30 msec 以下	
有意狭窄部流速	PSV	2.0 m/s 以上		

AT：加速時間，PSV：収縮期最高流速，TVF：血流通過時間，
CFA：総大腿動脈，Pop.A：膝窩動脈，PTA：後脛骨動脈，ATA：前脛骨動脈

文献

1) 平井都始子，他：各血管別の正常像および画像のみかた　3) 四肢動脈．Medical Technology 25: 451-470, 1997
2) 水田理香，他：下腿動脈通過血流時間による下腿血管病変のスクリーニング．超音波検査技術 34: 543-547, 2009
3) Trans Atrantic Inter-Society Consensus (TASC): Inter-Society Consensus for Management of peripheral arterial disease (TASC Ⅱ). J Vasc Surg 45 (Suppl): 1-67, 2007

E

深部静脈血栓症と下肢静脈瘤

1　下肢静脈の解剖
2　下肢静脈エコーの撮り方
3　深部静脈血栓症の評価
4　下肢静脈瘤の評価

1 下肢静脈の解剖

- 下肢静脈は深部静脈，表在静脈，双方を連結する穿通枝の3つを指す．

1.1 深部静脈

> **図1　深部静脈の解剖**
> 下肢の深部静脈は総大腿静脈・膝窩静脈・脛骨静脈・腓骨静脈・ヒラメ静脈のことを指す．
> 深部静脈血栓症を検査する場合は，これらの静脈を対象とする．
> （文献1より引用，一部改変）
>
> 前面：鼠径靱帯，深大腿静脈，外腸骨静脈，総大腿静脈，大伏在静脈，浅大腿静脈，腓骨，脛骨，前脛骨静脈，小伏在静脈，大伏在静脈，足背静脈弓
> 後面：内転筋管，膝窩静脈，腓腹静脈，脛骨，後脛骨静脈，小伏在静脈，腓骨，前脛骨静脈，腓骨静脈

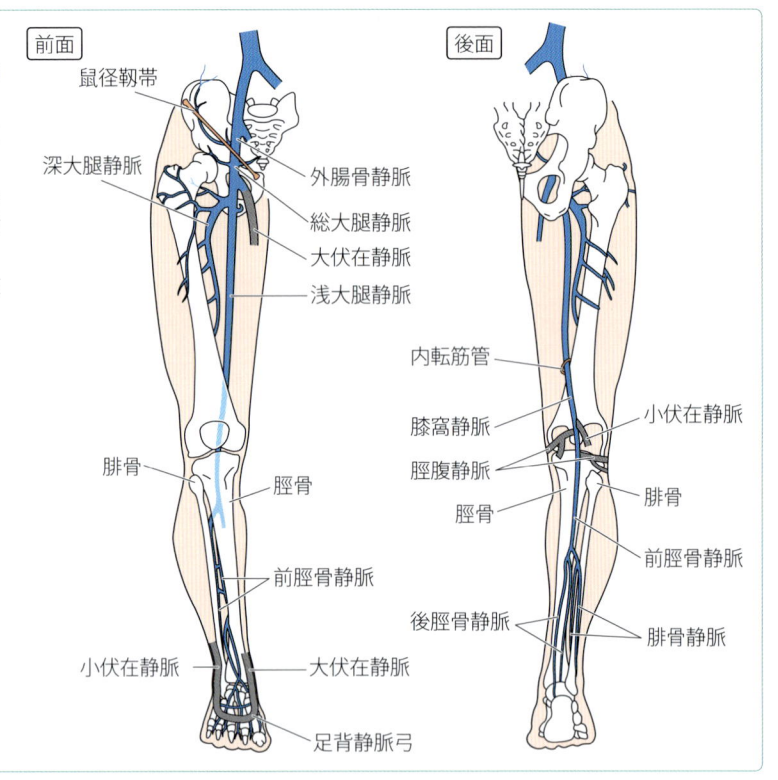

- 深部静脈は大きく分けて総大腿静脈・膝窩静脈・脛骨静脈・腓骨静脈・ヒラメ静脈から構成される（図1）．
- 総大腿静脈は鼠径靱帯から末梢側の浅大腿静脈と深大腿静脈の合流部位までを指す．
  - 深大腿静脈は大腿の深部へ入り込み，貫通静脈・回旋静脈へと連絡する．
  - 浅大腿静脈は深大腿静脈合流部から末梢側の膝窩静脈までを指す．
- 膝窩静脈は前脛骨静脈・後脛骨静脈・腓骨静脈が合流したものであり，浅大腿静脈が内転筋間内を走行する部位より末梢側を指す．
- 前脛骨静脈・後脛骨静脈・腓骨静脈・ヒラメ静脈は下腿領域の静脈である（図2）．
  - 前脛骨静脈・後脛骨静脈・腓骨静脈は，脛骨と腓骨の間を走行し，合流後は膝窩静脈へと続く．
  - ヒラメ静脈はヒラメ筋内を走行する静脈であり，中央枝・外側枝・内側枝の3つからなる．
  - 腓骨静脈からヒラメ静脈の中央枝・外側枝が分枝し，後脛骨静脈から内側枝が分枝する．

図2　下腿領域の解剖

前脛骨静脈・後脛骨静脈・腓骨静脈は2本ずつ動脈に伴走している．ヒラメ静脈はヒラメ筋内を走行し，中央枝，内側枝，外側枝が存在する．

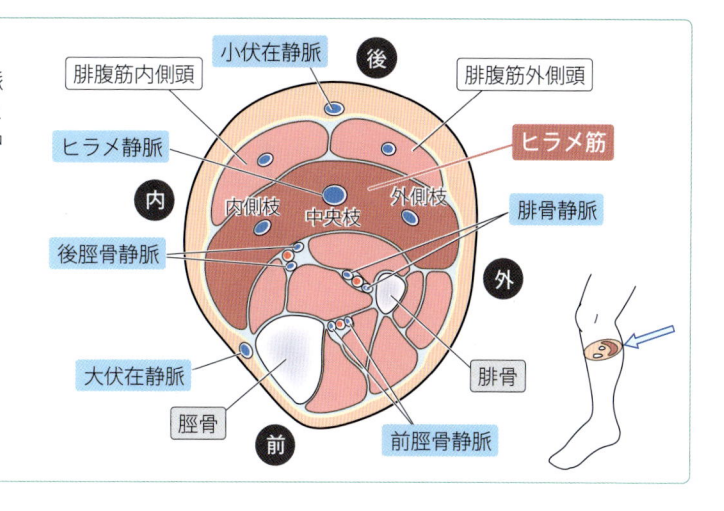

1.2 表在静脈

- 表在静脈は大伏在静脈系と小伏在静脈系の2つを指す（図3）．
- 大伏在静脈は総大腿静脈に合流している．
  ‣ 鼠径部の伏在裂孔を通過し，下肢内側の領域を中心に足背の静脈弓まで走行している．
- 小伏在静脈は膝窩静脈に合流している．
  ‣ 下腿筋膜を通過し，下腿背側の領域を中心に足背の静脈弓まで走行している．

図3　大伏在静脈系・小伏在静脈系の解剖

大伏在静脈系は下肢内側を，小伏在静脈系は下腿外側を走行している．
（文献1より引用，一部改変）

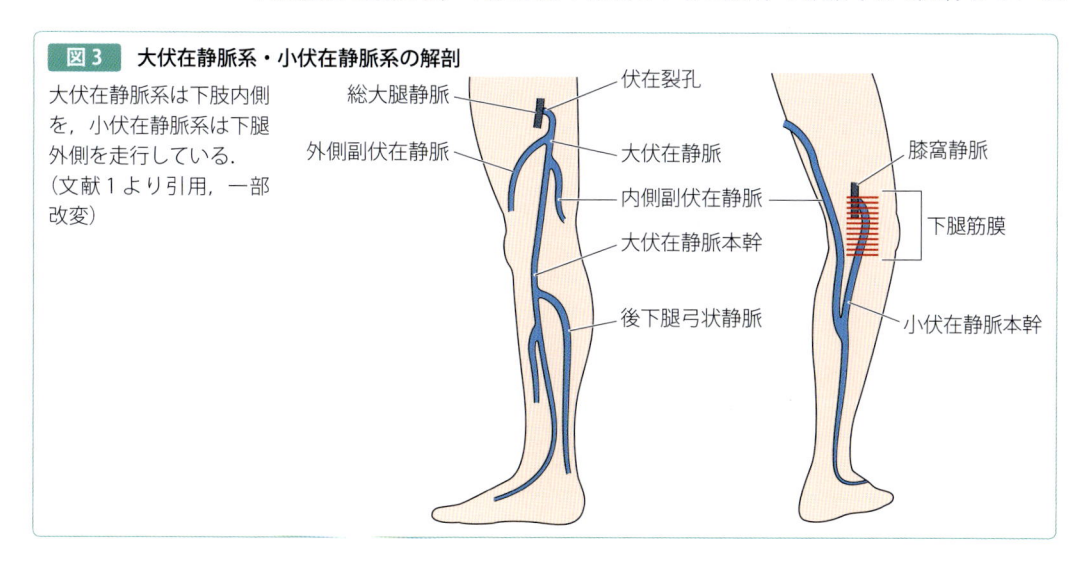

1.3 穿通枝

- 穿通枝はDodd穿通枝・Hunter穿通枝・Boyd穿通枝・Cockett穿通枝・May穿通枝の5つに分類される（図4）．
- 臨床上重要となる穿通枝はDodd穿通枝・Boyd穿通枝・Cockett穿通枝の3つであり，不全穿通枝となることが多い．
  ‣ Dodd穿通枝は大腿内側，Boyd穿通枝は下腿内側中枢側，Cockett穿通枝は下腿内側末梢側に存在する．

図4 穿通枝の存在領域

Dodd 穿通枝・Boyd 穿通枝・Cockett 穿通枝は下肢内側に存在する．
（文献1より引用，一部改変）

- ドッド（Dodd）穿通枝
- ハンター（Hunter）穿通枝
- ボイド（Boyd）穿通枝
- 後下腿弓状静脈
- コケット（Cockett）穿通枝
- 膝窩穿通枝
- メイ（May）穿通枝

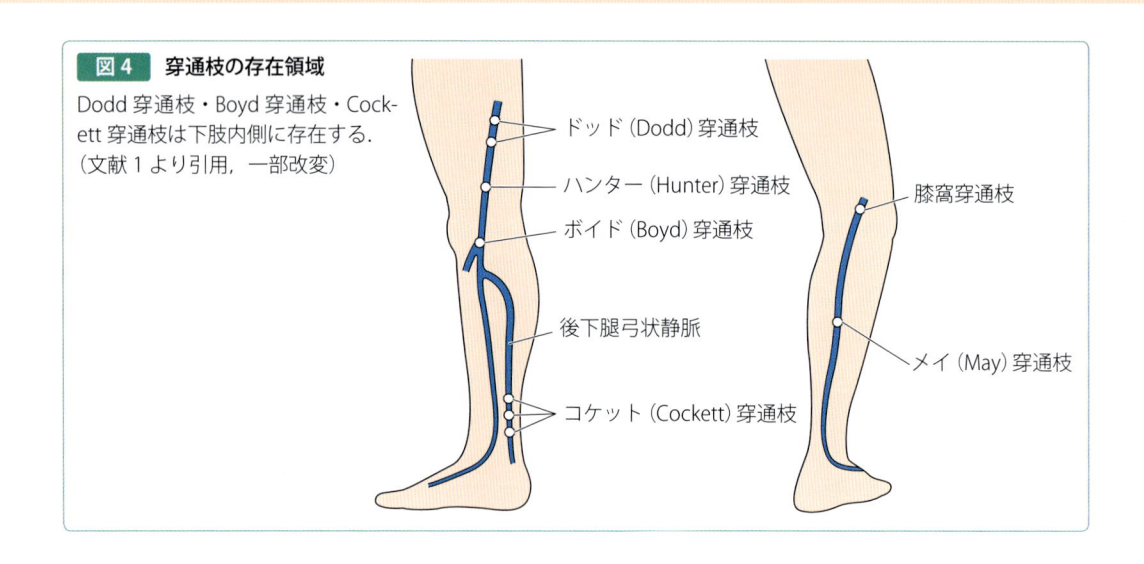

1.4 骨盤腔内

- 下肢静脈血栓症の評価をする場合には，骨盤腔内静脈も検査の対象となる（図5）．
- 総大腿静脈は鼠径靭帯より中枢側で外腸骨静脈と呼ばれる．
- 外腸骨静脈と内腸骨静脈が合流したものが総腸骨静脈であり，左右の総腸骨静脈が下大静脈へと連絡する．

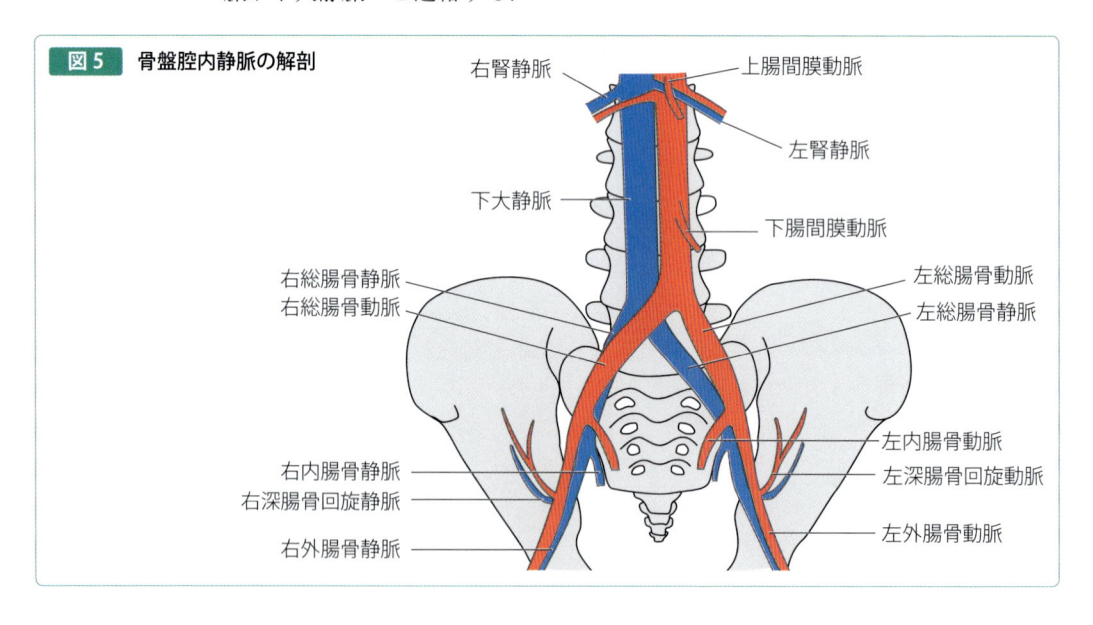

図5 骨盤腔内静脈の解剖

- 右腎静脈
- 上腸間膜動脈
- 左腎静脈
- 下大静脈
- 下腸間膜動脈
- 右総腸骨静脈
- 右総腸骨動脈
- 左総腸骨動脈
- 左総腸骨静脈
- 右内腸骨静脈
- 右深腸骨回旋静脈
- 右外腸骨静脈
- 左内腸骨動脈
- 左深腸骨回旋動脈
- 左外腸骨動脈

2 下肢静脈エコーの撮り方

a 装置の設定

- 下肢静脈を観察する際には超音波装置の設定が必要となってくる．
- Bモード法では観察対象となる静脈の存在深度に合ったフォーカスを設定する．
- カラードプラ法，パルスドプラ法を使用するため，動脈検査と異なる設定が必要となる（図6）．

図6 大腿領域検査における動脈検査と静脈検査のドプラ条件の違い

ⓐ動脈検査，ⓑ静脈検査．静脈を対象として検査する場合は，静脈血流速度に合わせて流速レンジを調節する．

	動脈検査	静脈検査
パルスドプラ	B-mode 止める	B-mode 止めない
流速レンジ	50 cm/sec 程度	10〜20 cm/sec 程度

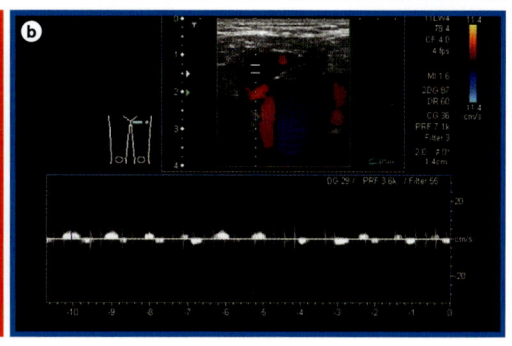

b 検査前の準備

- 下肢静脈の検査では鼠径部から足先まで観察するため，検査説明をしっかり行い，患者の同意を得た上で検査を進めたい．
- 実際に検査を行う際には大きめのタオルを観察部位以外に掛けておく配慮も必要となる．

> **Point**
> - 下肢静脈エコー検査を始める前に，患者の下肢を観察することは極めて重要である．
> - 図7は急性深部静脈血栓症と伏在型静脈瘤の特徴的な画像である．

図7 急性深部静脈血栓症と伏在型静脈瘤

ⓐでは，患側（左足）全体の腫脹と発赤，疼痛が認められる．ⓑでは，拡張した表在静脈が，大腿内側，下腿全体に蛇行して観察される．

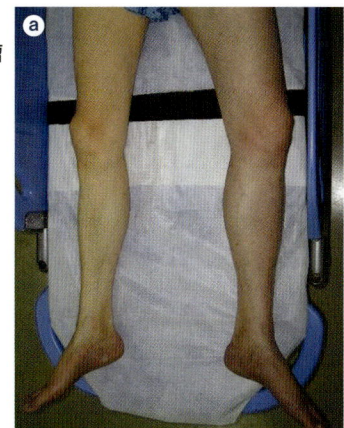

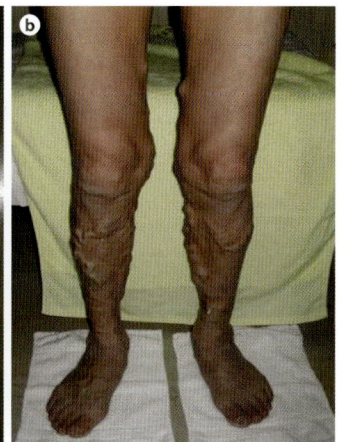

E 深部静脈血栓症と下肢静脈瘤

c 患者の体位

- 患者の体位は深部静脈血栓症と下肢静脈瘤の評価をする際，それぞれ分けて考える必要がある．
- 深部静脈血栓症の検査をする時には，骨盤腔内・大腿領域の観察では仰臥位（図8 ⓐ），膝窩領域の観察では膝を少し外転させるとよい（図8 ⓑ）．
- 下腿領域の観察では立膝位か，座位にて背面から観察する（図8 ⓒ，ⓓ）．
- 下肢静脈瘤の検査をする時には，静脈弁不全に伴う逆行性血流を観察するため，立位または座位が適している（図8 ⓔ）．

図8　下肢静脈エコーの体位
深部静脈血栓症の観察では仰臥位を，下肢静脈瘤の観察では立位を基本とする．

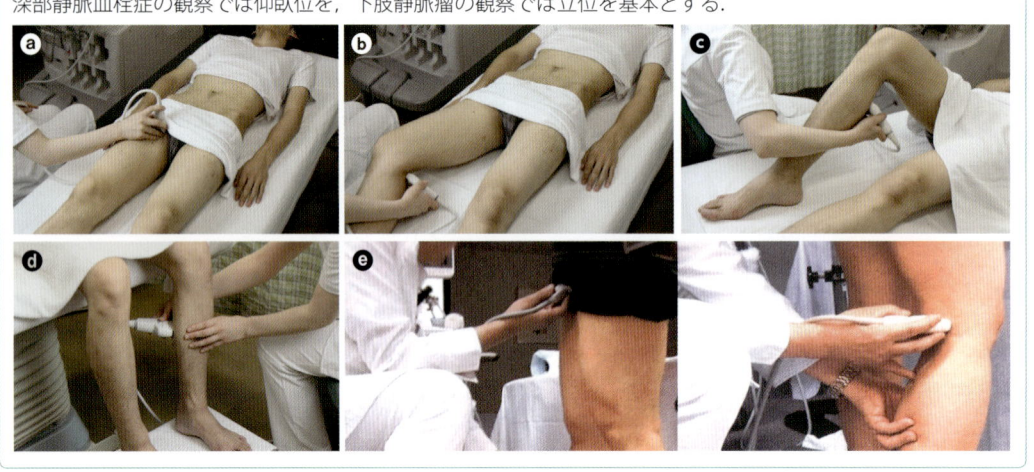

d プローブの選択

- 深部静脈血栓症の評価では腹部領域から下腿領域までの観察を行うため，各領域に対してプローブを変更するのがよい．
- 腹部領域・骨盤腔内ではコンベックスプローブ（3～5 MHz）を使用する（図9）．
- 大腿領域・膝窩領域ではリニアプローブ（7～10 MHz）を使用する（図10）が，高度肥満例ではコンベックスプローブを用いた方がよい場合もある．

図9　右総腸骨静脈 – 右腸骨静脈長軸像（健常例）
コンベックスプローブを使用し骨盤腔内の深部静脈を描出する．
CIV：総腸骨静脈，IIV：内腸骨静脈，
EIV：外腸骨静脈，EIA：外腸骨動脈

図10　総大腿静脈，短軸像（健常例）
リニアプローブを使用した大腿～膝窩領域の短軸像である．
体表面に近いため鮮明な画像を得ることができる．
CFA：総大腿動脈，CFV：総大腿静脈，
GSV：大伏在静脈

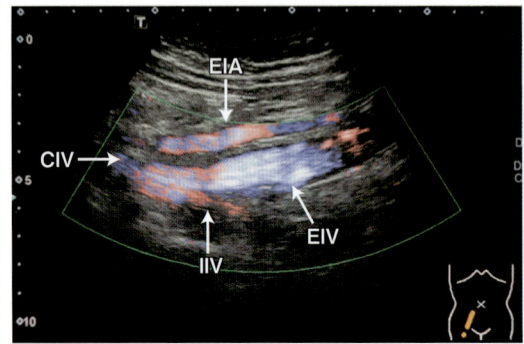

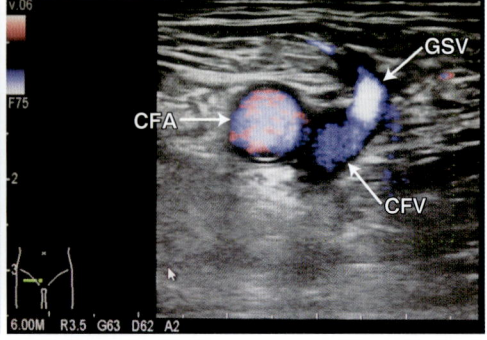

E　深部静脈血栓症と下肢静脈瘤

- 下腿領域では観察対象とする静脈に合わせてコンベックスプローブとリニアプローブを使い分けるとよい（図11）.

図11 下腿領域の観察（健常例）
ⓐがコンベックスプローブ，ⓑがリニアプローブを用いた画像である．患者個々の下腿の太さによって使用するプローブを選択する．血栓が存在した場合の性状評価にはリニアプローブを用いるとよい.
Pop. A：膝窩動脈

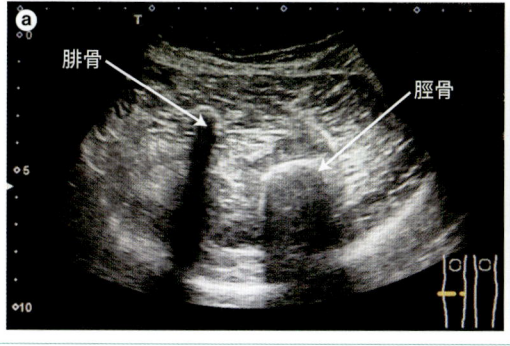

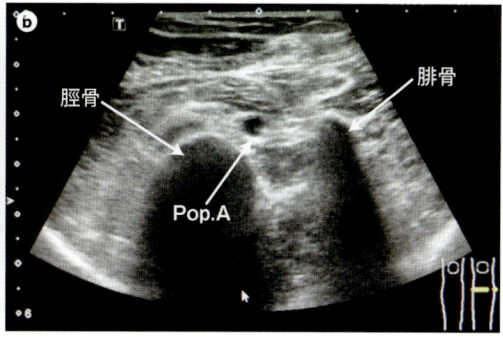

- 下肢静脈瘤の評価では表在静脈を観察するためリニアプローブを使用する（図12）.

図12
総大腿静脈 – 大伏在静脈合流部の短軸像（左下肢静脈瘤の1例）
リニアプローブを用いた大腿静脈 – 大伏在静脈合流部の短軸像である.
大伏在静脈は著明に拡張しており，弁不全の存在を疑うことができる.
CFV：総大腿静脈，GSV：大伏在静脈，
CFA：総大腿動脈

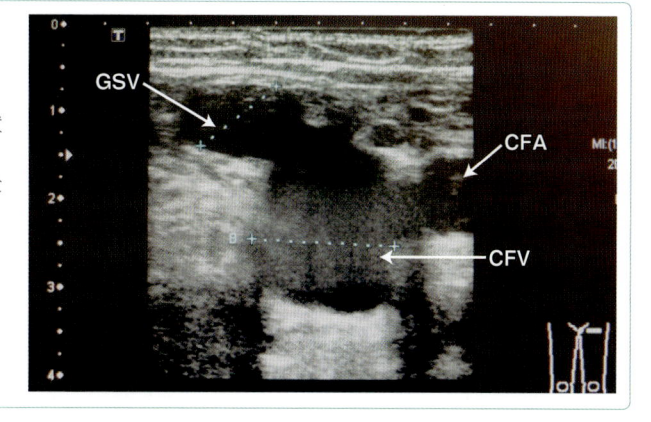

Point
- 下肢静脈瘤に対する検査を行う際には，まず深部静脈血栓症を否定した後に検査を施行するのがよい．
- 深部静脈血栓が存在する場合には静脈瘤が側副血行として機能していることが多いため，下肢静脈瘤の一般的な治療法であるストリッピング術は適応外となる．

E 深部静脈血栓症と下肢静脈瘤

3 深部静脈血栓症の評価

3.1 検査の適応

- 下肢静脈エコーは深部静脈血栓症の画像診断における第一選択肢として重要な検査である．
- 以下に挙げるケースでは，すすんで検査するのがよい．
  - 深部静脈血栓症の危険因子を保有する場合（表1）
  - Wells DVT score（表2）を用いて身体所見から深部静脈血栓を疑う場合
  - 肺動脈血栓症の高リスク群

表1 深部静脈血栓症の危険因子
（文献2より引用）

	危 険 因 子
背景	加齢 長時間座位（旅行，災害時）
病態	外傷（下肢骨折，下肢麻痺，脊椎損傷）， 凝固亢進（先天性：凝固抑制因子欠乏症，後天性：手術後） 悪性腫瘍，心不全，炎症性腸疾患，血管炎，抗リン脂質抗体症候群 脱水・多血症，肥満，妊娠・産後 先天性 iliac band や web，腸骨動脈による iliac compression 静脈血栓塞栓症既往（静脈血栓症・肺血栓塞栓症），下肢静脈瘤
治療	手術（整形外科，脳外科，腹部外科） 薬剤服用（女性ホルモン，止血薬，ステロイド） カテーテル検査・治療 長期臥症（重症管理，術後管理，脳血管障害）

表2 Wells DVT score
（文献3より引用，一部改変）

臨床所見	点数
活動性の癌	+1
3日以上の安静臥床，または4週間以内の大手術	+1
下腿径の3cm以上の左右差	+1
表在側副血行路の存在（非静脈瘤）	+1
下腿全体の腫脹	+1
深部静脈系に沿った限局性の圧痛	+1
非対象性の圧痕浮腫	+1
麻痺・不全麻痺・下肢の固定	+1
DVT の既往歴	+1
DVT 以外の疾患の可能性	-2
DVT が存在する可能性	**合計点数**
低い (3%)	0以下
中等度 (17%)	1〜2
高い (75%)	3以上

3.2 深部静脈血栓症の症状

- 深部静脈血栓症の症状としては，疼痛や熱感，浮腫，色調変化などが存在する．
- 深部静脈血栓には，以下に挙げる4箇所の好発部位が存在する（図13）．
  - ①左総腸骨静脈：右腸骨動脈による圧迫
  - ②左右総大腿静脈：鼠径靱帯による圧迫・カテーテル留置に伴う合併症
  - ③膝窩静脈：膝関節運動による圧迫
  - ④左右ヒラメ静脈：安静時・下腿筋ポンプ作用による圧迫

図13 深部静脈血栓の好発部位と血栓の進展方向

解剖学的に血栓が好発しやすい部位と，大腿穿刺や骨盤腔内手術などの医療行為に伴う合併症として好発しやすい部位が存在している．紫色が好発部位，矢印は進展方向を示す．（文献4より引用，一部改変）

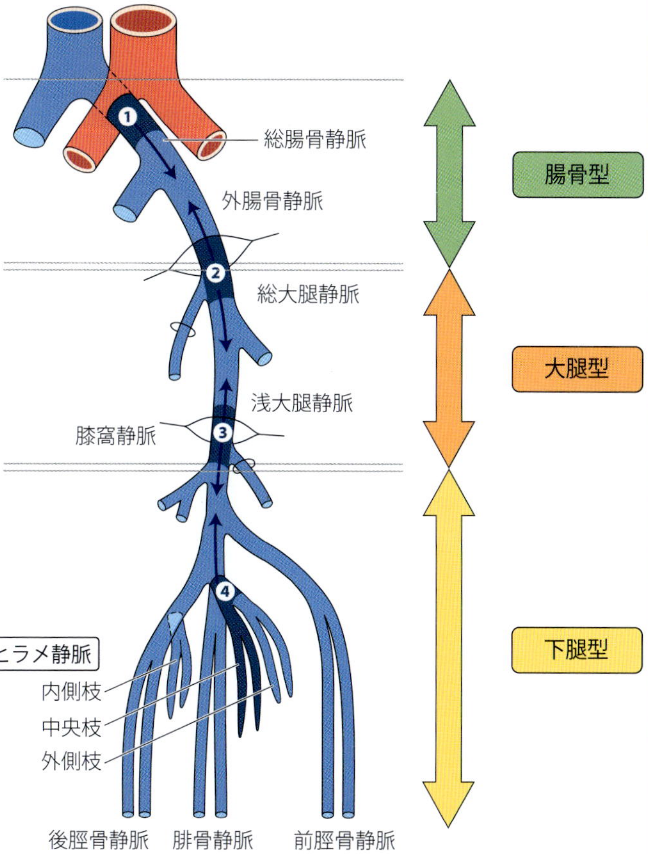

総腸骨静脈
外腸骨静脈
総大腿静脈
浅大腿静脈
膝窩静脈
ヒラメ静脈
　内側枝
　中央枝
　外側枝
後脛骨静脈　腓骨静脈　前脛骨静脈

腸骨型
大腿型
下腿型

- 深部静脈血栓はその存在領域により血栓の進展方向は異なっている．
- 総腸骨静脈では末梢側への進展，総大腿静脈・膝窩静脈では中枢側と末梢側との両方向への進展，ヒラメ静脈では中枢側への進展となる．

3.3 検査手順

- 深部静脈血栓症を診断するためには，以下[a]～[d]の 4 つの考察項目が重要となる（図 14）.

図 14
静脈エコーによる下肢深部静脈血栓症の検査手順
（文献 2 より引用）

第1段階　血栓存在：有・無
↓
第2段階　血栓性状：病期（急性期・慢性期）
↓
第3段階　血栓範囲：病型（腸骨型・大腿型・下腿型）
↓
第4段階　血栓中枢端：塞栓源（安定・不安定）

[a] 検査部位に血栓が存在するか否かを確認する

▶ ①直接所見

- 検査部位に血栓が存在するか否かを鑑別する際には，プローブによる圧迫で静脈が圧縮されるかを確認する静脈圧迫法を行うことで信頼性の高い直接的所見が得られる（図 15）.

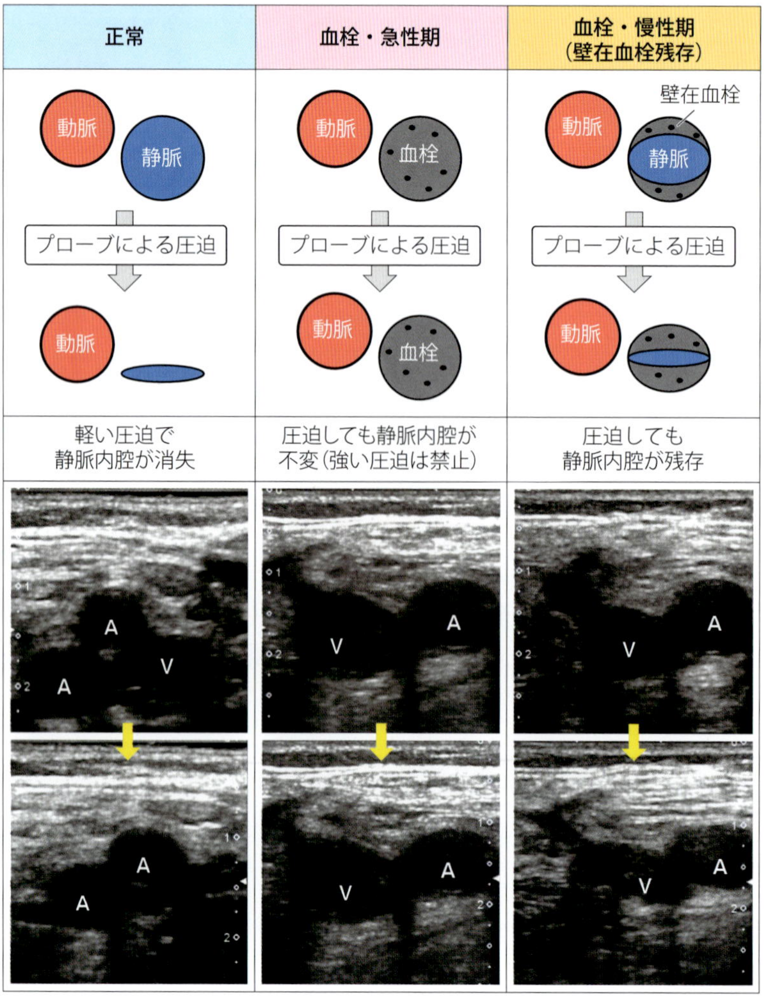

正常
血栓・急性期
血栓・慢性期
（壁在血栓残存）
動脈
静脈
血栓
壁在血栓
プローブによる圧迫
軽い圧迫で
静脈内腔が消失
圧迫しても静脈内腔が
不変（強い圧迫は禁止）
圧迫しても
静脈内腔が残存
A
V

図 15
静脈圧迫法を用いて血栓の存在を確認する
静脈が圧縮するか否かで血栓の存在を確認することができる.
経過観察を行う際にも有効である.
（文献 5 より引用，一部改変）
A：大腿動脈
V：大腿静脈

> **⚠ Pitfall** 急性血栓が存在する場合はプローブによる強い圧迫により血栓が移動する危険性が考えられるため，急性血栓の存在が明らかになった場合は以降の圧迫を慎んだほうがリスクの低下につながる．

- 腸骨領域や下腿領域では，検査対象とする静脈が体表面から深い場合や，存在する骨や組織が妨げとなり適当な圧迫が妨げられることが多いため，圧迫する強度・角度を工夫する必要がある．

▶ ②間接所見
- 間接的な所見としてカラードプラ法を用いる方法がある（図16）．

図16　右外腸骨静脈の長軸像　（健常例）
ⓐ深吸気時，ⓑ深呼気時．
血流シグナルを用いて外腸骨静脈の開存性を確認している．患者に深呼吸をしてもらい腹腔内圧変化に伴う静脈還流量の変化を参考にする．血栓が存在する場合はカラーの欠損像として描出される．
EIA：外腸骨動脈，EIV：外腸骨静脈

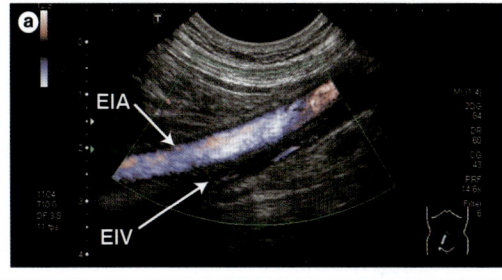

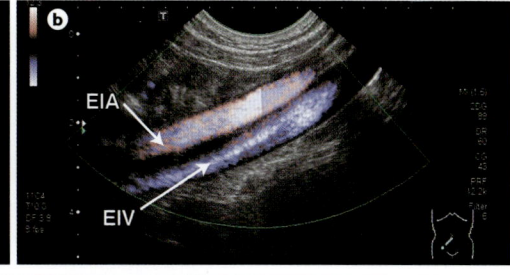

- 静脈血栓が存在する場合は，その血栓領域がカラーの欠損像として画像上に描出される．
- 特に体表面から深く，断層法で血栓の有無を評価することが難しい場合のある腸骨領域では有用な検査法となる．
- 血流の方向を確認することも重要な判断材料であり，例えば内腸骨静脈が逆行性の血流を呈する場合は，同側の総腸骨静脈に閉塞性病変の存在が考えられる．

b 血栓の性状は急性期か慢性期かを確認する（図17，表3）
- 血栓が存在する場合，その血栓が急性期か慢性期かによって治療法が異なってくるため，血栓性状から病期を明らかにしておく．

c 血栓の存在範囲はどの領域かを確認する
- 血栓が下肢のどの領域に存在するのかを確認する．
- 必ずしも血栓が連続的に存在しているわけではないため，下肢全体を対象として血栓の存在領域を確認する．

d 血栓の中枢端の判定と塞栓源が安定性か不安定性かを確認する（図18）

- 血栓の中枢端の可動性は血栓の治療方針や肺動脈塞栓症の塞栓源リスクを評価するための重要な判断材料となる．
- 肺動脈塞栓症予防の観点から下大静脈フィルターを留置する場合がある（図19）．
- 下大静脈フィルターの血栓捕捉の有無を断層法・カラードプラ法から観察する．

図17 ▶動画 急性期・慢性期の深部静脈血栓（総大腿静脈－大伏在静脈合流部・短軸像）

ⓐが急性期，ⓑが慢性期の血栓像である．
血栓性状，エコー輝度などそれぞれ特徴的な所見を呈している．
GSV：大伏在静脈，CFV：総大腿静脈，CFA：総大腿動脈

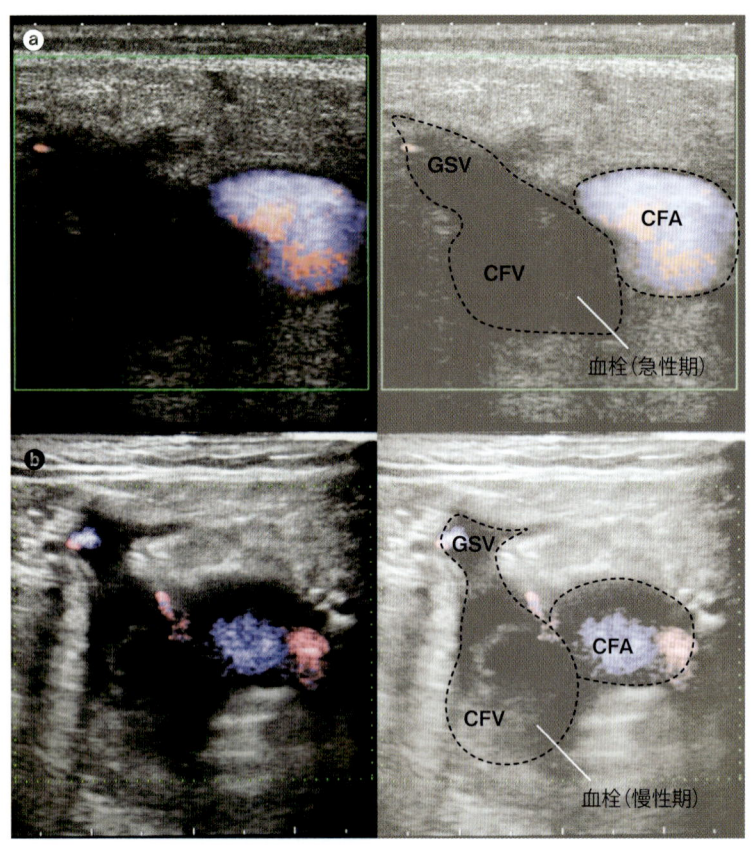

表3 静脈エコーによる急性期と慢性期の診断

（文献2より引用）

	判定指標	急性期	慢性期
静脈	狭窄度（圧縮性） 拡大度	閉塞（非圧縮） 拡大	狭窄（部分圧縮） 縮小
血栓	浮遊 退縮 硬度 表面 輝度 内容	移動 無・中等度 軟 平滑 低・中 均一	固定 高度 硬 不整 高・中 不均一
血流	欠損 疎通（血栓内） 側副（分枝内）	全 無 無	部分 有 有

図18 ▶動画 深部静脈血栓症，右膝窩静脈病変（右膝窩静脈，長軸像）

膝窩静脈に血栓上端の浮遊性を認める血栓が存在している．
肺血栓塞栓症のリスクの高い状態である．
この患者は即日に下大静脈フィルターが留置された．
Pop.V：膝窩静脈

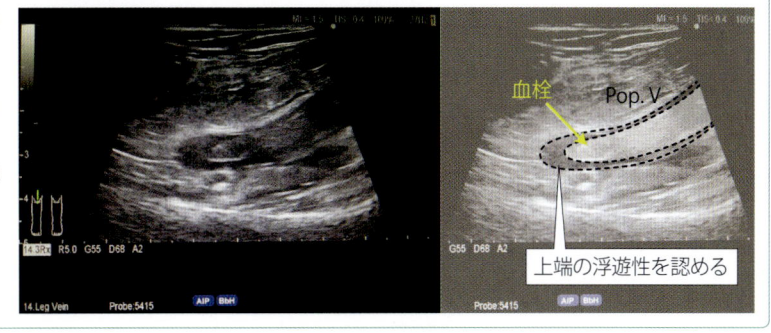

図19 ▶動画 下大静脈短軸像

❶血栓捕捉なし，❷血栓捕捉あり．
どちらも下大静脈フィルターが留置された状態である．
❷の画像ではカラーの欠損像と同部位の血管拡張像が確認できる．
下大静脈フィルターに血栓が捕捉されている状態である．
使用されているフィルターはどちらも Günther tulIP Vena CaVa FIlter である．
IVC：下大静脈

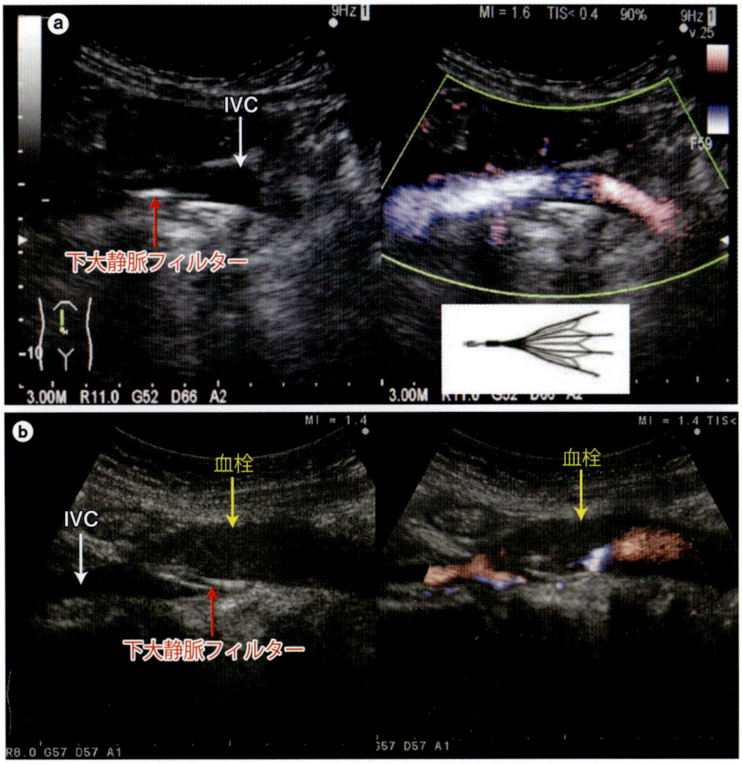

> ⚠️ **Pitfall** もやもやエコーに注意
> 超音波診断装置の性能が向上したことに伴い，下腿静脈内にもやもやエコーが描出されることがある．可動性血栓との鑑別が必要である．鑑別のためには静脈圧迫法が有効であるが，急性期深部静脈血栓が疑わしい場合は注意する．

E 深部静脈血栓症と下肢静脈瘤

3 深部静脈血栓症の評価

4 下肢静脈瘤の評価

4.1 病態・瘤状

- 下肢静脈瘤は日常よく見かける疾患の一つである．
- 静脈瘤とは静脈が拡張，蛇行している状態のことを指し，静脈血の形態的，機能的障害が存在することで生じる[6]．
- 通常，下肢の静脈には多くの弁が存在している（図20）．

図20　静脈弁の働き

弁機能が障害されると静脈の逆流所見として観察される．矢印は静脈血流の向きを表す．

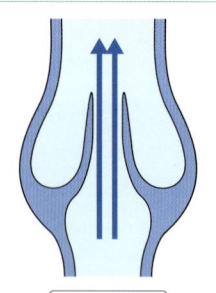

弁開放状態	正常弁閉鎖状態	弁不全閉鎖状態
安静時，末梢側筋収縮時	末梢側筋弛緩時	末梢側筋弛緩時

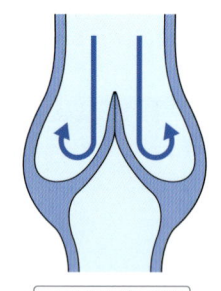

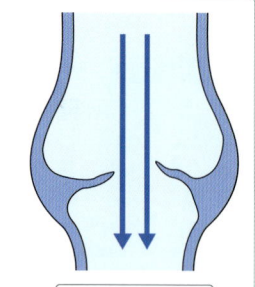

- 種々の原因により弁機能が障害された結果，表在静脈血の逆流が生じ，下肢静脈圧が上昇することで静脈が瘤状に拡張して発症する．
- 下肢静脈瘤の症状としては，下腿の倦怠感や疼痛，浮腫，色素沈着，潰瘍形成などが存在する．
- エコー検査を施行する前に患者の訴える症状を確認しておきたい．
- 下肢静脈瘤には一次性（原発性）と二次性（続発性）のものが存在する（表4）．

表4　下肢静脈瘤の種類と分類

種類	分類	静脈瘤の特徴
一次性静脈瘤	伏在静脈瘤	伏在静脈の本幹とその主要文枝の静脈瘤
	側枝静脈瘤	伏在静脈の分枝のみに存在する孤立性の静脈瘤
	網目状静脈瘤	径2mm程度の皮下小静脈が拡張する静脈瘤（青色）
	クモの巣状静脈瘤	径1mm以下の皮内細静脈が拡張する静脈瘤（紫紅色）
二次性静脈瘤		深部静脈血栓に伴う静脈瘤
特殊な静脈瘤	陰部静脈瘤	内腸骨静脈系の逆流で生じ，外陰部に存在する静脈瘤
	先天性形成異常	Kippel-Trenaunay症候群に代表される下肢静脈形成異常

（文献7より引用，一部改変）

- 一次性静脈瘤は明らかな発症原因がないもの．
- 二次性静脈瘤は深部静脈血栓症に伴うもの．
- 特殊な静脈瘤とは先天性あるいは後天性に生じるものを指す．

4.2 検査手順

図21 下肢静脈瘤検査の検査順序
下肢静脈瘤の検査では深部静脈血栓の有無をスクリーニングするため，深部静脈血栓症の検査を含むことになる．

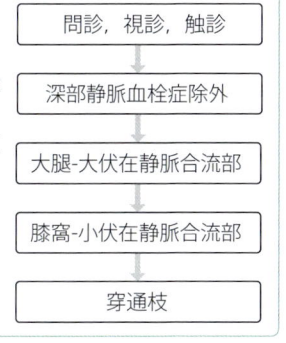

問診，視診，触診
↓
深部静脈血栓症除外
↓
大腿-大伏在静脈合流部
↓
膝窩-小伏在静脈合流部
↓
穿通枝

- 下肢静脈瘤を診断するためには，ⓐ～ⓒの3つの考察項目が重要となる（図21）．

ⓐ 深部静脈の開存性を確認する

- 深部静脈が血栓などにより閉塞していないかを確かめるため，深部静脈血栓症のスクリーニング検査を行う（図22）．

図22 深部静脈血栓症のスクリーニング検査
あくまでもスクリーニング検査のため，大腿領域・膝窩領域・下腿領域に絞って観察する（①～⑥の順）．
日常業務では検査できる時間は限られている．
下肢静脈瘤精査のため，時間をかけ過ぎないように注意したい．

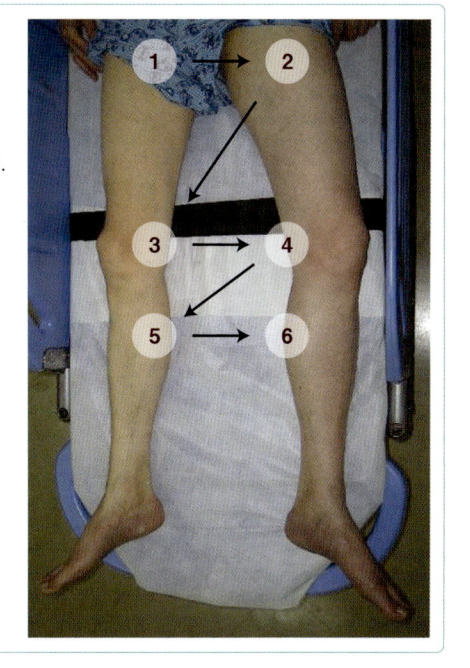

ⓑ 大伏在静脈，小伏在静脈の弁不全の有無と血管径を確認する

- 大腿静脈−大伏在静脈接合部（SFJ），膝窩静脈−小伏在静脈接合部（SPJ）を短軸像で描出する．
- 立位では仰臥位と比較して静脈が拡張して描出される．
- 弁不全の有無はSFJ，SPJで静脈血流の逆流が生じるかを観察する．
- 下腿部をミルキング（図23）して一時的に静脈還流を増加させ，手を放して力を抜いた瞬間に大伏在静脈，小伏在静脈の逆流が観察されるかを確認する．
- カラードプラ・パルスドプラを用いて観察するとよい（図24）．
- 大伏在静脈，小伏在静脈の血管径を測定することで，静脈瘤診断の補助とする．
- 逆流時間，各静脈の血管径の基準値を表5に示す．

図23 ミルキング

測定部位より末梢側の筋肉を圧迫し，心臓に静脈血を還流させる．
ただし，圧迫部位に血栓が存在した場合は，肺静脈血栓症を誘発してしまう危険性がある．不用意な圧迫は慎む．

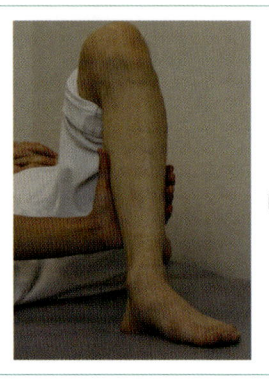

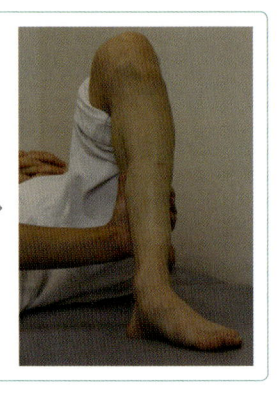

図24 ▶動画 右下肢伏在型静脈瘤（大腿静脈 – 大伏在静脈接合部 短軸像）

同一患者の左右の大腿部を立位にて観察している．
ⓐ右大腿部に拡張した大伏在静脈と逆流所見を認めた．ⓑ左大腿部に逆流所見を認めない．

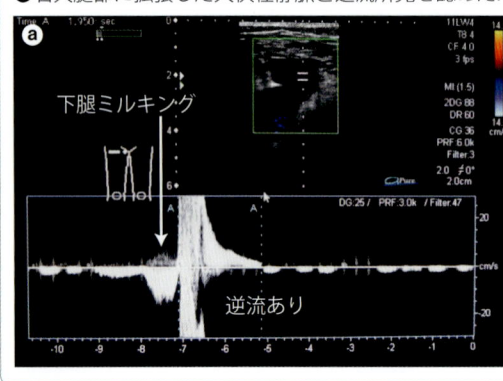

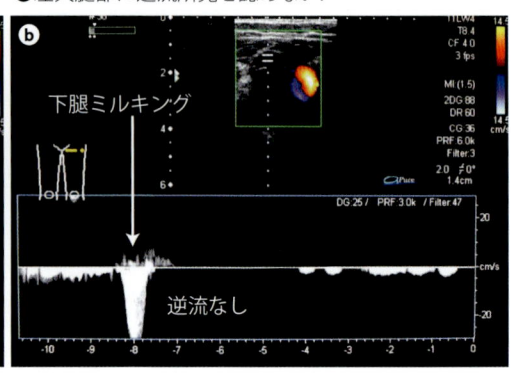

表5 表在静脈血流の逆流時間と各静脈の血管径の異常値

表在静脈の逆流が 0.5 秒以上続くことが異常所見とされ，下肢静脈瘤の存在が疑われる．
（文献6より引用，一部改変）

	異常値		
表在静脈の逆流時間	0.5 sec 以上		
	合流部	大腿部	下腿部
大伏在静脈径	8 mm 以上	5 mm 以上	4 mm 以上
小伏在静脈径	4 mm 以上	—	4 mm 以上

c 不全穿通枝の有無とその存在部位を確認する

- 不全穿通枝として頻度が高いのは Dodd 穿通枝・Boyd 穿通枝・Cockett 穿通枝の3つである．
- Dodd 穿通枝が逆流源となっている場合はそれだけで血管内治療の適応となる（図25）．
- 大腿部内側，下腿領域に存在する拡張した表在静脈を描出し追いかけていく．
- 筋膜穿通部を同定し血管径を測定することで，拡大の有無を確認する．
- 穿通枝が 4 mm を超える場合，通常は弁不全を疑う．
- 筋膜穿通部より末梢側をミルキングし，深部から表在側に向かう逆流所見を観察する（図26）．

図25 ▶動画 左大腿部 短軸像

左大腿部（❶）に深部から体表側へ向かう逆行性の血流を連続的に認めた（赤矢印）．
Dodd穿通枝の弁不全に伴う逆流所見である．
この不全穿通枝に伴う分枝型の静脈瘤が下腿領域に存在した（❷）．

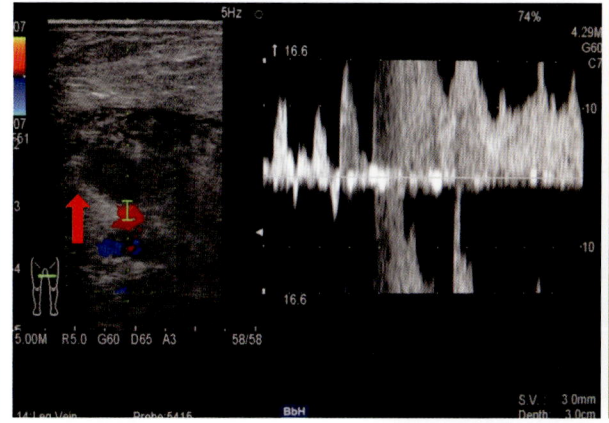

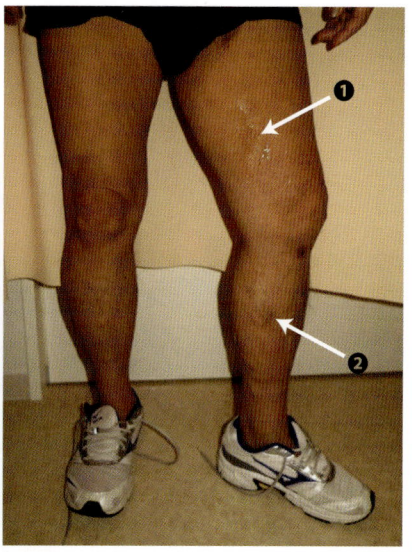

図26 ▶動画 右下腿部 短軸像

Cockett穿通枝の逆流所見である．
高輝度な筋膜を貫くように穿通枝が交通している．
拡張した表在静脈と逆行性の血流を認める（赤矢印）．

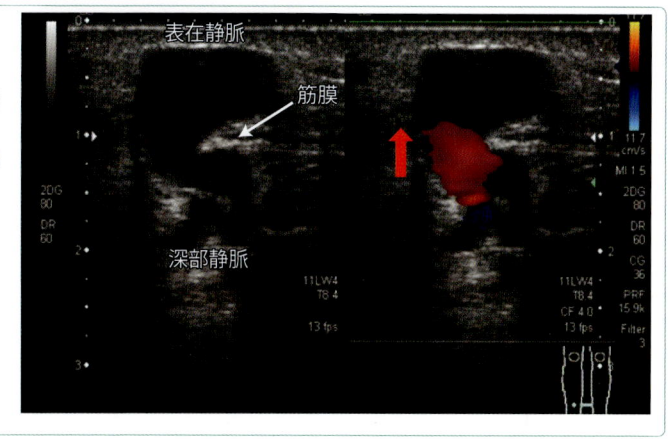

> **Point** 表在静脈描出時の過度な圧迫に注意する
>
> 静脈は動脈と比較して血管内圧が低い．そのため，表在静脈を描出する時は過度の圧迫により内腔が容易に変形する．体表面に添える程度でプローブを固定し，検査を進めることが必要である．

文献

1) 日本超音波検査学会（監）：血管超音波テキスト．医歯薬出版，pp87-126, 2005
2) 日本循環器学会：循環器病の診断と治療に関するガイドライン（2008年度合同研究班報告）．肺血栓塞栓症および深部静脈血栓症の診断，治療，予防に関するガイドライン（2009年改訂版）．
http://www.j-circ.or.jp/guideline/pdf/JCS2009_andoh_h.pdf
3) Wells PS, et al: Derivation of a simple clinical model to categorize patients probability of pulmonary embolism: increasing the models utility with the impliRED D-dimer. Thromb Haemost 83: 416-420, 2000
4) 日本超音波医学会用語・診断基準委員会：下肢深部静脈血栓症の標準的超音波診断法．J Med Ultrasound Sonics 35: 35-39, 2008
5) 松尾 凡，他：深部静脈血栓の超音波診断．Jpn J Med Ultrasonics 34: 27-34, 2007
6) 日本静脈学会：下肢静脈瘤に対する血管内治療のガイドライン（2009-2010年小委員会報告）．静脈学 21: 289-309, 2010
7) 佐藤 洋，他（編）：下肢静脈疾患と超音波検査の進め方．医歯薬出版，pp65-95, 2007

検査の進め方

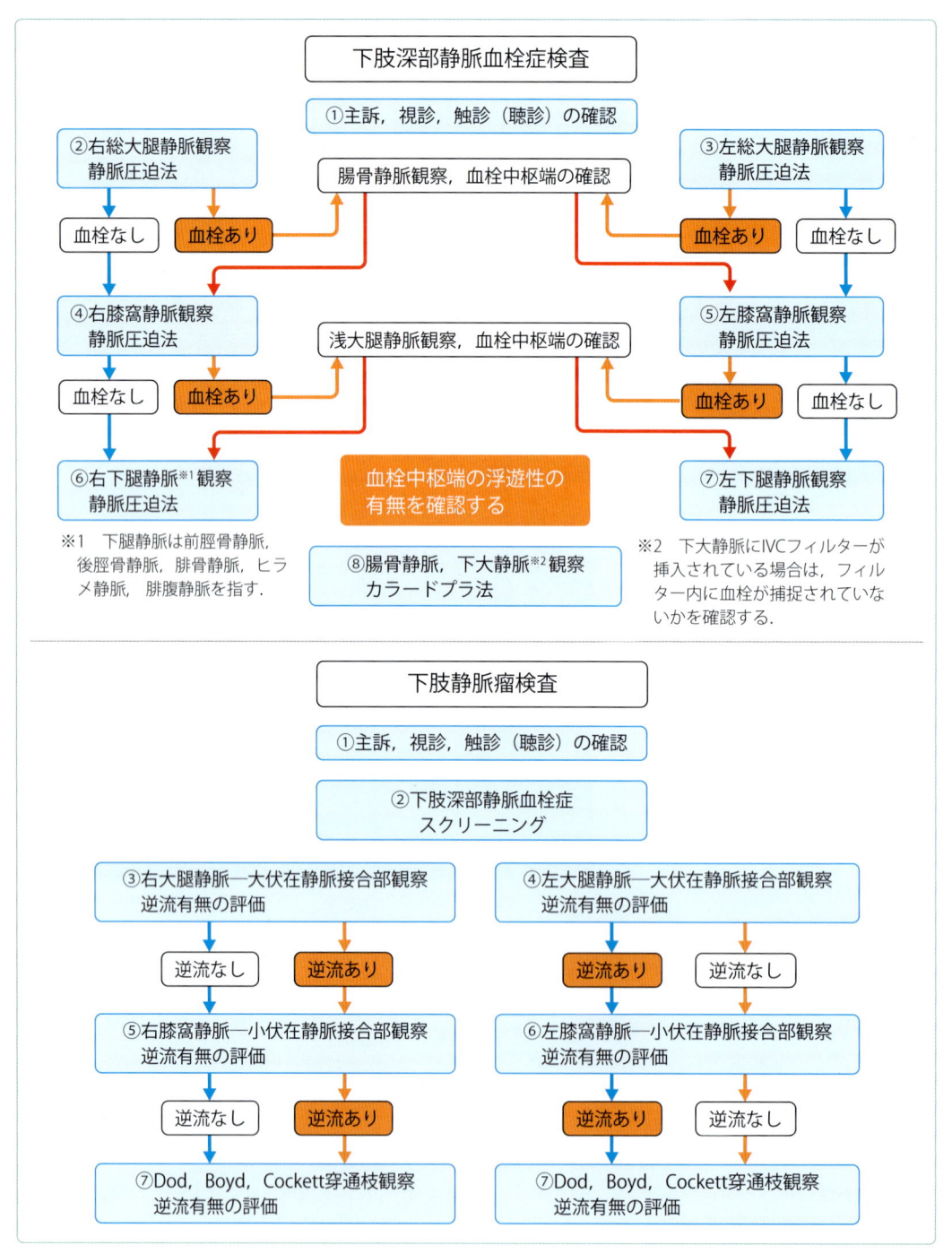

下肢深部静脈血栓症検査

① 主訴，視診，触診（聴診）の確認

② 右総大腿静脈観察　静脈圧迫法
　→ 血栓なし／血栓あり
③ 左総大腿静脈観察　静脈圧迫法
　→ 血栓あり／血栓なし

腸骨静脈観察，血栓中枢端の確認

④ 右膝窩静脈観察　静脈圧迫法
　→ 血栓なし／血栓あり
⑤ 左膝窩静脈観察　静脈圧迫法
　→ 血栓あり／血栓なし

浅大腿静脈観察，血栓中枢端の確認

⑥ 右下腿静脈※1観察　静脈圧迫法
⑦ 左下腿静脈観察　静脈圧迫法

血栓中枢端の浮遊性の有無を確認する

⑧ 腸骨静脈，下大静脈※2観察　カラードプラ法

※1 下腿静脈は前脛骨静脈，後脛骨静脈，腓骨静脈，ヒラメ静脈，腓腹静脈を指す．

※2 下大静脈にIVCフィルターが挿入されている場合は，フィルター内に血栓が捕捉されていないかを確認する．

下肢静脈瘤検査

① 主訴，視診，触診（聴診）の確認

② 下肢深部静脈血栓症スクリーニング

③ 右大腿静脈―大伏在静脈接合部観察　逆流有無の評価
　→ 逆流なし／逆流あり
④ 左大腿静脈―大伏在静脈接合部観察　逆流有無の評価
　→ 逆流あり／逆流なし

⑤ 右膝窩静脈―小伏在静脈接合部観察　逆流有無の評価
　→ 逆流なし／逆流あり
⑥ 左膝窩静脈―小伏在静脈接合部観察　逆流有無の評価
　→ 逆流あり／逆流なし

⑦ Dod，Boyd，Cockett穿通枝観察　逆流有無の評価
⑦ Dod，Boyd，Cockett穿通枝観察　逆流有無の評価

下肢静脈瘤検査の基準値

	異常値		
表在静脈の逆流時間	0.5 sec 以上		
	合流部	大腿部	下腿部
大伏在静脈径	8 mm 以上	5 mm 以上	4 mm 以上
小伏在静脈径	4 mm 以上	―	4 mm 以上

F

バスキュラーアクセス

1 上肢血管解剖と
　バスキュラーアクセスの種類
2 バスキュラーアクセスに
　対するエコーの撮り方と評価

1 上肢血管解剖とバスキュラーアクセスの種類

1.1 上肢の血管解剖

注) 本章において中枢側とは心臓側を表し，末梢側とは指先側を表すこととする．

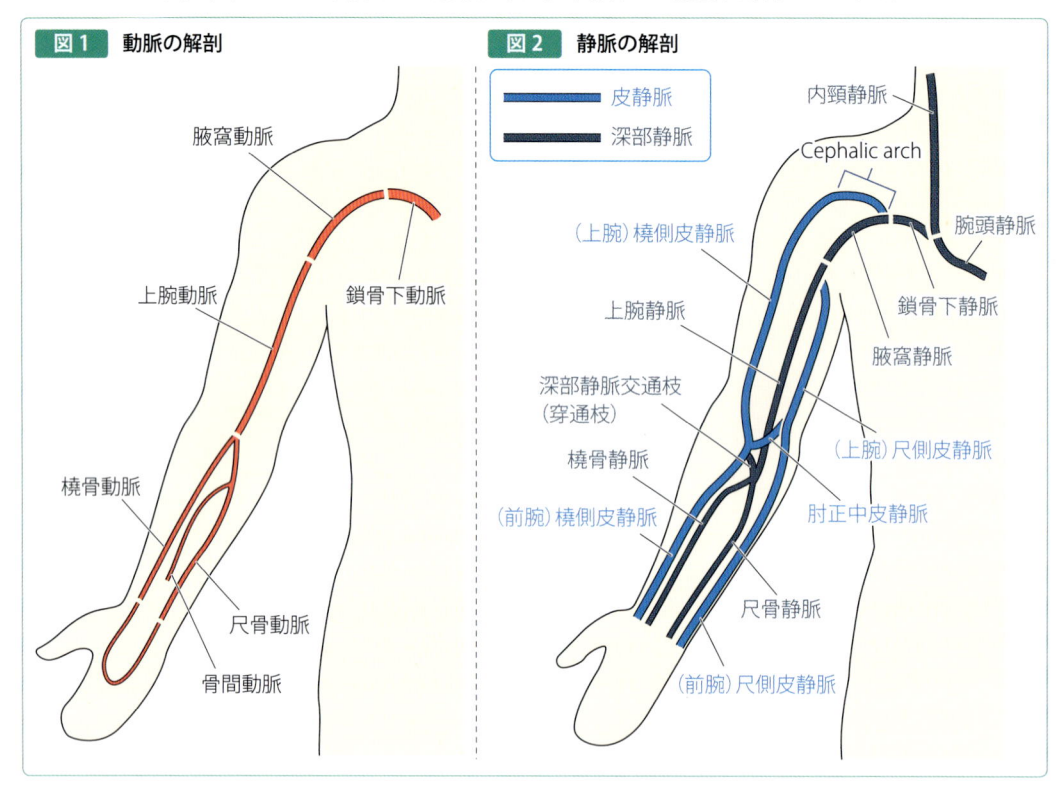

図1 動脈の解剖

- 腋窩動脈
- 上腕動脈
- 鎖骨下動脈
- 橈骨動脈
- 尺骨動脈
- 骨間動脈

図2 静脈の解剖

- 皮静脈
- 深部静脈
- 内頸静脈
- Cephalic arch
- (上腕)橈側皮静脈
- 上腕静脈
- 腕頭静脈
- 鎖骨下静脈
- 腋窩静脈
- 深部静脈交通枝(穿通枝)
- 橈骨静脈
- (上腕)尺側皮静脈
- (前腕)橈側皮静脈
- 肘正中皮静脈
- 尺骨静脈
- (前腕)尺側皮静脈

a 動脈系（図1）

- 筋膜下を走行し，神経と深部静脈とともに走行するのが特徴である．

▶ ①上腕動脈
- 上腕部を走行する基幹動脈である．
- 肘窩部末梢で橈骨動脈と尺骨動脈に分岐する．
- 自己血管内シャントにおける血流量や末梢血管抵抗指数の測定は上腕動脈で行う．

▶ ②橈骨動脈
- 前腕部の親指側を走行し，自己血管における標準的内シャントで使用される動脈である．
- 手関節部では拍動を触れるが，中枢側では血管走行が深くなるため，拍動が触れにくくなる．

▶ ③尺骨動脈
- 前腕部の小指側を走行する動脈である．
- 手関節部では血管走行が浅いため拍動を触れるが，その他の部位では血管走行が深いため血流があっても拍動を触れないことが多い．
- 橈骨動脈と後述する橈側皮静脈を用いた内シャントが作製できない場合，尺骨動脈と尺側皮静脈のシャントが作製されることがある．

122　F　バスキュラーアクセス

> **Point**
> - 上腕動脈の中枢側には腋窩動脈がある．
> - さらに中枢側では鎖骨下動脈がある．右の鎖骨下動脈は腕頭動脈の枝であるが，左の鎖骨下動脈は直接大動脈弓から分岐する．
> - バスキュラーアクセス超音波検査における通常のルーチン検査では，この範囲は走査しない．

b 静脈系（図2）

- 皮下組織内を走行する皮静脈と動脈および神経に伴走する深部静脈の2種類に分類される．

▶ ①皮静脈
- 前腕部および上腕部の親指側を走行するのは橈側皮静脈で，標準的内シャントで使用される．
- 小指側を走行するのは尺側皮静脈で，前腕部では比較的走行は浅いが上腕部になると走行が深くなる．
- 肘部では橈側皮静脈と尺側皮静脈をつなぐ肘正中皮静脈がある．
- 肘部で深部静脈と連絡する深部静脈交通枝（穿通枝）がある．

▶ ②深部静脈
- 最も重要な深部静脈は上腕静脈である．
- 上腕尺側皮静脈の大部分は腋窩付近で上腕静脈に合流する．
- 上腕の橈側皮静脈は肩付近で腋窩静脈または鎖骨下静脈に合流する．この部位を cephalic arch という．
- 鎖骨下静脈は内頸静脈と合流し，腕頭静脈，さらに上大静脈へと続く．

> **Point**
> 本章では典型的な血管走行を示すが，患者個々で微妙に異なる．これが VA 超音波検査を難しくしている要因の一つではあるが，基本的な走行を理解していれば，多少複雑な症例でも理解できるようになる．

> **Pitfall**
> 肘部で橈側皮静脈と尺側皮静脈が閉塞している場合，交通枝を介して深部静脈に流れる．2本の静脈閉塞を認めてもすぐさま異常とは判断しない．交通枝と深部静脈が開通し臨床症状を伴わなければ，血行動態的にはおおむね問題のないシャントとなる．

1.2 バスキュラーアクセスの種類

- バスキュラーアクセス（Vascular access）は、透析に必要な血流量を得るための重要なツールであり、患者の状態を考慮した上で個々に適したバスキュラーアクセスが選択される。
- 超音波検査の対象となるバスキュラーアクセスは、以下のものである。
  - 自己血管内シャント（arteriovenous fistula：AVF）
  - 人工血管内シャント（arteriovenous graft：AVG）
  - 動脈表在化
  - 尺側皮静脈転位内シャント（basilicvein transposition：BVT）
- 内訳としてAVFが最も多く（89.7 %），次いで，AVG（7.1 %），動脈表在化（1.8 %）となっている．最近では長期透析症例の増加や高齢化により自己血管が荒廃した症例が増加している．これによりAVFが減少，AVGが増加傾向にある[1,2]。

a 自己血管内シャント（arteriovenous fistula：AVF）（図3, 4）

- バスキュラーアクセスにおける第一選択となり，利き腕でない側のできるだけ末梢側で動静脈を吻合することが推奨されている．
- 最も多いのは，手関節部で橈骨動脈と橈側皮静脈を吻合するタイプである．
- 動静脈が細いなどの理由により手関節部で作製できない場合は，橈側皮静脈と手背枝との合流後や前腕中央部など，より中枢側での吻合となる．
- 手関節部より末梢側であるタバコ窩で吻合しているシャントを『タバチエール』という．

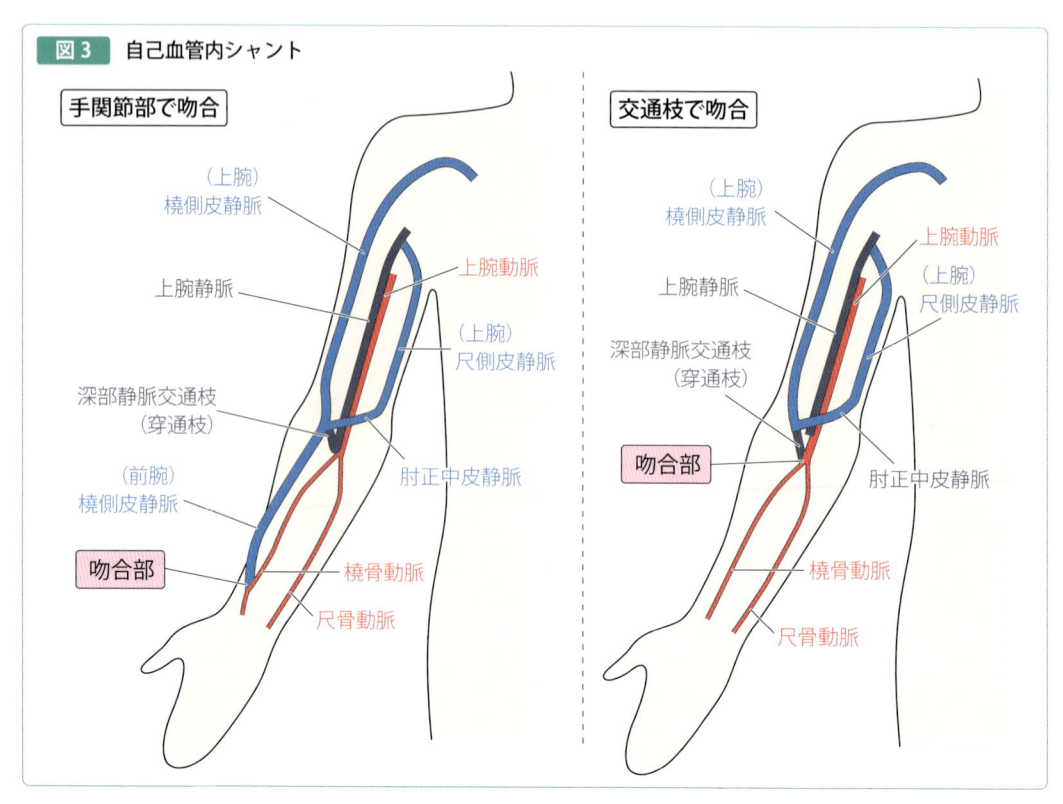

図3 自己血管内シャント

図4　いろいろな自己血管内シャント

ⓐ手関節部での吻合
- 手関節部の橈骨動脈と橈側皮静脈で吻合した AVF である.
- 吻合部やや中枢側で手背枝と合流した後, 2本に分岐している.
- 1本は本幹である橈側皮静脈であり, 肘部で閉塞している.
- しかしながら, 他方の外側の静脈と肘正中皮静脈および交通枝で中枢側に流れている.
- もともと一部の橈側皮静脈を認めない, もしくは閉塞している症例も存在するが, 他のルートから心臓まで流れていればシャントとして機能する.

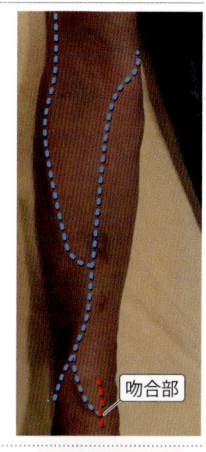

ⓑ前腕中央やや末梢側での吻合
- 手関節部付近の橈側皮静脈の狭小化を認めたが, 手背枝合流後から良好であったため, 手関節部より少し中枢側で作製した AVF の症例である.
- 肘部で橈側皮静脈と肘正中皮静脈に分岐し, 前腕部および肘部に穿刺している.
- 手関節部で作製できない場合は中枢側の動静脈を用いて吻合する.

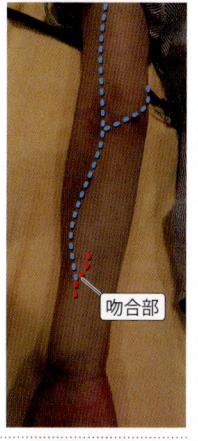

ⓒ外科的再建術後の AVF
- 前腕中央部やや末梢側で作製した AVF である.
- 過去に手関節部で AVF を作製していたが, 閉塞したため中枢側で再吻合した.
- 吻合部位は外科的手術による皮膚切開痕の位置を参考にするとよい.
- 皮膚切開痕が複数ある場合は, 最も中枢側にある痕が現在のシャント吻合部である可能性が高い. 触診にてスリルの有無を確認するとわかりやすい.
- 吻合部がどこであるかを知ることは血行動態を読み取る上で非常に重要である.

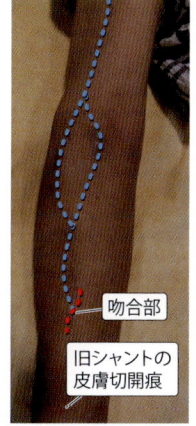

ⓓ肘部での吻合
- 肘部の橈骨動脈起始部と深部静脈交通枝を吻合した AVF の症例である.
- AVF における中枢側での作製がこの部位になる.
- 稀に肘部の橈側皮静脈と上腕動脈を吻合したシャントもあるが, 一般的にはそれより中枢側では吻合しない.

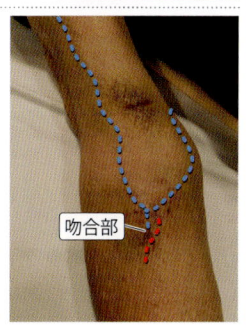

b 人工血管内シャント（arteriovenous graft：AVG）

- 自己の動脈や静脈が極めて細い，静脈の走行が深いため穿刺できないなど，AVF が作製できない場合に AVG が選択される．
- 人工血管が太いため AVF に比べて高血流量になる傾向がある．そのため，心機能低下例は適応外となる．
- 移植する人工血管は PTFE（polytetrafluoroethylene）やポリウレタン，PEP（polyolefin-elastomer-polyester）などの素材が用いられており，エコー画像ではそれぞれ特徴的な像が得られる．
- 血管壁が厚いため，触診上そのほとんどは人工血管と認識できる．
- 人工血管内径は 5 mm または 6 mm で，両端部の径が異なるテーパー形状の人工血管もある（6 mm がベースで流入部が 4 mm）．
- 前腕ループ型では，肘部上腕動脈または橈骨動脈起始部と人工血管が吻合される．その後人工血管をループ状に皮下に留置し，静脈側は尺側皮静脈に吻合する．尺側皮静脈が細く流出路静脈として使用できない場合は上腕静脈を用いる（図 5）．

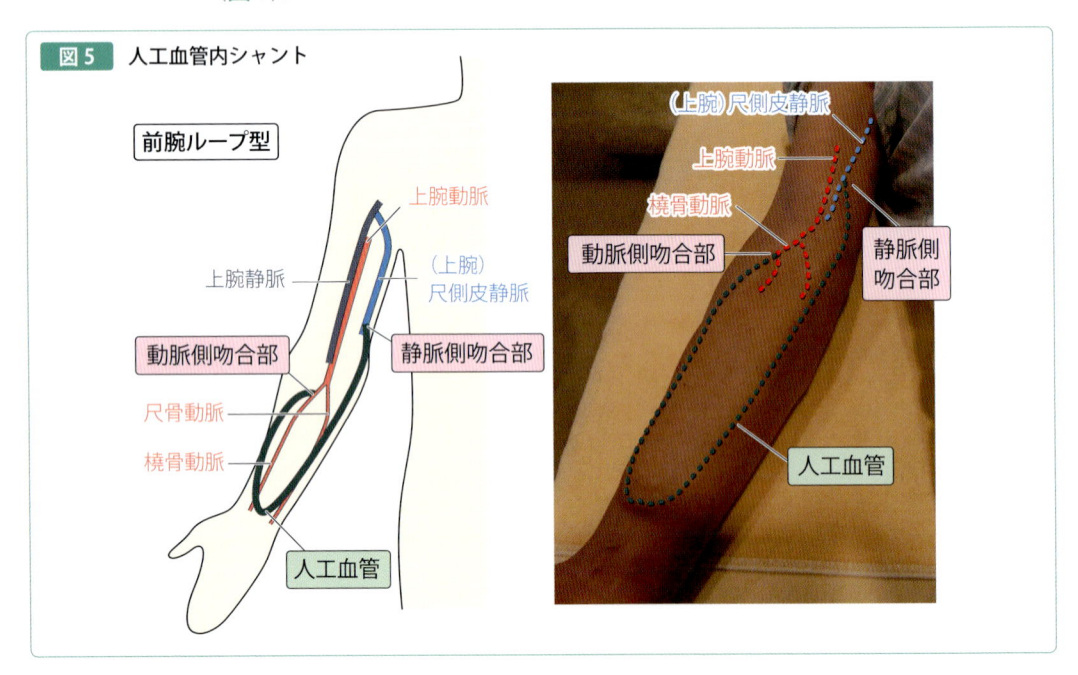

図 5 人工血管内シャント

- 上腕ループ型では上腕動脈と人工血管が吻合される．ループ状に皮下留置し，人工血管と尺側皮静脈または上腕静脈に吻合される（図 6）．
- 前腕部および上腕部に対して人工血管をストレートに移植するタイプもある．

図6 人工血管内シャント

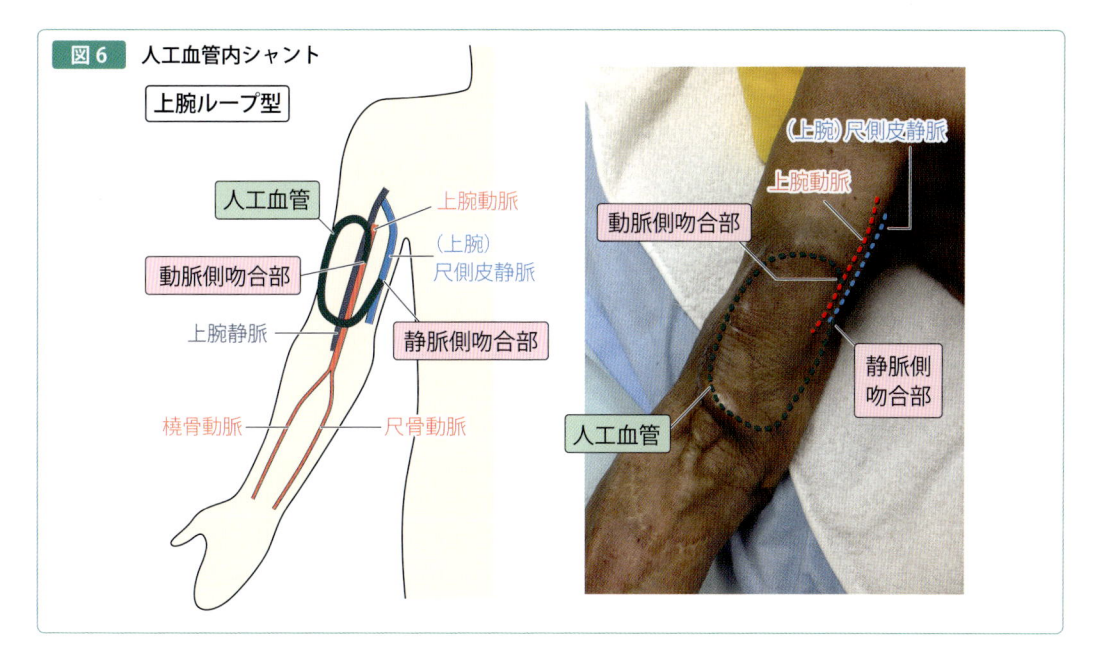

上腕ループ型

(図ラベル：人工血管、上腕動脈、動脈側吻合部、(上腕)尺側皮静脈、上腕静脈、静脈側吻合部、橈骨動脈、尺骨動脈)

(写真ラベル：(上腕)尺側皮静脈、上腕動脈、動脈側吻合部、静脈側吻合部、人工血管)

c 動脈表在化（図7）

- 外科的手技により上腕動脈を表層側に持ち上げるため，穿刺が容易になる．
- 上腕動脈は本来上腕静脈や神経と伴走するが，本術式により途中から静脈や神経と離れて走行する．超音波検査では，この部分に注目して走査する．
- AVFやAVGは動脈と静脈の短絡（シャント）を作るため，少なからず心臓に負担がかかる．動脈表在化は動脈と静脈を吻合しないため心臓への負担が少ない．つまり，心機能低下例が適応となる．
- 返血できる自己静脈が必要になる．
- AVFでスチール症候群や静脈高血圧症をきたすと考えられる症例においても適応となる．

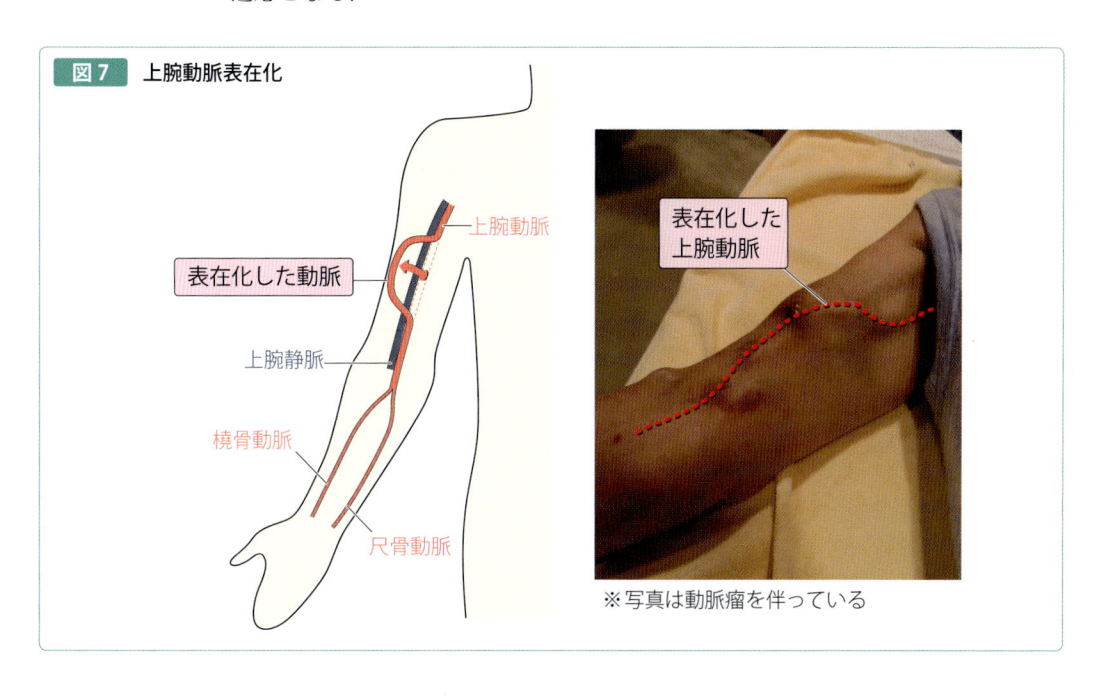

図7 上腕動脈表在化

(図ラベル：上腕動脈、表在化した動脈、上腕静脈、橈骨動脈、尺骨動脈)

(写真ラベル：表在化した上腕動脈)

※写真は動脈瘤を伴っている

F バスキュラーアクセス

1 上肢血管解剖とバスキュラーアクセスの種類

d 尺側皮静脈転位内シャント[3]（basilicvein transposition：BVT）（図8）

- AVF の作製が困難な症例や易感染宿主など人工血管の使用を回避したい症例に対して本術式が選択される．
- 走行が深い上腕部の尺側皮静脈を表層側に転位させ，動脈と吻合することで尺側皮静脈をシャント化し，穿刺可能となる．
- 尺側皮静脈でありながら，走行は橈側付近を走行する．
- BVT の血管走行は上腕部の人工血管ストレート型に類似するが，人工血管は血管壁が厚いため，触診でおおむね鑑別は可能である．

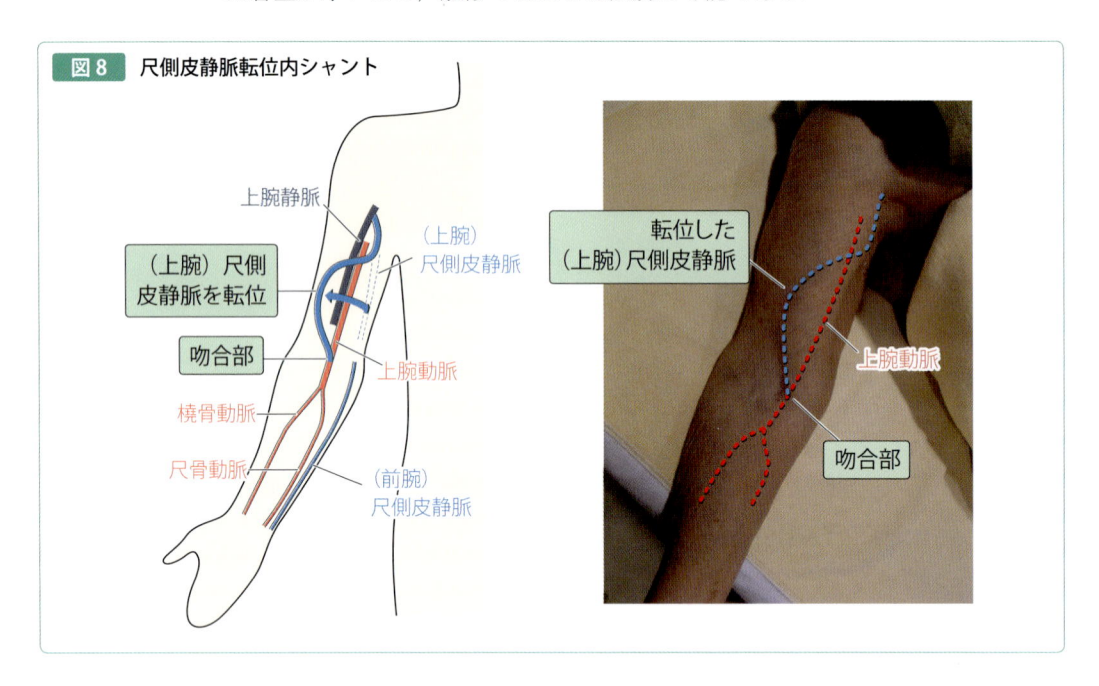

図8 尺側皮静脈転位内シャント

> **Point** AVF，AVG，BVT は動静脈を吻合しているため，超音波検査でもその像が得られる．一方，動脈表在化はシャント化しないため，吻合部がないのが特徴である．

2 バスキュラーアクセスに対するエコーの撮り方と評価

2.1 バスキュラーアクセスに対するエコーの撮り方

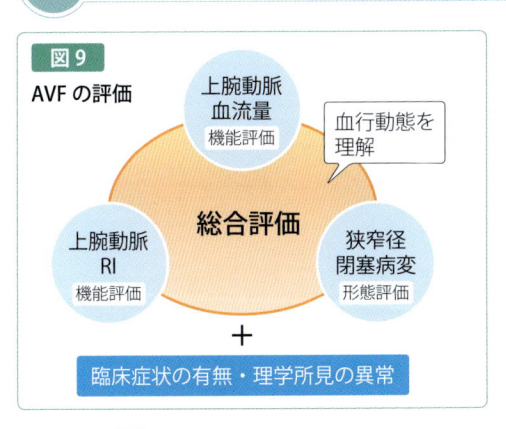

図9 AVFの評価

- 上腕動脈血流量（機能評価）
- 上腕動脈RI（機能評価）
- 狭窄径閉塞病変（形態評価）
- 血行動態を理解
- 総合評価
- ＋臨床症状の有無・理学所見の異常

- バスキュラーアクセス診断の基本は視診・触診・聴診である．超音波検査においても，これらの所見をとってから検査を施行すると診断能力が向上する．
- 超音波検査では機能評価と形態評価を行うが〔『検査の進め方』（142頁）を参照〕，最終的にはそれらを総合的に判断することでバスキュラーアクセスを正しく評価できる（図9）．

a 機能評価の概要

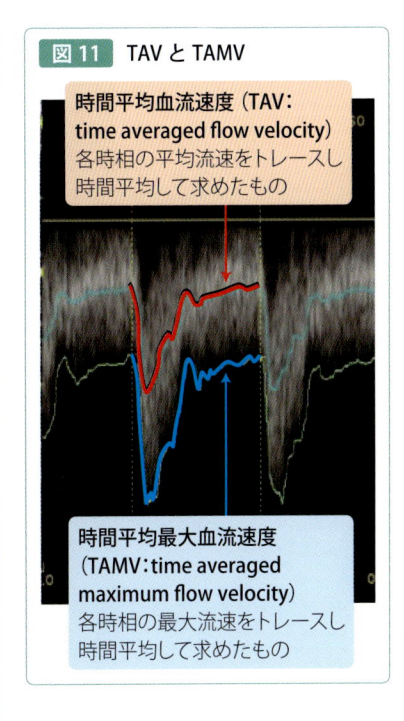

- 図10（130〜132頁）に機能評価の手順を示す．
- バスキュラーアクセスにおいて血流の程度を知ることは極めて重要であり，AVFではシャント機能を反映する上腕動脈血流量および末梢血管抵抗指数（resistance index：RI）で評価する．
- 計測部位や超音波ビームの入射角，サンプルボリュームの幅，ゲインなど適正な設定で計測する．

> **Point**
> 上腕動脈血流量を算出する際は，時間平均血流速度（TAV：time averaged flow velocity）を用いて計算する．時間最大血流速度（TAMV：time averaged maximum flow velocity）で計算すると過大評価になるため注意する（図11）．RIの算出においても最低血流速度（Vmin）ではなく，拡張末期血流速度（EDV）を用いて計算する．ともに装置内部で設定できるので，各メーカーに問い合わせて正しく設定しておく．

図11 TAVとTAMV

時間平均血流速度（TAV：time averaged flow velocity）
各時相の平均流速をトレースし時間平均して求めたもの

時間平均最大血流速度（TAMV：time averaged maximum flow velocity）
各時相の最大流速をトレースし時間平均して求めたもの

> **Pitfall**
> 上腕動脈血流量はバスキュラーアクセス機能を反映する優れた指標である．しかしながら角度補正や血管の断面積は，少しの計測誤差で血流量の値が大きく変動する．再現性を良好にするためには，ルールを決めて可能なかぎり正確に計測することが重要である．

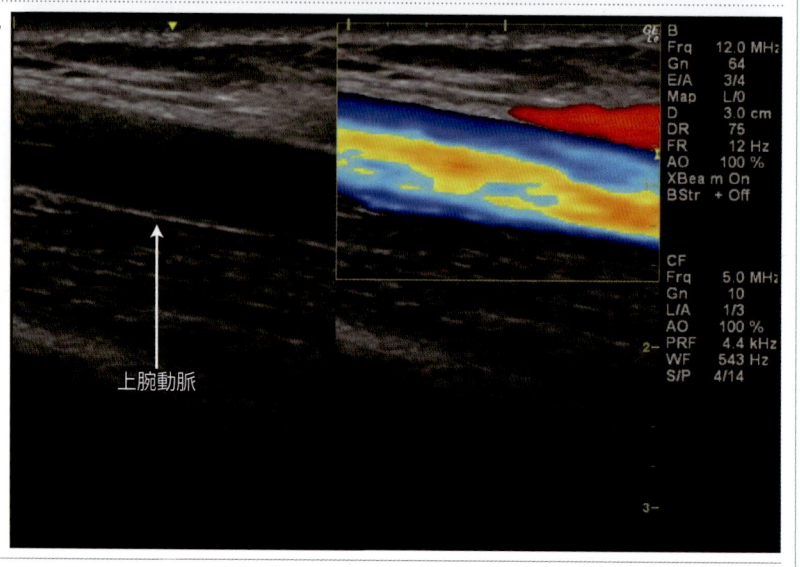

図10 AVFの機能評価の手順

①当施設では上腕中央部の比較的直線的に走行する上腕動脈で計測している．蛇行が少なく層流であることから比較的安定したデータが得られる．短軸で上腕動脈を同定する．動脈高位分岐の症例では，動脈が2本描出されるため注意する．

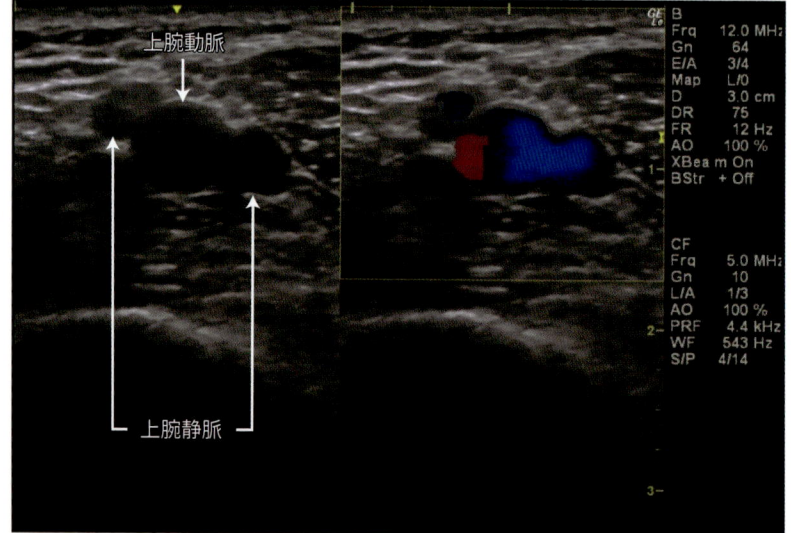

②プローブを90°回転させ，長軸で描出する．カラードプラを併用して血流の有無と血流方向を確認する．

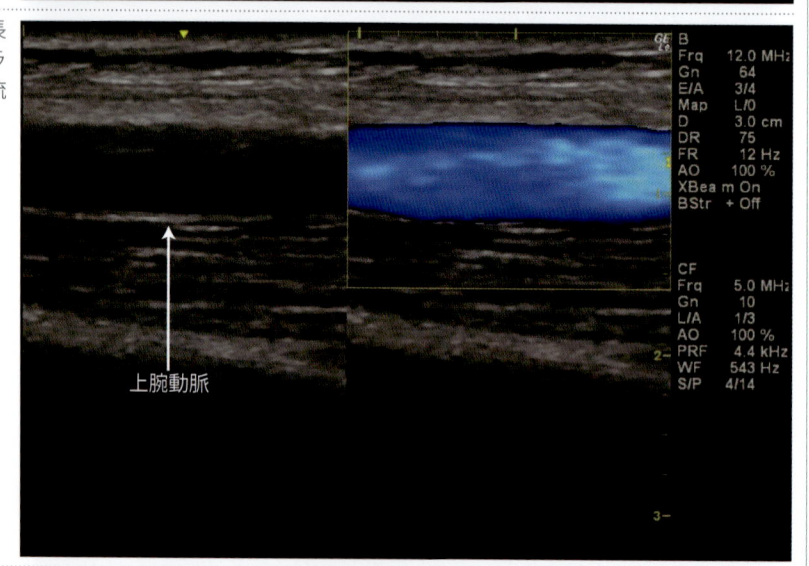

③パルスドプラ法を施行する際，血流と超音波ビームの入射角度が60°以内に調整できるように血管を斜めに描出する．この時プローブによる圧迫に注意する．ゼリーを多めに使用するとよい．

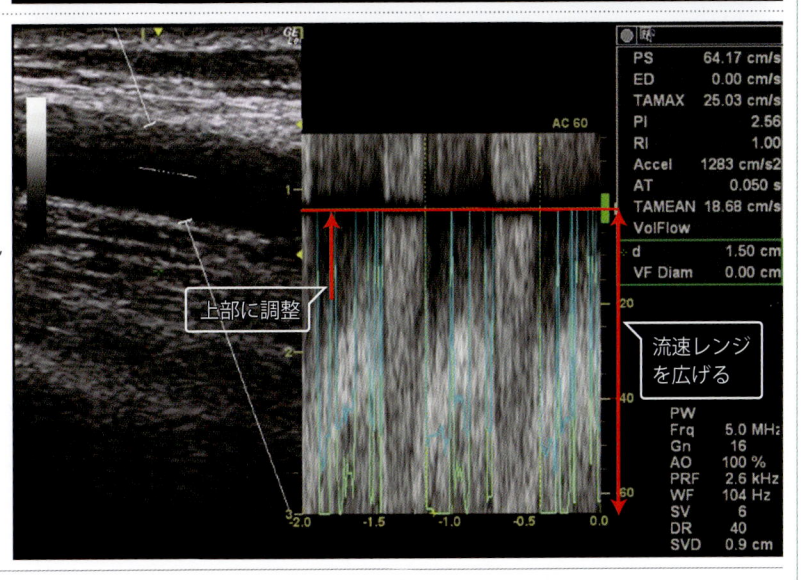

| 図10 | AVFの機能評価（続き）|

④カラードプラを解除し，血管の正中で切った長軸像を描出する．
次にパルスドプラ法を施行する．パルスドプラのステアリング（オブリーク）と血管走行を考慮して血流と超音波ビームの入射角を60°以内に調節する．

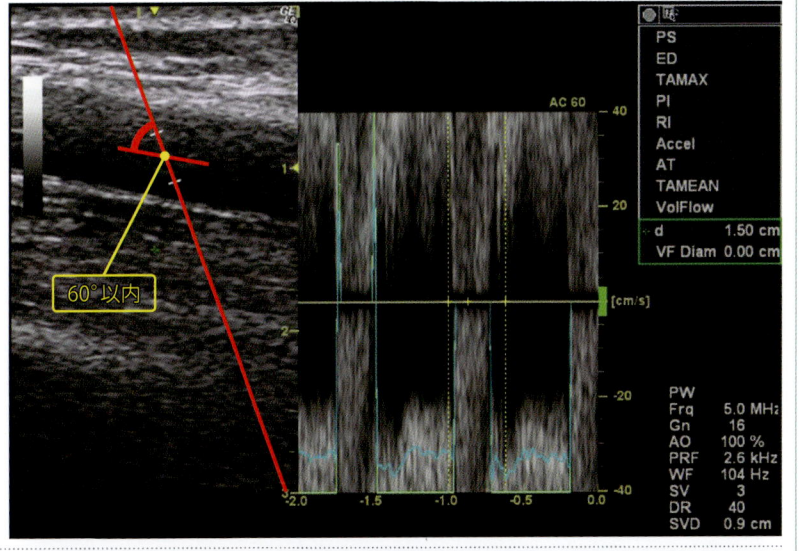

⑤サンプルボリュームを血管径からはみ出さない最大径に調整する．

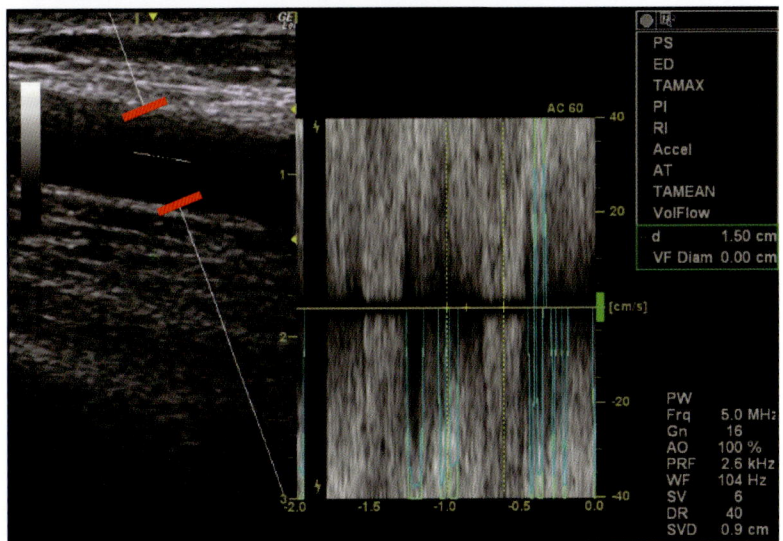

⑥血流速波形が表示範囲内に入り切るようにゼロシフトと流速レンジを調整する．
右図の場合，血流は遠ざかる方向に流れているため，血流速波形は下向きに表示される．したがって，ゼロシフト（ベースライン）を上部に調整し，流速レンジを広げることで血流速波形を表示範囲内に描出することができる．

F バスキュラーアクセス

2 バスキュラーアクセスに対するエコーの撮り方と評価　131

| 図10 | AVFの機能評価（続き）

⑦血管長軸像を最大径で切った断面のままBモード断層像をフリーズさせ，パルスドプラのみがアクティブになるモードにする．
　血流速波形のゲインが均一になるよう調整し，明瞭に描出できた画面でフリーズをかける．
　血流速波形の一心拍を選択すると時間平均血流速度（TAV）が自動で算出される．

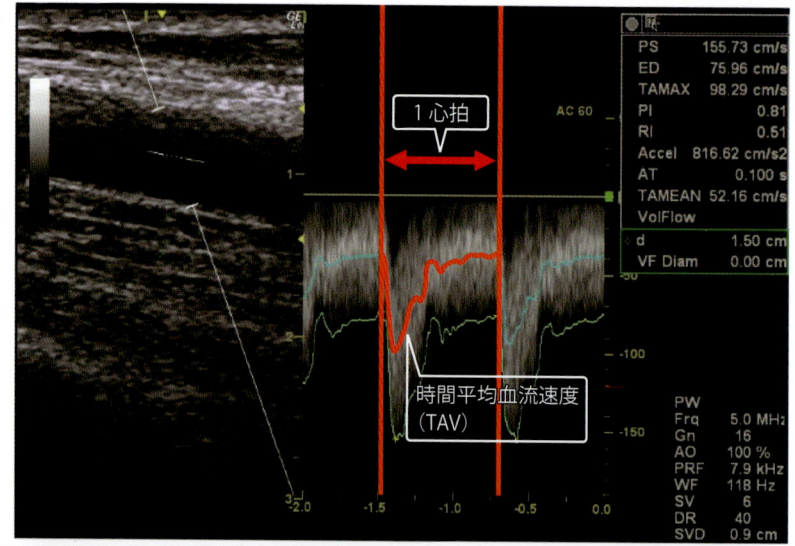

⑧血管壁に対して垂線を引くように血管の直径を正確に計測する（赤矢印）．
　この値から血管を正円と仮定した断面積が算出され，血流量が自動で計算される．
　血流量の算出は，TAVと血管の断面積の積で求められる．

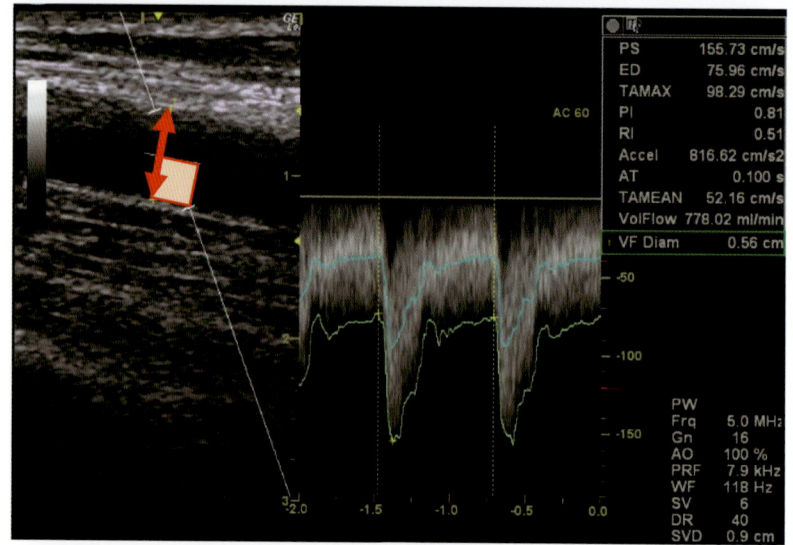

⑨同時にRIも自動で計算される．RIの計測は〔収縮期最高血流速度（PSV）－拡張末期血流速度（EDV）〕／PSVで求める．

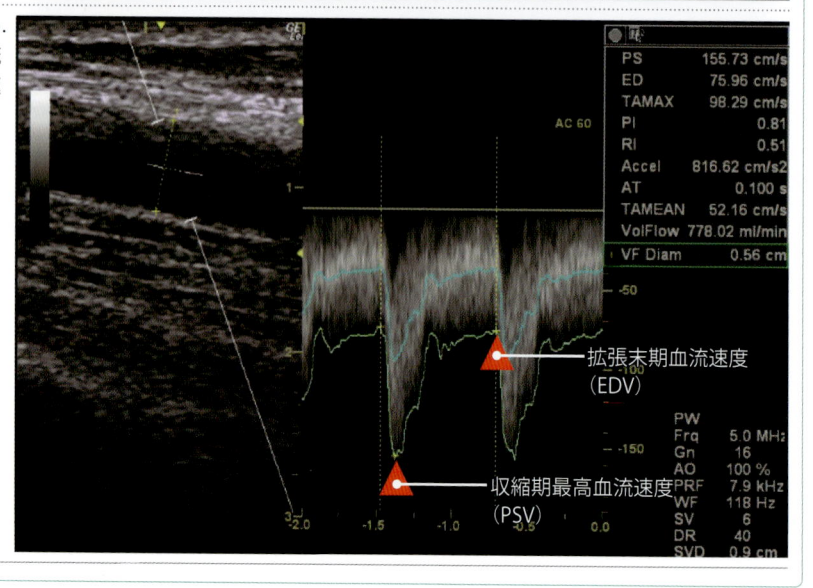

b 形態評価

- 基本的な走査として，動脈系においては上腕動脈からシャント静脈に吻合されている動脈を中心に走査する．一方，静脈系は吻合部から中枢側（橈側皮静脈，肘正中皮静脈，尺側皮静脈，深部静脈交通枝）を走査する．狭窄や閉塞病変を検索し，血行動態を把握する（図12）．
- 狭窄径の計測は圧迫していないことが大前提である．短軸像で同心円状の狭窄であることを確認し，長軸像で狭窄内径を計測する．

> **Point**　ルーチン検査では，上腕中央部付近から吻合部までの動静脈を基本走査範囲としているが，静脈高血圧症や静脈圧上昇の原因検索を行う場合は，さらに中枢側まで走査しなければならない．バスキュラーアクセス超音波検査の目的の一つとして，臨床症状の原因となっている病変を指摘することにある．

> **Pitfall**　プローブによる圧迫がないにもかかわらず短軸像でどうしても血管が楕円形になる場合は，（長径＋短径）/2 で求める．

図12　基本走査範囲
標準的自己血管内シャントの場合．❶～❽の番号は走査手順を表す．

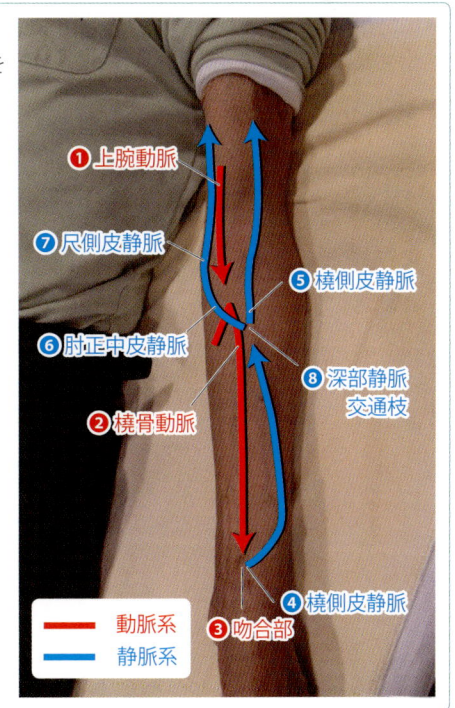

① 上腕動脈
② 橈骨動脈
③ 吻合部
④ 橈側皮静脈
⑤ 橈側皮静脈
⑥ 肘正中皮静脈
⑦ 尺側皮静脈
⑧ 深部静脈交通枝

動脈系
静脈系

c 患者の体位

- 通常は仰臥位で検査を行う．また，検査対象となる腕を装置側に置くと検査しやすい．
- 腕をベッドの上に乗せた状態で検査を行うとプローブ走査が安定する．

2.2 バスキュラーアクセスに対するエコーの評価

a 基準値

表1 バスキュラーアクセス機能評価の基準値[1]

	良好群	不良群
上腕動脈血流量	500～1,000 mL／min	500 mL／min 未満
末梢血管抵抗指数（RI）	0.6 未満	0.6 以上

- わが国では主にバスキュラーアクセスの血流量は超音波ドプラ法で測定されているという報告が多いが，バスキュラーアクセス血流量は機能良好な群で500～1,000 mL/min であり，機能不良群との境界は 500 mL/min と報告されている．
- 超音波ドプラ法による測定は施行者によるバリアンスが多いこと，および経時的な変化が重要であると考えられることから，ガイドラインではバスキュラーアクセスの血流量とその変化率を用いてバスキュラーアクセス機能をモニタリングすることを推奨している[1]．
  - 村上らは，バスキュラーアクセス良好群と不良群で RI を比較すると，それぞれ 0.550 ± 0.097，0.784 ± 0.089 になり，バスキュラーアクセス不良群で有意に高値を示したと報告している．
  - さらに，バスキュラーアクセス良好群の RI 値の分布は不良群と比較すると明確に分離できることを示している．
  - 彼らはこの結果から，RI = 0.6 をカットオフ値にした場合，感受性 100 %，特異度 69.4 % になることを報告している[5]．

- 臨床症状や理学所見の異常によって観察すべきポイントが異なる．このことを念頭において検査を進める必要がある．以下 b ～ i に症例を提示する．

b 良好例（図13）

- 触診上，吻合部から脱血穿刺部位にかけて弱い拍動を認めた．また，肘部手前で突然のスリルを触知し，狭窄病変の存在が疑われた．
- 超音波検査では上腕動脈血流量は 760 mL/min，RI は 0.60 と良好であった．
- 形態評価では脱血穿刺部位の前後に 2.1 mm の狭窄病変 2 箇所を認めた．
- 総合評価として，画像上は血管前後に比べて細い部位 2 箇所を認めたが，機能評価では血流量および RI は良好であった．加えて透析時の臨床症状も認めていないことから良好な AVF と診断された．

図13　▶動画　良好な AVF

65 歳，男性，左前腕自己血管内シャントの症例．経皮的血管形成術（PTA）後のフォローとして超音波検査を施行，現時点では特に臨床症状を認めていない．

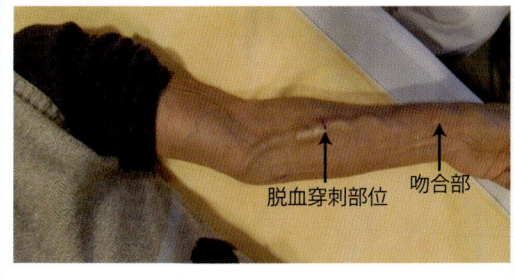

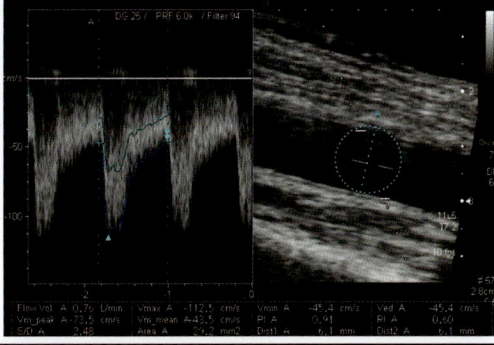

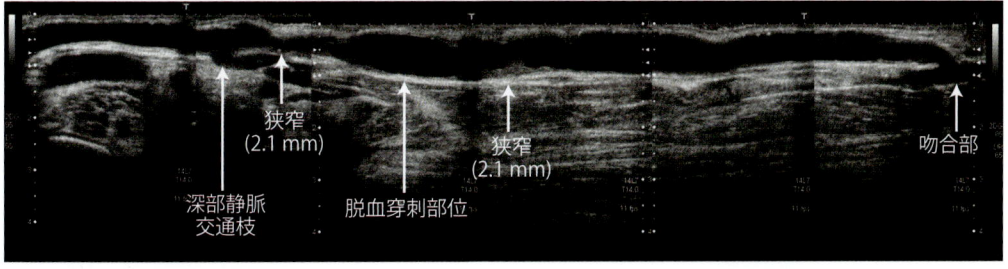

> **Point**　バスキュラーアクセスにおいては，狭窄病変を認めても血流が良好な症例は多く存在する．形態評価のみではバスキュラーアクセスの良否を判断することができない．

c 脱血不良（図14）

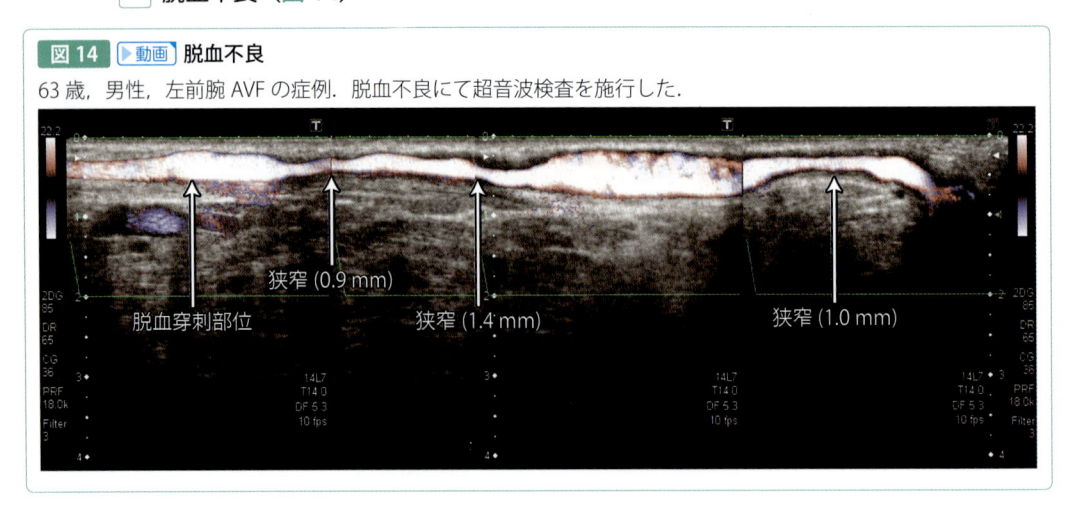

図14 ▶動画 脱血不良

63歳，男性，左前腕AVFの症例．脱血不良にて超音波検査を施行した．

（図中ラベル：脱血穿刺部位，狭窄（0.9 mm），狭窄（1.4 mm），狭窄（1.0 mm））

- 触診にて吻合部近傍は拍動であり，中枢側で強いスリルを認めた．さらにそれより中枢側ではスリルを触れず血管の張りが弱かった．
- 超音波検査では上腕動脈血流量は 180 mL/min，RI は 0.88 であった．
- 形態評価では吻合部直上に 1.0 mm の狭窄病変，さらに中枢側においては 0.9〜1.4 mm のやや広範囲の狭窄病変を認めた．
- 総合評価として，2箇所の狭窄病変により中枢側への血流量は減少，透析に必要な血流量が確保できず，脱血不良が出現したと考えられた．
- その他の脱血不良パターンを図15に示す．血流量の値と狭窄の位置関係から血行動態を読み取り，脱血不良を説明できる所見を得ることが重要である（表2）．

> **Point**
> - 脱血不良の大部分は，血流の低下（上腕動脈血流量の低下とRIの上昇）と吻合部から脱血穿刺部位までの間の狭窄病変が原因となる．
> - 吻合部から脱血穿刺部位までの間に側副血行路を形成している場合は，高度の狭窄病変が存在するものの血流の低下を認めない症例がある．つまり機能評価のみでは正しくバスキュラーアクセスを評価できない．このような症例では血流の低下と狭窄病変に加えて側副血行路を証明する必要がある．
> - 山本らは測定部位から脱血穿刺部位までの間に狭窄病変を有し，かつ発達した側副血行路を形成しない症例を対象とした場合，脱血不良のカットオフ値として上腕動脈血流量は 350 mL/min，RI は 0.75，狭窄径は 1.3 mm であったと報告している．ただし，これらの値は絶対的な治療の必要性を決定できるものではないとしている[4]．

図15 脱血不良パターン

症例	側副血行路がある	分枝がある
上腕動脈血流量	低下しない	低下しない
上腕動脈 RI	上昇しない	上昇しない
狭窄病変	高度	高度
その他	発達した側副血行路	分枝がある

症例	動脈が原因で発生	穿刺部位が原因で発生	血流の分散で発生
上腕動脈血流量	低下する	低下する	低下しない
上腕動脈 RI	上昇しない	上昇しない	上昇しない
狭窄病変	軽度 または なし	あり または なし	なし

表2 脱血不良パターン

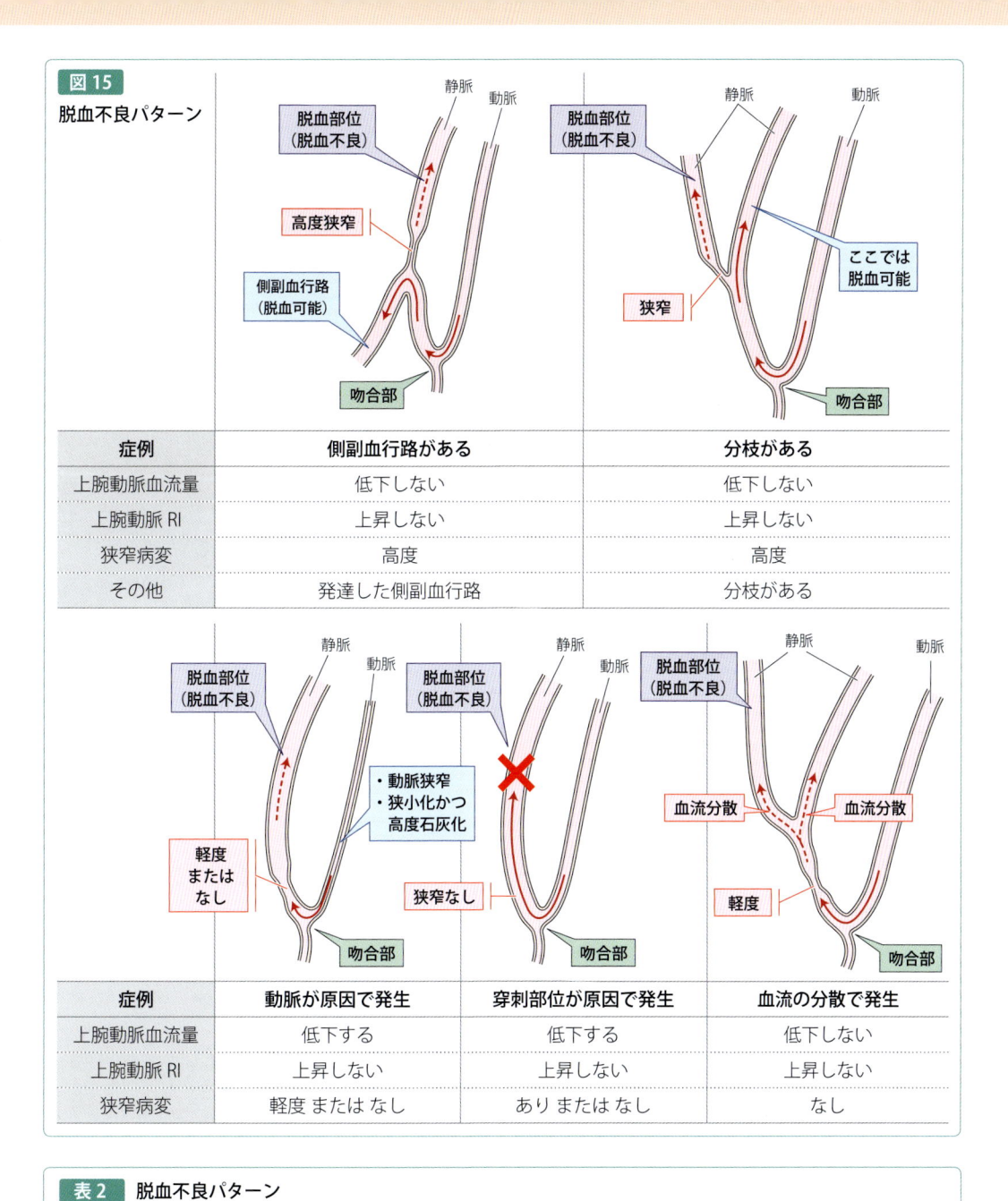

			シャント静脈 高度狭窄あり	シャント静脈 狭窄なし または 軽度狭窄
血流	不良	原因	血流供給不足	動脈の不良
		エコー所見	・血流低下 ・高度狭窄	・血流低下 ・動脈径や性状の不良(狭小, 狭窄, 高度石灰化)
	不良でない	原因	血流供給不足	①穿刺の問題※ ②血流が分散
		エコー所見	・血流低下 ・高度狭窄 ・側副血行路	①穿刺の障害となるもの ②血管分岐の存在

※原因として，血管の分岐に当たる，血管走行が深い，蛇行により血管壁に当たる，壁在血栓がある，内膜肥厚を伴う，静脈弁に当たる，などがある．

d 静脈圧の上昇（図16）

図16 ▶動画 静脈圧の上昇

72歳，男性，左前腕AVFの症例．最近，継続的に静脈圧の上昇を認めていた．

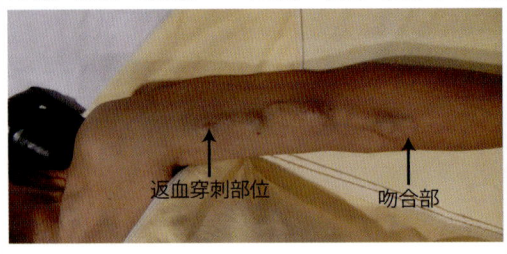

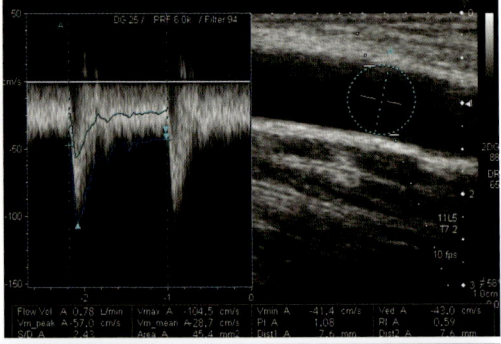

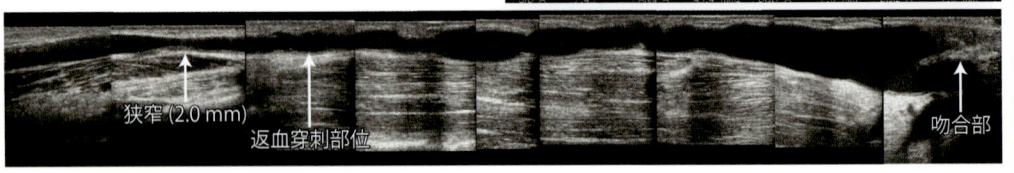

- 触診では，吻合部から返血穿刺部位まで拍動を認めた．
- 超音波検査における上腕動脈血流量は780 mL/min，RIは0.59であり，血流の低下は認めなかった．
- 形態評価では，吻合部から返血穿刺部位まで相対的な狭窄病変は認めるものの高度の狭窄病変は認めなかった．さらに中枢側を走査したところ，2.0 mmの狭窄病変を認めた．
- 総合評価として，返血穿刺部位やや中枢側の2.0 mm狭窄が静脈圧上昇の原因であると考えられた．なお，いくつかの相対的狭窄は今回の臨床症状とは関係ない．

> **Point**
> - 静脈圧の上昇を認める場合は，返血穿刺部位より中枢側の病変あるいは返血穿刺部位そのものに狭窄病変を認める．
> - 針先が血管壁に当たっているなど，穿刺部位によって静脈圧が上昇することがある．この場合，単発的に静脈圧が上昇することが多い．
> - Cephalic archの狭窄（cephalic arch stenosis：CAS）が原因となることもある．

138　F　バスキュラーアクセス

e 閉塞（図17）

- 触診では吻合部直上に強い拍動を触れ，それより中枢側では血管が硬くスリルを触れなかった．
- 超音波検査では上腕動脈血流量は 320 mL/min，RI は 0.57 であった．
- 形態評価では吻合部やや中枢側に狭窄病変を伴う血栓性閉塞を認めた．その後も血栓を認めたが分枝により血流は再開通，一部壁在血栓を認めたが，以降は狭窄病変なく開存していた．
- 脱血穿刺部位まで十分な血流が供給されていなかったこと，穿刺部そのものに血栓を形成していたことが脱血不良の原因であると考えられた．

図17　AVF 閉塞
65歳，男性，左前腕 AVF の症例．脱血不良にて超音波検査を依頼された．

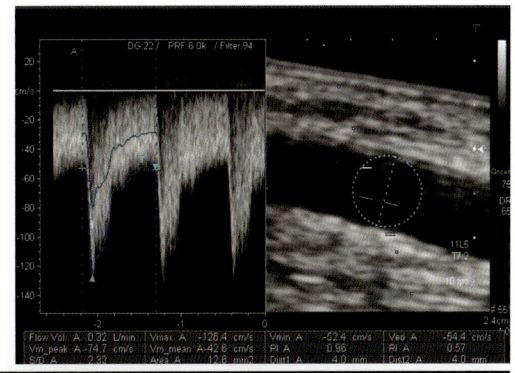

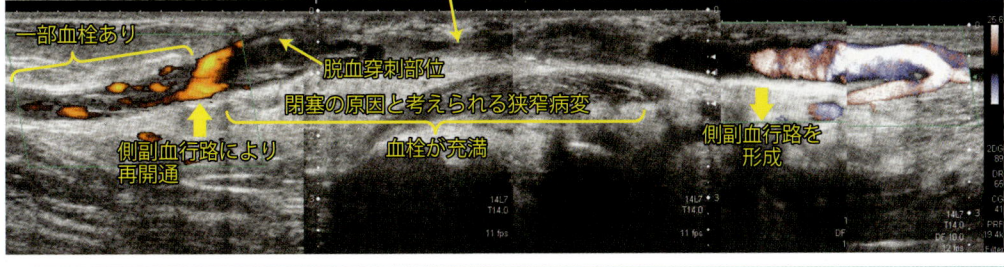

Point
- 閉塞機序として大部分が狭窄病変の進行を放置した結果，血栓が形成される．狭窄病変の段階で発見し治療につなげるのが超音波検査の役割の一つである．
- 本症例のように本幹が閉塞しているにもかかわらず，血流速波形が閉塞パターンを示さないことがある．このような場合は，必ず側副血行路を検索し血流が不良にならないことを証明する．
- 閉塞には血栓性閉塞と非血栓性閉塞があり，血栓の有無を依頼医に伝えることは，後の治療手技に大きく関与する．

Pitfall
閉塞症例においては，血栓性静脈炎を併発していることがある．プローブを当てただけで疼痛を訴える場合もあるため，検査時の走査に配慮する．

f 静脈高血圧症

- 最大の特徴はシャント肢の腫脹であり，原因となっている病変よりも末梢側に腫脹を伴う．
- 図18の症例はAVFを有する右上肢全体が腫脹しているため，責任病変は中心領域に存在すると推測される．
- 超音波検査では，腋窩静脈から鎖骨下静脈にかけて血栓性閉塞の存在を確認し，この病変がシャント肢腫脹の原因であると考えられた．鎖骨下静脈が内頸静脈と合流する部位では血流は再開通していた．
- 上肢全体の腫脹を認めた場合は，腋窩静脈や鎖骨下静脈など中心領域まで走査する必要がある．

図18 ▶動画 静脈高血圧症
腋窩静脈および鎖骨下静脈の閉塞
71歳，男性．右前腕AVFの症例．シャント肢の腫脹を認めたため超音波検査が依頼された．

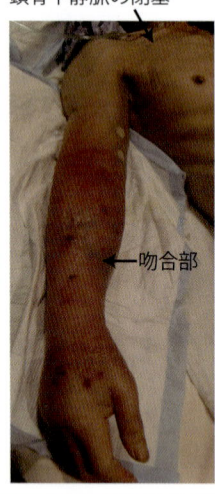

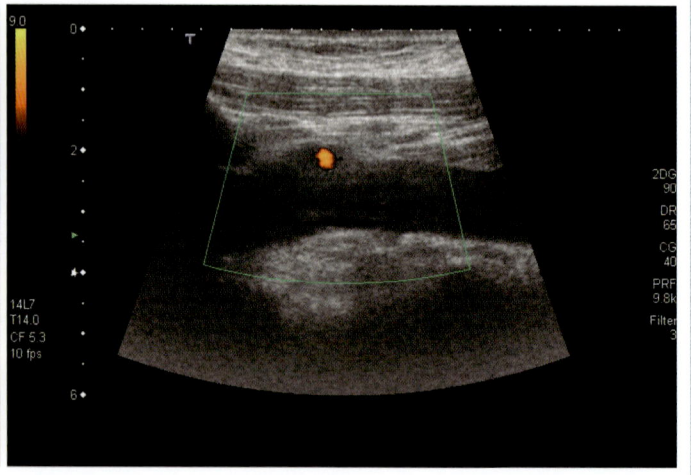

g 瘤

- 増大傾向がある場合や触診にて緊満感がある瘤は破裂の可能性がある．
- 図19の症例は，瘤の中枢側に狭窄病変を認める．瘤の大きさや壁厚を計測すると経時的な変化を把握することができる．
- 狭窄の程度が高度であるほど，末梢側にある瘤の内圧は高い状態になる．
- 狭窄病変により乱流が生じ，その中枢側の静脈が瘤化する場合がある．
- 瘤がある場合は，その前後を重点的に観察し，瘤を形成する原因を検索する．

図19 瘤
51歳，女性．左手関節部で動静脈を吻合したAVFの症例．吻合部の瘤精査のため，超音波検査が依頼された．狭窄病変の末梢側で血管内圧が上昇するため瘤を形成したと考えられる．

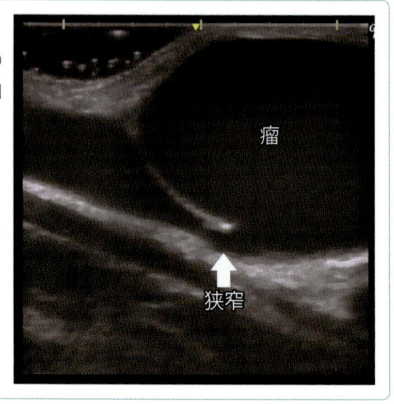

h 過剰血流

- 超音波検査における上腕動脈血流量が1,500〜2,000 mL/min 以上ある場合は，シャント血流が過剰である可能性がある．また，吻合口や動静脈径の拡大も特徴的な所見となる．
- 超音波検査は高拍出性心不全における補助的診断の一つとなる．過剰血流は長期的に心機能に影響を与えるが，心不全の診断はバスキュラーアクセス超音波検査のみでは証明できない．症状なども合わせて総合的に判断する必要がある．

i 感染

- 重症化すると致命的な合併症である．
- 感染部位に発赤を認め，炎症マーカーの上昇を認める．
- 図20 の症例では，AVF 吻合部に発赤を認める．超音波検査では発赤部に一致した血管壁に接する限局した低エコー域が観察された．この所見はシャント感染の特徴的な所見である．
- 血腫なども同様に低エコーを示し，画像上の鑑別は難しいことがある．他の臨床症状や検査所見も参考にする．

図20 ▶動画 感染

76歳，女性．左手関節部で吻合された AVF の症例．吻合部に発赤を認め，感染が強く疑われる．超音波検査においても，吻合部に接して限局した低エコー域を認めたため，感染が疑われた．

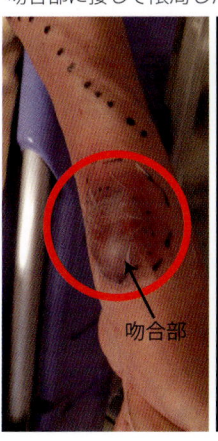

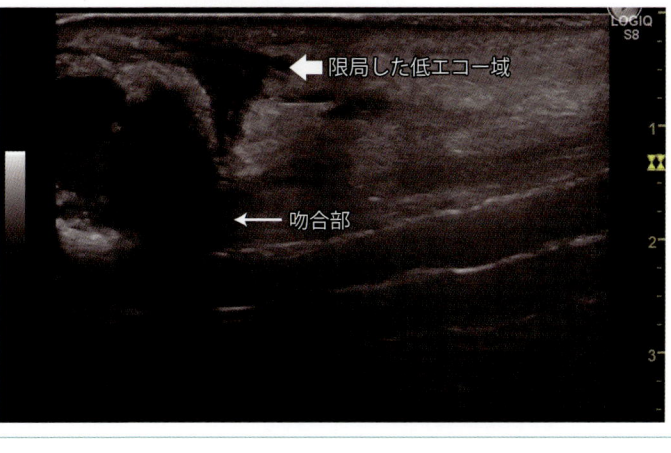

検査の進め方

標準的自己血管内シャント(橈骨動脈－橈側皮静脈の場合)

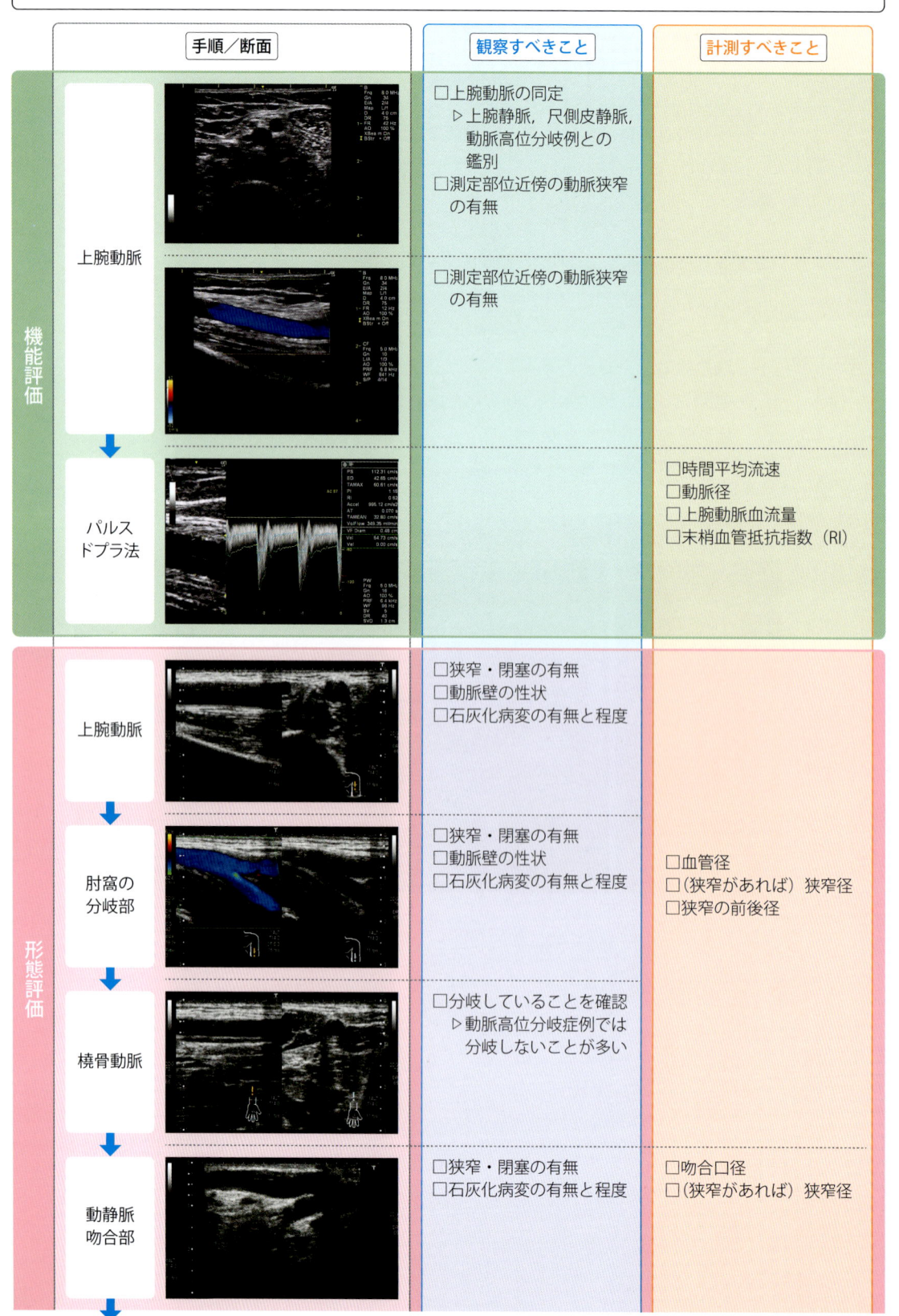

	手順／断面	観察すべきこと	計測すべきこと
機能評価	上腕動脈	□上腕動脈の同定 ▷上腕静脈，尺側皮静脈，動脈高位分岐例との鑑別 □測定部位近傍の動脈狭窄の有無	
	上腕動脈	□測定部位近傍の動脈狭窄の有無	
	パルスドプラ法		□時間平均流速 □動脈径 □上腕動脈血流量 □末梢血管抵抗指数(RI)
形態評価	上腕動脈	□狭窄・閉塞の有無 □動脈壁の性状 □石灰化病変の有無と程度	
	肘窩の分岐部	□狭窄・閉塞の有無 □動脈壁の性状 □石灰化病変の有無と程度	□血管径 □(狭窄があれば)狭窄径 □狭窄の前後径
	橈骨動脈	□分岐していることを確認 ▷動脈高位分岐症例では分岐しないことが多い	
	動静脈吻合部	□狭窄・閉塞の有無 □石灰化病変の有無と程度	□吻合口径 □(狭窄があれば)狭窄径

142　F　バスキュラーアクセス

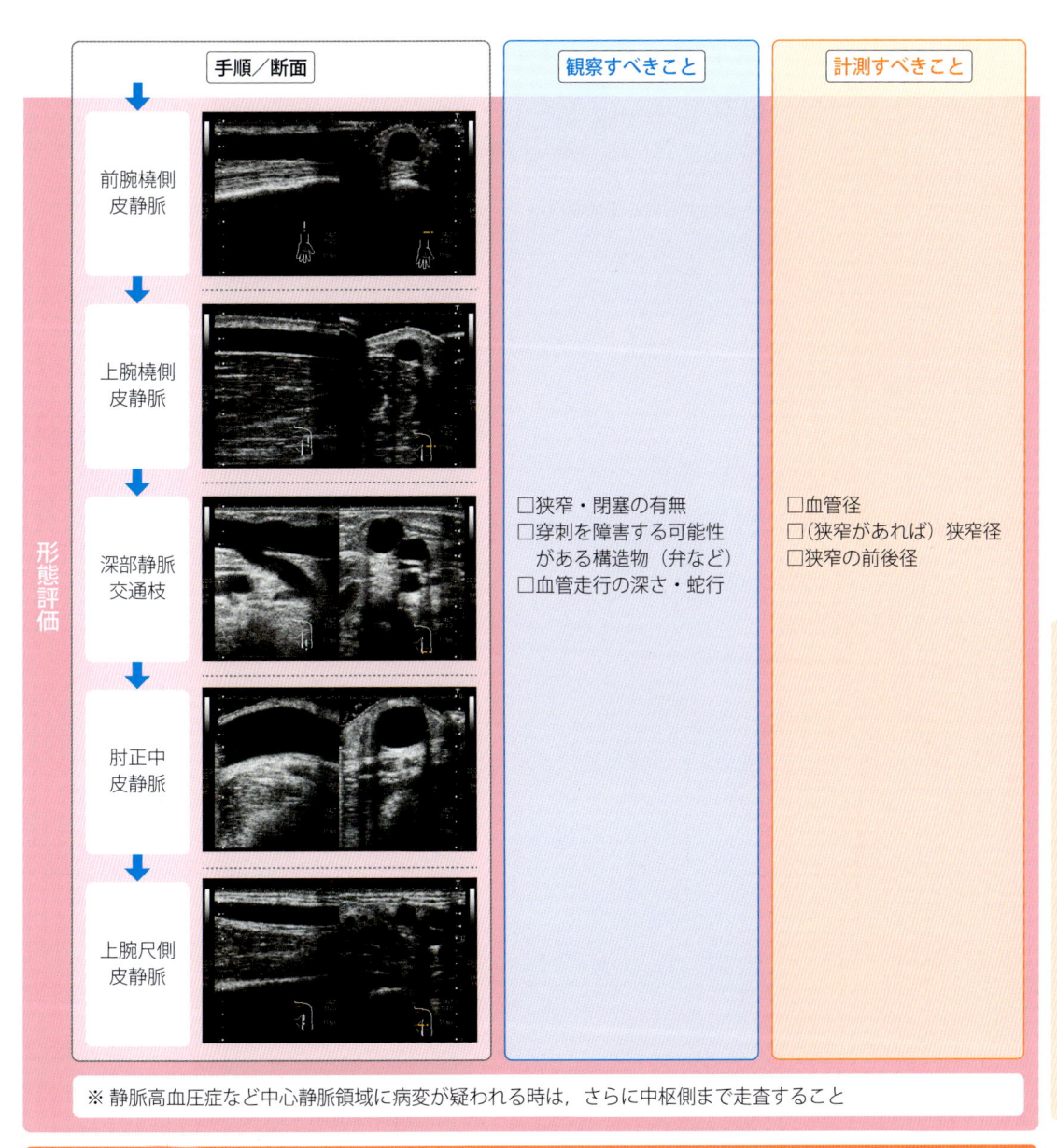

手順／断面	観察すべきこと	計測すべきこと
前腕橈側皮静脈 上腕橈側皮静脈 深部静脈交通枝 肘正中皮静脈 上腕尺側皮静脈	□狭窄・閉塞の有無 □穿刺を障害する可能性がある構造物（弁など） □血管走行の深さ・蛇行	□血管径 □（狭窄があれば）狭窄径 □狭窄の前後径

形態評価

※ 静脈高血圧症など中心静脈領域に病変が疑われる時は，さらに中枢側まで走査すること

総合評価 機能評価と形態評価から臨床症状を説明できる病変を指摘する

バスキュラーアクセス機能評価の基準値

	良好群	不良群
上腕動脈血流量	500～1,000 mL/min	500 mL/min 未満
末梢血管抵抗指数（RI）	0.6 未満	0.6 以上

（文献1より引用）

F バスキュラーアクセス

> 文献

1) 2011 年版 社団法人 日本透析医学会：慢性血液透析用バスキュラーアクセスの作製および修復に関するガイドライン．透析会誌 44: 855-937, 2011
2) 日本透析医学会統計調査委員会：わが国の慢性透析療法の現況（2008 年 12 月 31 日現在）．透析会誌 43: 1-35, 2010
3) 末光浩太郎：上腕における転位尺側皮静脈内シャントの有用性について．透析会誌 43: 183-188, 2010
4) 山本裕也，他：自己血管内シャントにおける脱血不良発生と超音波検査における機能評価および形態評価の関連性．透析会誌 45: 1021-1026, 2012
5) 村上康一，他：シャント管理における超音波パルスドプラー法の有用性について．腎と透析 56（別冊　アクセス 2003）：39-43, 2003

G

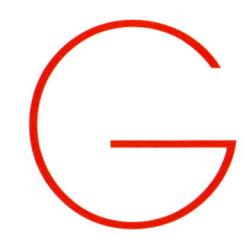

超音波ガイド下の中心静脈穿刺

1　静脈の解剖と中心静脈穿刺
2　超音波ガイド下の
　　中心静脈穿刺の実際とコツ

1 静脈の解剖と中心静脈穿刺

1.1 中心静脈の解剖学的特徴

図1 合併症回避に必須な解剖学的知識

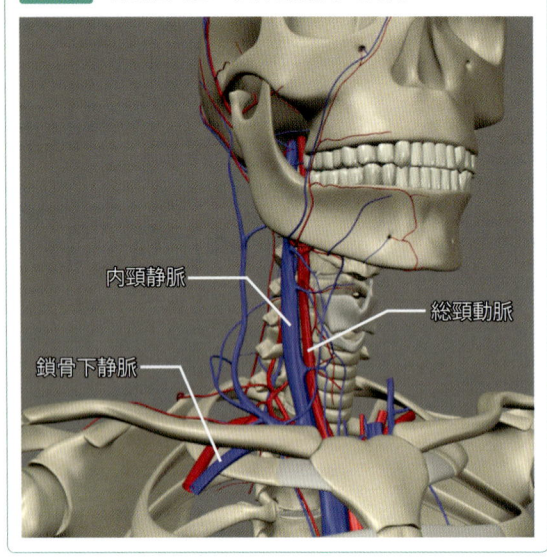

（内頸静脈，鎖骨下静脈，総頸動脈）

- 従来の教科書は，体表から確認できる筋肉・骨で手技を解説する．このため，内頸静脈の背後の解剖の説明はない．内頸静脈の背後には，誤穿刺により動静脈瘻・仮性動脈瘤を起こす甲状腺動脈や頸横動脈，脳梗塞の原因となる椎骨動脈が存在する．また，血胸の原因となる鎖骨下動脈も体格の小さな患者では，容易に到達する距離にある．
- ほとんどの症例で，内頸静脈は皮下1cmに存在している．常にこの図（図1）をイメージし，深く刺しすぎないよう心掛けてほしい．

a 中心静脈は，容量血管である

- 穿刺時に静脈圧を上げることが，穿刺の成功のポイントである（図2）．静脈圧が上がると静脈が拡張（標的が大きくなる）し，穿刺がしやすくなる（針で前壁を貫くのが容易）．

図2 内頸静脈の虚脱と拡張

ⓐ虚脱した内頸静脈　ⓑ拡張した内頸静脈　ⓒ心不全．
ⓐ（立位）とⓑ（Valsalva 手技）は同一人物の内頸静脈である．静脈の虚脱は，出血や脱水等，循環血液量減少の場合に認められる．一方，拡張は，心不全や腎機能障害など，循環血液量が増加した場合に認める．ⓒは，心不全患者の内頸静脈である．超音波プローブの圧迫によってもつぶれない．　A：動脈，V：静脈．

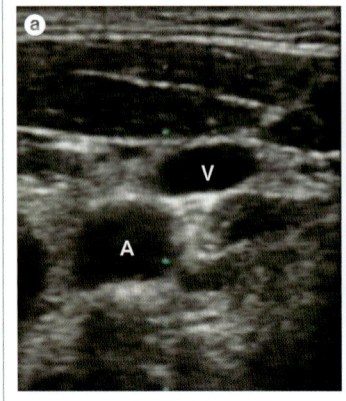

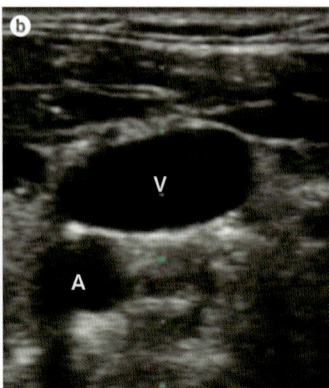

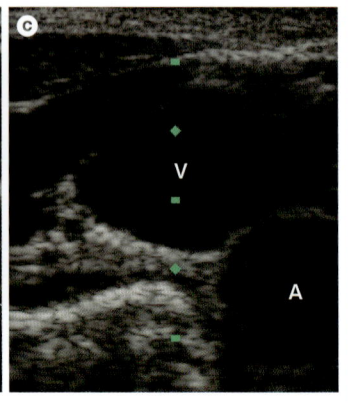

146　G　超音波ガイド下の中心静脈穿刺

> **Point** Trendelenburg position（頭低位）や，息こらえ（Valsalva手技）により，内頸静脈を拡張させることができる．傾斜できないベッドを使用している場合は，患者の下肢の下に布団や台を置き下肢を挙上させるとよい．鎖骨下静脈穿刺の場合は，穿刺側上肢に末梢静脈ラインを確保し，穿刺前に輸液を急速滴下する方法も有効である．

b 静脈には弁がある

- 静脈の弁の形状や開閉によって，ガイドワイヤーの挿入の容易さが変わる（図3）．

図3 静脈弁の開閉
内頸静脈の中枢側にある静脈弁，左は開いた状態，右は閉じた状態．

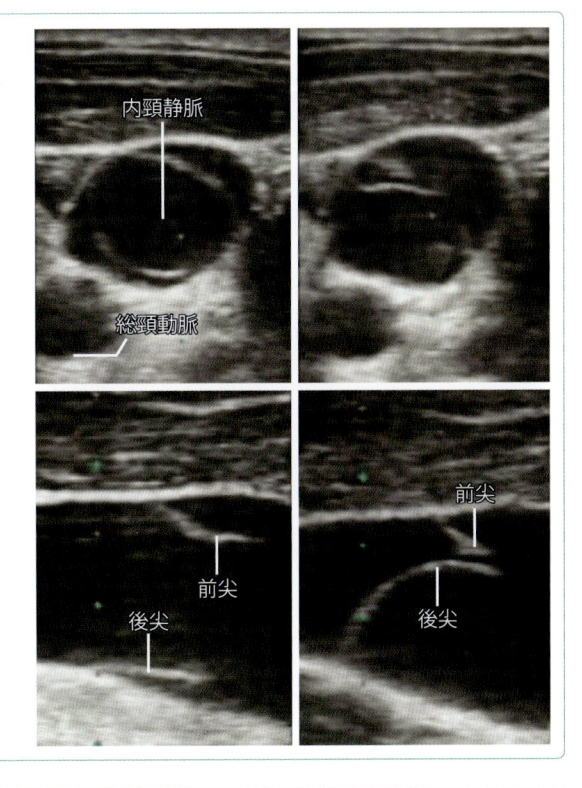

> **Point** 内頸静脈・鎖骨下静脈のいずれも，鎖骨の背側に静脈弁が存在する．ガイドワイヤーが鎖骨に到達する長さで，挿入困難が生じたら，弁による抵抗の可能性がある．

c 動静脈の見分け方

- 超音波プローブの圧迫により，静脈はつぶれるが，動脈はつぶれない．またこの時，動脈の拍動はより明瞭になる．カラードプラでは，動脈が心拍に一致した拍動流を示すのに対し，静脈はほぼ定状流に近いが，正確には，右心に関連した弱い拍動（静脈拍動）を示す．また，呼吸により胸腔内圧が変化することで，心臓に戻ってくる循環血液量が変動し，時折大きな拍動流があるように見える．

1.2 内頸静脈

- 内頸静脈は，皮下から浅く，太い（図4）ため，穿刺しやすい．
- 一般に内頸静脈は総頸動脈の外側に位置している場合が多い（図5）．
- 内頸静脈は，右側の方が左側より太い（図6）．

図4 内頸静脈の位置

成人の内頸静脈は，頸三角（胸鎖乳突筋鎖骨頭と胸骨頭および鎖骨で形成される頸部の三角形）の頂点近辺では，皮下1 cmに位置し，Trendelenburg position 10°では，前後径1 cm 左右径1.5〜2 cmの大きさがある．
A：動脈，V：静脈

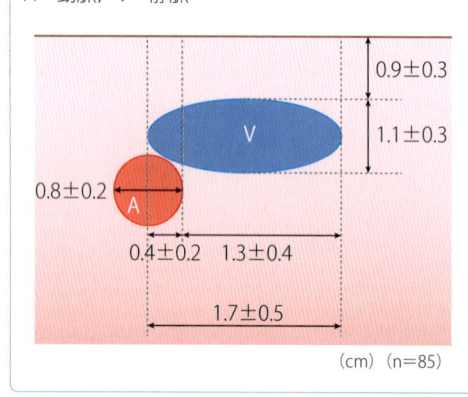

図5 内頸静脈と総頸動脈の位置関係

多くの場合，内頸静脈は総頸動脈の外側に位置しているが，中には動脈が完全に重なっていることもある．その場合，背側の動脈を誤穿刺しないよう注意が必要である．（文献3より引用）

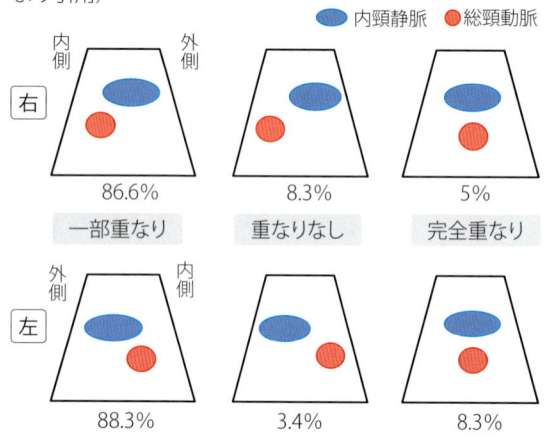

右
- 一部重なり 86.6%
- 重なりなし 8.3%
- 完全重なり 5%

左
- 88.3%
- 3.4%
- 8.3%

図6 内頸静脈の左右差

ⓐ 左内頸静脈
ⓑ 右内頸静脈
A：動脈
V：静脈

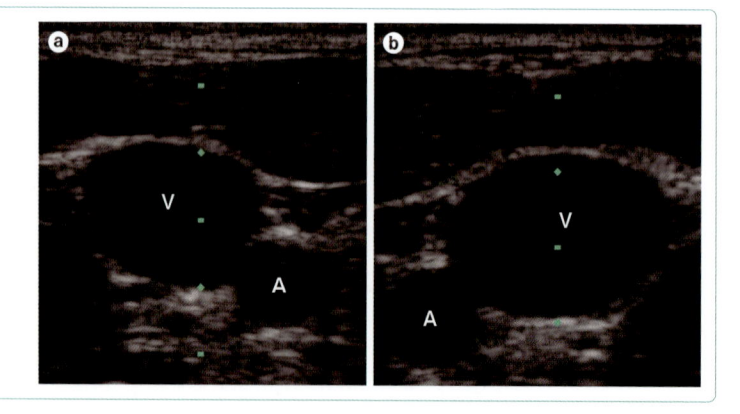

> **Point** 内頸静脈にかぎらず，鎖骨下静脈，大腿静脈ともに右側を穿刺した方が，合併症が少ないことがわかっている．このため，どの穿刺部位でも第一選択は右側である．

- 特に右内頸静脈は，上大静脈にほぼ直線的で近いため，標的静脈として最も理想的であるが，鎖骨に近づくにつれ，内頸静脈は内側に曲がり，穿刺が困難となる（図7）．
- 内頸静脈の後壁を貫くと，動脈誤穿刺の可能性があり危険である（図8）．

> **Point** 太い針は，静脈の前壁をなかなか穿刺できず時に後壁まで貫くことが多い．このため，穿刺針は細い方が穿刺時の機械的合併症が少ない（図9）．

G 超音波ガイド下の中心静脈穿刺

図7　内頸静脈の走行

内頸静脈は頸三角の頂点近辺では，前方から見ると気管とほぼ平行に走行しているが，鎖骨に近づくと，内側に曲がる．これは，縦隔内に入るために，肺尖部を避けなければならないからである．頸三角の中点より鎖骨よりで穿刺を行う際に，針を皮下に刺入後，すぐに内頸静脈を捉えられなければ，穿刺が成功しないだけでなく，鎖骨下動脈や肺の損傷を引き起こす．

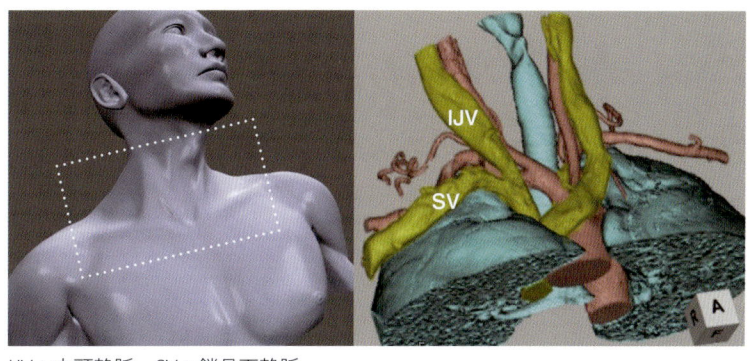

IJV：内頸静脈，SV：鎖骨下静脈

図8　内頸静脈の背側にある細動脈

後方には椎骨動脈や横頸動脈，上・下甲状腺動脈などの細動脈が存在し，さらに，深部には鎖骨下動脈がある．このため，内頸静脈の後壁を貫く操作は，動脈誤穿刺のリスクがある．

破線：頸三角頂点から同側乳頭方向に穿刺すると，深部に細動脈が多数存在する．深く刺すと，これらを誤穿刺してしまう．

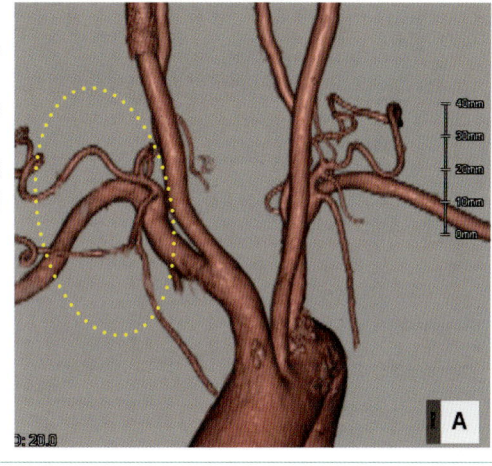

図9　太い穿刺針と細い穿刺針の違い

本症例は同一患者である．16G針で穿刺・血管確保を試みたが確保できなかったため，22G針で穿刺・血管確保をした．

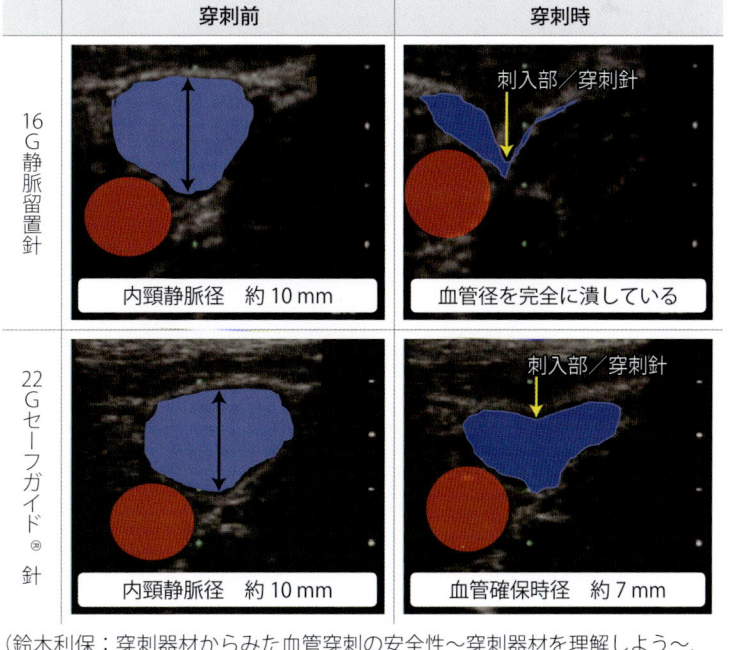

	穿刺前	穿刺時
16G静脈留置針	内頸静脈径　約10 mm	刺入部／穿刺針　血管径を完全に潰している
22Gセーフガイド®針	内頸静脈径　約10 mm	刺入部／穿刺針　血管確保時径　約7 mm

（鈴木利保：穿刺器材からみた血管穿刺の安全性〜穿刺器材を理解しよう〜．中馬理一郎，鈴木利保（編）：中心静脈・動脈穿刺—Lisaコレクション—．メディカル・サイエンス・インターナショナル，pp50-58，2011より引用）

G　超音波ガイド下の中心静脈穿刺

1　静脈の解剖と中心静脈穿刺

1.3 鎖骨下静脈

- 鎖骨下静脈は，皮下1.5〜2 cmの深さに存在し，前後径1 cm弱，左右径1 cmの静脈である．肺とは数 mm しか離れておらず，動脈とも接しているため，気胸や動脈誤穿刺を起こしやすい（図10）．
- カテーテルの感染率が低く，患者の違和感は少ないため，長期留置に適している．

> **Point　鎖骨下静脈の走行（図7）**
> - 鎖骨下静脈は，鎖骨に近い部分は肺にも動脈にも近いが，皮下の浅いところに存在する．一方，鎖骨から離れて腋窩に近づくにつれ静脈は肺や動脈から離れ，誤穿刺のリスクは低くなるが，皮膚から深くなるため穿刺が難しくなる．
> - 解剖学上，鎖骨下静脈は第一肋骨外縁から始まるため，前胸部であっても鎖骨から1横指離れた部分は，実は腋窩静脈である．腋窩で穿刺するという誤解を避けるために，この部分を鎖骨尾側腋窩静脈と呼ぶことがある．

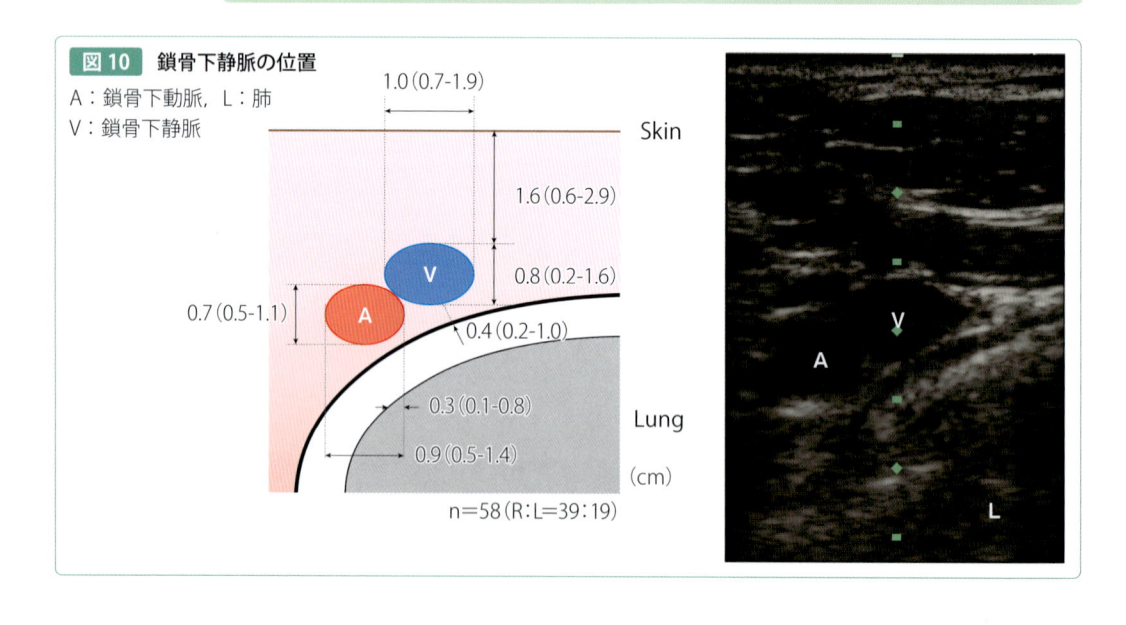

図10　鎖骨下静脈の位置
A：鎖骨下動脈，L：肺
V：鎖骨下静脈

a 血栓性閉塞

- 血栓があると，穿刺やガイドワイヤーの挿入ができないだけでなく，操作による血栓の飛散は，肺梗塞の危険を生じる．

> **Point** 超音波プローブで圧迫しても，静脈がつぶれない，内腔に淡い陰影（図11）があるなどで気づかれることが多い．カラードプラで血流の有無を確認することで確定できる．

図11 血栓
青：淡い陰影は血栓である．注意して見ないと気づきにくい．

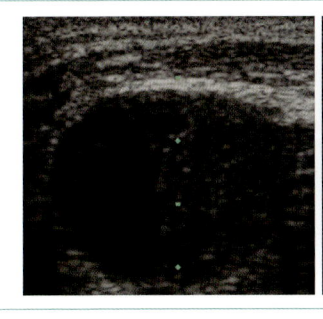

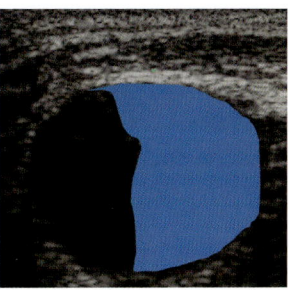

b 中枢性閉塞

- 鎖骨の背側や腕頭静脈レベルでの中枢性閉塞があると，超音波で直接血栓を確認することはできない．

> **Point** 中心静脈穿刺の既往，静脈の拡張，カラードプラで血流の確認ができない，ガイドワイヤーが進まないなどで気がつくことが多い．中枢性閉塞がなく，ただ血流が少ないだけの場合，患者に大きな呼吸をしてもらうと，流れが確認できる．

1.4 大腿静脈

- 大腿静脈は心肺蘇生中も心マッサージを中断することなく穿刺が行える．
- 血液浄化療法の透析用カテーテル挿入や経皮的心肺補助（PCPS）の脱血回路確保としても重要である．
- 一般に感染率が高く，血栓を形成しやすいため長期留置には向いていない．
- 穿刺部位：大腿静脈は，鼠径溝（足の付け根の皺）付近では，大腿動脈の外側に位置し，動脈との重なりも少ないので，穿刺に適している．

> **Point** 鼠径靱帯より頭側では，腹腔内・後腹膜出血が起こりやすく危険である．鼠径溝より2横指以上尾側では，動静脈の分枝が多く，さらに尾側では，静脈は動脈の背側に位置するため，穿刺が難しい．穿刺は右側を選択するとよい．総腸骨静脈から下大静脈への移行部の角度が右側より左側の方が比較的鈍角であるため，左総腸骨静脈は左総腸骨動脈の圧迫を受けやすく，狭窄，血栓形成の可能性があるためである．

2　超音波ガイド下の中心静脈穿刺の実際とコツ

2.1　超音波ガイド下穿刺とは

- 超音波断層像を用いて，標的静脈の位置を確認後，皮膚にマーキングをして穿刺を行う static method と，超音波断層像を観察しながら穿刺を行う real-time (or dynamic) method がある．以下，real-time method について説明する．
- 画像：超音波を用いた穿刺では，静脈の輪切りの像である短軸像，縦切りの像である長軸像のいずれかを用いる．
- 運針：超音波の走査線と穿刺針との関係から，超音波走査線内で針を進める平行法と，走査線の外から針が入ってくる交差法がある．
- 手技：観察画像と運針から，短軸交差法，長軸平行法がある．

2.2　短軸交差法

- 短軸交差法では，針の進行方向と標的静脈の走行を一致させる．

> **Point**　静脈の走行に沿ってなぞるようにスキャンする sweep scan technique（図12）と，超音波プローブを振るようにスキャンする tilting scan technique（swing scan technique）（図13）がある．画像の中央に静脈が位置するように，この2種類のスキャンを組み合わせることで，超音波プローブを静脈の走行と直角に置くことができる．言い換えると，超音波断層像の向こう側に，まっすぐ静脈が位置する形になる．

a　針の位置の確認

- 間接証拠：針の位置は，針を微細に前後に動かす（キツツキが木をつつくような動作：jabbing motion）と針の近傍の組織が動き，それを超音波断層像で見ることができる．
- 直接証拠：針が超音波走査線に入ると，輝度の高い白い点として見ることができる．

b　穿刺角度の調節

- 安全に穿刺するには，針が静脈の前壁を貫くのを確認する必要がある．針が静脈前壁を穿通する画像を描出するために，穿刺角度の調節が必要となる．穿刺角度の調節では，針を動かすか，超音波プローブを動かして（図14），最適な角度（静脈前壁を貫くのが確認できる角度）に調節する．

図12　Sweep scan technique

静脈の走行に沿ってスキャンしていないと，スキャン中に画面の左右に静脈が動く．静脈が常に画面の中央に位置するようにスキャンした時，静脈の走行に沿ってスキャンしたことになる．

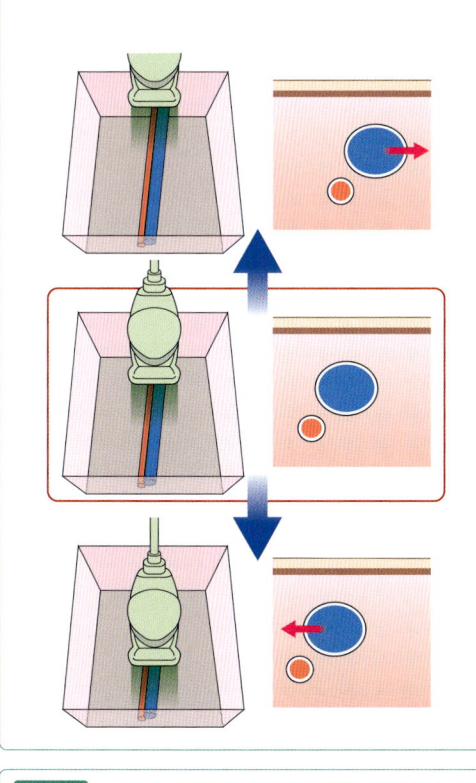

図13　Tilting scan technique (swing scan technique)

Sweep scan technique だけでは，静脈の走行に対してプローブが斜めでスキャンしても気がつかない．このため，tilting scan technique (swing scan technique) が必要となる．tilting scan technique (swing scan technique) においても，静脈の走行に沿ってスキャンしていないと，スキャン中に画面の左右に静脈が動く．静脈が常に画面の中央に位置するようにスキャンした時，静脈の走行に沿ってスキャンしたことになる．

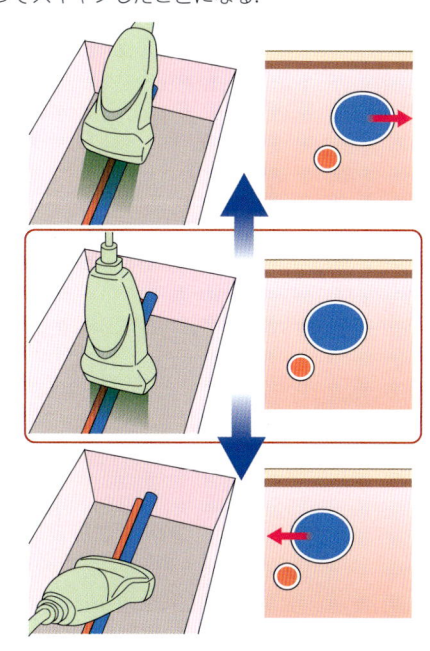

図14　プローブを動かして穿刺角度を調節する

ⓐ 皮膚に対して 30°程度の鋭角で，針を刺入する．
ⓑ 針をゆっくり進め超音波走査線内に入ったら，針先が白い輝点として認められる．
ⓒ プローブを傾けて，走査線を針の進行方向に向けて少し動かし固定する．

針を進め，再び走査線内に入ると，ⓑのように白い輝点として針先の位置が確認できる．ⓑ～ⓒを繰り返し，針先の位置を確認しながら，静脈に近づく．

ⓓ 針先が静脈の前壁に到達したら，針先の圧迫により静脈前壁に小さな凹みができる．この状態を確認したら，針が進みすぎて後壁まで貫かないように注意して，穿刺を行う．

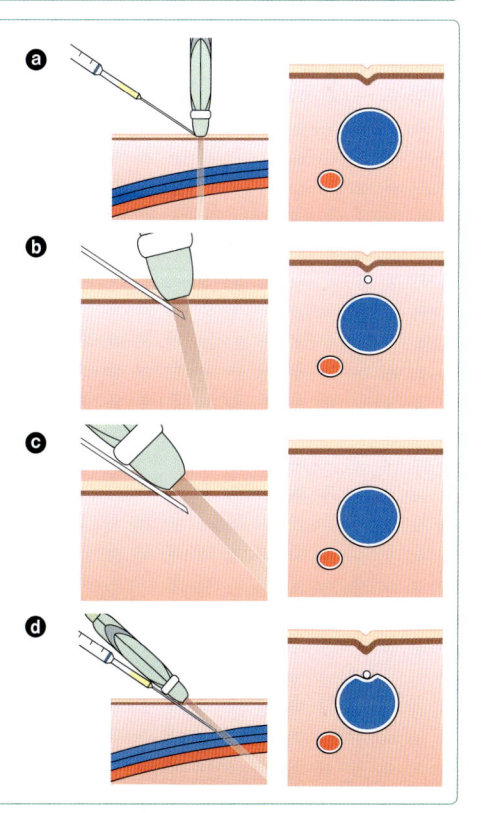

2　超音波ガイド下の中心静脈穿刺の実際とコツ

c 穿刺成功の確認

- 標的静脈を穿刺できたからといって，成功とはかぎらない．安全・確実な穿刺のためには，穿刺後，ガイドワイヤーが静脈内腔に存在しているのを確認する（短軸像と長軸像で，静脈後壁にガイドワイヤーが接していく様子を描出する）．穿刺針が静脈を貫いてしまった場合は，ガイドワイヤーも静脈外に存在する．外筒針の場合は，血液の逆血の確認と圧を測ることで確認する（図15）．

図15 ▶動画 短軸交差法

この動画では，内頸静脈穿刺を短軸交差法で行っている．穿刺角度はプローブを動かすことで調節した．

01:00:09:00　Sweep scan technique
01:00:11:06　Swing scan technique
01:00:18:00　穿刺開始
01:00:21:10　ⓐ 黄色破線に jabbing motion による組織の動きを認める．
01:00:22:21　ⓑ 黄色矢印が needle tip，その下に acoustic shadow を認める．
01:00:31:05　ⓒ Needle tip（黄色矢印）が，静脈前壁のすぐ上に見える．
01:00:32:05　ⓓ Needle tip（黄色矢印）が，静脈前壁を押している．その上に針の柄 shaft が見える（白矢印）
01:00:36:07　ⓔ Needle tip（黄色矢印）が，静脈内に見える．

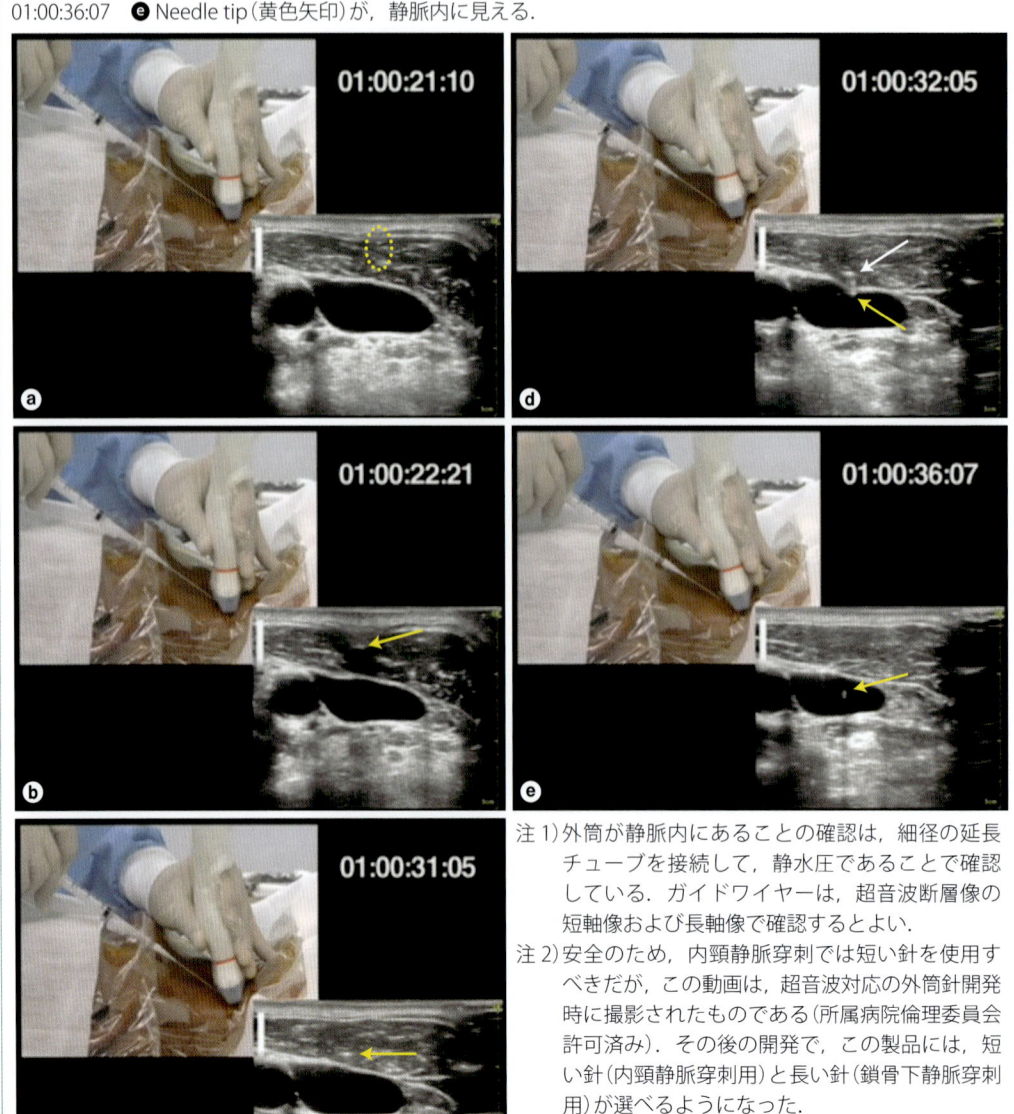

注1）外筒が静脈内にあることの確認は，細径の延長チューブを接続して，静水圧であることで確認している．ガイドワイヤーは，超音波断層像の短軸像および長軸像で確認するとよい．

注2）安全のため，内頸静脈穿刺では短い針を使用すべきだが，この動画は，超音波対応の外筒針開発時に撮影されたものである（所属病院倫理委員会許可済み）．その後の開発で，この製品には，短い針（内頸静脈穿刺用）と長い針（鎖骨下静脈穿刺用）が選べるようになった．

2.3 長軸平行法

- 長軸平行法では，
  ①静脈の直線部分を探す（短軸像を用いる）
  ②超音波走査線内で穿刺針を進めるため，ニードルガイドを使用する
  ③静脈の中心を通る長軸像を描出する（図16，side-scape scan）
  などのポイントをクリアすると，ピットフォールを避けることができる．
- 穿刺の前に，プローブを両サイドに swing させ（side-swing scan），静脈の近傍にある組織を観察し，誤穿刺しないように注意する（動脈や肺などが描出されない画像を選択する）．
- 穿刺針がニードルガイドから外れないように，注意しながら穿刺を行う．最初の穿刺は，穿刺針と皮膚の間の角度を小さめにし，穿刺針の刺入角度を確かめるとよい．刺入角度がわかったら，超音波断層像内で静脈前壁を穿刺できるように角度を調節する．

図16 静脈の中心を通る長軸像の描出（side-scape scan）

ⓐ 静脈の短軸像を90°回転して長軸像を得る．
ⓑ この時，長軸像は静脈の中心を通っていないことが多い．
ⓒ 近位端を固定して，時計回りに遠位端を動かし，右側壁を確認する．
ⓓ 近位端を固定して，反時計回りに動かして，左側壁を確認する．
ⓔ 両側壁の中間点に，プローブ遠位端を固定する．
ⓕ 遠位端を固定したまま，近位端を反時計回りに回転させ，右側壁を確認する．
ⓖ 遠位端を固定したまま，近位端を時計回りに回転させ，左側壁を確認する．
ⓗ 両側壁の中間点に，プローブ近位端を固定すると，真の長軸像が得られる．

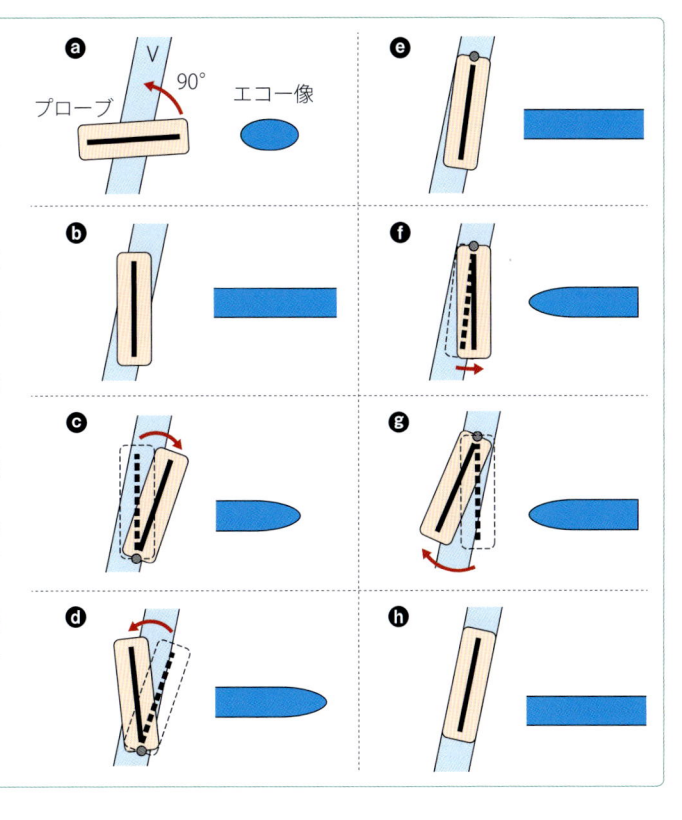

2.4 超音波ガイド下穿刺の利点と問題点

- 超音波ガイド下穿刺は，従来の解剖学的指標のみを目印に穿刺する anatomic landmark technique ランドマーク法に比べて，穿刺成功率が高く，合併症発生率が低い．
- 超音波断層像は，2次元の平面画像であるため，3次元の立体と異なる．ここにピットフォールが生じる（図17，18）．
- 理論に基づいた手技でのみ，ピットフォールが回避できる．

図17 短軸交差法のピットフォール
超音波断層像（短軸）では，標的静脈の上に針のエコー像がありうまくいきそうに見える．しかし，3次元では，針の進行方向は，静脈の走行と異なっているため，穿刺に失敗する．

短軸
実際には…
（穿刺部位真上からみた概念図）

図18 長軸平行法のピットフォール
超音波断層像では，標的静脈内に針先が入っているように見えるが，針先は静脈の横に逸れている．

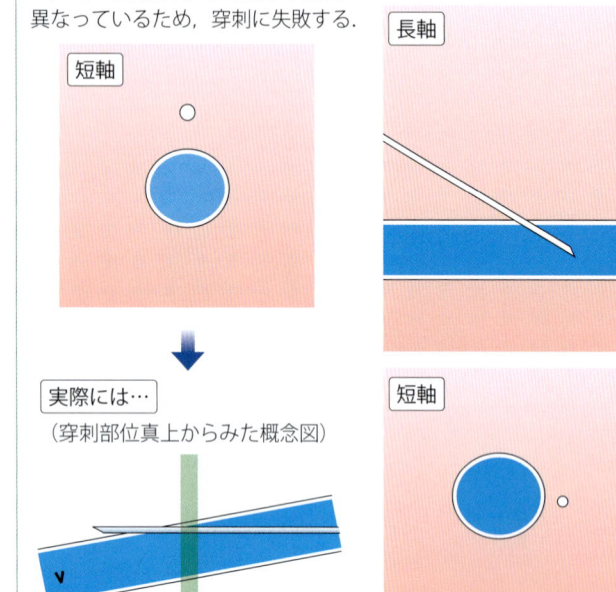

長軸
短軸

文献

1) 徳嶺譲芳：超音波ガイド下中心静脈穿刺法マニュアル．総合医学社，2007
2) 松田光正：超音波ガイド下中心静脈穿刺に適した器材とは？—器材が血管に及ぼす影響—．日臨麻会誌 32: 872-882, 2012
3) 松田光正，他：超音波診断装置を用いた内頸静脈の左右差についての検討．日臨麻会誌 25: 331-337, 2005
4) 徳嶺譲芳：超音波ガイド下の中心静脈穿刺．超音波検査テクニックマスター Vascular Lab 9: 236-243, 2012
5) Tokumine J, et al: A novel cannula-over-needle system for ultrasound-guided central venous catheterization. J Anesth 26: 941-942, 2012
6) Tokumine J, et al: Three-step method for ultrasound-guided central vein catheterization. Br J Anaesth 110: 368-373, 2013

血管エコーハンドブック | 索引

あ
アーチファクト	57
アテローム血栓性脳梗塞	3

う
右左シャント	4, 36
右腎動脈狭窄症	80

え
腋窩静脈	122, 123, 140
腋窩動脈	122, 123
炎症性大動脈瘤	53
延髄	30
エントリー	45
エンドリーク	55

か
外頸動脈	5
外腸骨静脈	106
外腸骨動脈	64, 86
外膜嚢腫	90
潰瘍病変	15
拡張型心筋症	4
拡張末期血流速度	11, 16, 69, 80, 129
角度補正	8, 27
下肢静脈エコー	107
下肢静脈瘤	116
下肢動脈エコー	88
下肢動脈閉塞症	92
下肢動脈瘤	98
過剰血流	141
仮性動脈瘤	96
下大静脈フィルター	114
下腸間膜動脈	64, 42
可動性プラーク	15, 49
感染	141
感染性大動脈瘤	53
冠動脈洞	42

き
奇異性脳梗塞症	4
奇異性脳塞栓症	36
偽腔	22, 45
偽腔開存型大動脈解離	45
偽腔閉塞型大動脈解離	45
機能評価	129
弓状動脈	65
急性深部静脈血栓症	107
急性動脈閉塞	99
丘陵突起	30
狭窄後血流波形	54, 88
狭窄病変長	20
鏡面像	57

く
くも膜下出血	32

け
経胸壁心エコー図検査	22
脛骨静脈	104
経食道心エコー	36
形態評価	129, 133
経頭蓋エコー	25
頸動脈エコー	5
頸動脈解離	22
頸動脈狭窄	16
頸動脈ステント留置術	19
頸動脈内膜剥離術	19
頸動脈閉塞	16
血管炎	4, 24
血管径による狭窄率	92
血栓性静脈炎	139
血栓性閉塞	139, 140, 151
血流量	122

こ
後下小脳動脈	3, 25, 30
後脛骨静脈	104
後脛骨動脈	86
高血圧	66
後大脳動脈	25, 2
高拍出性心不全	141
コントラストエコー	37
コンベックスプローブ	5, 72, 88, 108

さ
最大収縮期血流速度	16
サイドローブ	57
鎖骨下静脈	122, 123, 140, 146, 147, 150
鎖骨下動脈	5, 42, 122, 123
残存プラーク	20
サンプルポイント	8
サンプルボリューム幅	8

し
時間最大血流速度	129
時間平均血流速度	129
自己血管内シャント	122, 124
膝窩静脈	104
膝窩静脈-小伏在静脈接合部	117
膝窩静脈血栓	90
膝窩動脈	86
膝窩動脈瘤	98
膝窩膿腫	90
尺骨動脈	122
尺側皮静脈	122, 123, 128, 133
尺側皮静脈転位内シャント	124, 128
シャンパンボトルネックサイン	33
収縮期加速時間	13, 69, 78, 80, 88
収縮期最高血流速度	16, 69, 80, 88, 132
収縮期ピーク波	79
主幹脳動脈狭窄・閉塞	31
粥腫	52
腫脹	140
上大静脈	123
上腸間膜動脈	64, 42
小伏在静脈	105
静脈圧上昇	133, 138
静脈圧迫法	112
静脈高血圧症	127, 133, 140
静脈弁	147
小葉間動脈	65
上腕静脈	122, 123
上腕動脈	122, 133
上腕動脈血流量	129, 134
上腕ループ型	126
心機能低下例	126, 127
真腔	45
腎血管性高血圧	66
心原性脳梗塞栓症	3
人工血管置換術	54
人工血管内シャント	124, 126
心臓腫瘍	36
心大血管手術	52
深大腿静脈	104
深大腿動脈	86
深腸骨回旋動脈	106
深腸骨回旋静脈	106
腎動脈	42, 64

157

腎動脈エコー	66	鼠径靭帯	151	動脈高位分岐症例	130
腎動脈狭窄症	66	**た**		動脈硬化性腎動脈狭窄症	80
腎内動脈	65	大後頭孔	25, 30	動脈表在化	124, 127
深部静脈血栓	4	大後頭孔アプローチ	30	**な**	
深部静脈血栓症	110	大腿静脈	151	内頸静脈	123, 146, 147, 148
深部静脈交通枝	122, 123, 133	大腿静脈-大伏在静脈接合部	117	内頸動脈	2, 5, 10, 25, 122
心房細動	4	大動脈	42	内頸動脈狭窄	16
心房中隔欠損症	36	大動脈エコー	46	内腸骨静脈	106
心房中隔瘤	36	大動脈解離	44	内腸骨動脈	64, 86
心膜液貯留	58	大動脈基部再建術	49	内転筋腱裂孔	86
す		大動脈原性脳塞栓症	37	内膜中膜複合体厚	8
ズーム	10	大動脈フラップ	57	**に**	
水平部	29	大動脈弁逆流	58	二次性高血圧	66
スチール症候群	127	大動脈弁輪拡張症	49	**の**	
ステント	20, 82	大動脈瘤	43	嚢状瘤	51
ステントグラフト治療	50	大伏在静脈	105	脳塞栓症	36
ステントグラフト内挿術	55	高安動脈炎	24	脳底動脈	25, 30
ストリッピング術	109	多重反射	57	**は**	
スラント機能	7	脱血不良	136	バージャー病	101
スリル	135	タバチエール	124	肺動静脈瘻	37
せ		短軸径狭窄率	16	肺動脈血栓症	110
セクタプローブ	73, 76, 90, 93	短軸交差法	152	バイパスグラフト術	54
線維筋性異形成	82	短軸面積狭窄率	16	拍動係数	11, 13
前脛骨静脈	104	**ち**		剥離端	20
前脛骨動脈	86	中心静脈	146	バスキュラーアクセスに対するエコー	129
穿刺針	148	中心静脈穿刺	146	馬蹄腎	53
穿刺部合併症	96	中枢性閉塞	151	**ひ**	
浅側頭動脈	33	肘正中皮静脈	122, 123, 133	非血栓性閉塞	139
浅大腿静脈	104	中大脳動脈	2, 25, 33	腓骨静脈	104
浅大腿動脈	86	中脳	27	腓骨動脈	86
前大脳動脈	2, 25	超音波ガイド下穿刺	152	脾動脈	64
穿通枝	105	超音波造影剤	31	皮膚潅流圧測定	87
前頭骨窓	25	蝶形骨縁	27	表在静脈	105
前腕ループ型	126	長軸径狭窄率	16	ヒラメ静脈	104
そ		長軸平行法	152, 155	**ふ**	
造影剤	36	**つ**		腹腔動脈	42, 64
総肝動脈	64	椎骨静脈	12	伏在型静脈瘤	107
総頸動脈	5, 10, 42, 146, 148	椎骨動脈	5, 12, 25, 30, 42	不全穿通枝	118
総大腿静脈	104	——の閉塞部位診断	18	プラーク	9, 13
総大腿動脈	86	椎骨脳底動脈	2	プラーク分類	9
総腸骨静脈	106	**て**		フラップ	45
総腸骨動脈	42, 64, 86	低輝度プラーク	9, 10	ブルーミング	9
総腸骨動脈瘤	98	抵抗係数	11, 13, 69, 78, 80	プローブ	5
足底動脈	87	**と**		コンベックス	5
側頭骨窓	25	橈骨動脈	122	マイクロコンベックス	5
側頭骨窓アプローチ	27	橈側皮静脈	122, 123, 133	リニア	5
側頭動脈炎	24	動静脈瘤	97	**へ**	
足背動脈	87	洞不全症候群	4	閉塞性血栓血管炎	101
側副血行路	136, 139	動脈解離	4		

壁内血腫	45
壁内出血	45

ほ

縫合糸	20
紡錘状瘤	51
発赤	141
ポリウレタン	126
本態性高血圧	66

ま

マイクロコンベックスプローブ	5
マカロニサイン	24
末梢血管抵抗指数	122, 129, 134
マントルサイン	53

み

脈なし病	24
ミルキング	117

も

もやもやエコー	115
もやもや病	32

ゆ

疣贅	36

よ

要注意プラーク	15

ら

ラクナ梗塞	3
卵円孔開存	4, 36
ランドマーク法	152

り

リエントリー	45
リニアプローブ	5, 108
瘤	140
流速レンジ	6, 26

わ

腕頭静脈	122, 123
腕頭動脈	5, 42

A

AC サイン	52
Adamkiewics 動脈	61
anechoic crescent sign	52
AT	13, 69, 78, 80, 88
AVF	124
AVG	124, 126

B

Boyd 穿通枝	105
BVT	124, 128

C

CAS	19
CEA	19
Cephalic arch	122, 123, 138
Cephalic arch stenosis	138
Cockett 穿通枝	105

D

David 術	49
Debakey 分類	44
diameter reversal sign	33
Dodd 穿通枝	105

E

echolucent plaque	15
ECST 法	16
ED ratio	16
EDV	11, 13, 16, 69, 78, 80, 129
entry	22
ESP	79

F

far wall	10
fibrous cap	15
flap	22

H

HITS	35
Hunter 穿通枝	105
hypoechoic halo sign	24

I

IMC	8
IMH	45
IMT	8
IMT 自動計測法	13
intramural hematoma	45

J

jellyfish plaque	15

L

landing zone	50

M

max IMT	10, 13
May 穿通枝	105
mean IMT	13
MES	35

N

NASCET 法	16
near wall	10
NINDS-III 分類	3

O

OM ライン	27

P

papillary fibroelastoma	36
PEP	126
PICA END	18
PSV	13, 16, 69, 75, 78, 80, 88
PTFE	126

R

RAR	69, 75, 80
re-entry	22
RI	11, 13, 69, 78, 80, 129, 134

S

SFJ	117
side-scape scan	155
side-swing scan	155
spasm	32
SPJ	117
SPP	87
ST junction	42
STA-MCA 吻合術	33
Stanford A 型解離	62
Stanford B 型解離	62
Stanford 分類	44
sweep scan technique	152
swing scan technique	152

T

TAMV	129
TAO	101
TASC II	93
TAV	129
TC-CFI	25
TCD	25
tilting scan	27, 70
tilting scan technique	152
to and fro	19, 96
TOAST 分類	3
TVF	91

V

Valsalva 洞	42
Valsava 負荷	36
vascular remodeling	9

W

Wells DVT score	110
Willis 動脈輪	2

《シリーズ》 心エコーハンドブック	編集　竹中　克（日本大学板橋病院循環器内科／東京大学医学部附属病院検査部） 戸出浩之（群馬県立心臓血管センター技術部）

★	基礎と撮り方　　B5判・123頁・オールカラー・綴込付録	ISBN978-4-7653-1511-1	定価（本体3,800円＋税）
★	心臓弁膜症　　B5判・124頁・オールカラー・別冊付録	ISBN978-4-7653-1531-9	定価（本体3,800円＋税）
★	先天性心疾患　　B5判・234頁・オールカラー・ウェブ動画 〔編集協力〕瀧聞浄宏（長野県立こども病院循環器小児科）	ISBN978-4-7653-1586-9	定価（本体5,200円＋税）
★	冠動脈疾患　　B5判・160頁・オールカラー・綴込付録・ウェブ動画	ISBN978-4-7653-1614-9	定価（本体4,200円＋税）
★	心筋・心膜疾患　B5判・192頁・オールカラー・ウェブ動画	ISBN978-4-7653-1622-4	定価（本体4,800円＋税）
	心不全（仮題）		
★	血管エコーハンドブック　B5判・168頁・オールカラー・ウェブ動画 〔編集協力〕西上和宏（済生会熊本病院集中治療室）	ISBN978-4-7653-1644-6	定価（本体4,800円＋税）
★	別巻　心臓聴診エッセンシャルズ　B5判・146頁 〔著〕坂本二哉（日本心臓病学会創立者）	ISBN978-4-7653-1538-8	定価（本体3,800円＋税）

★は既刊

血管エコーハンドブック

2015年8月1日　第1版第1刷　ⓒ

編集	竹中　克	TAKENAKA, Katsu
	戸出浩之	TOIDE, Hiroyuki
編集協力	西上和宏	NISHIGAMI, Kazuhiro
発行者	宇山閑文	
発行所	株式会社金芳堂	
	〒606-8425 京都市左京区鹿ケ谷西寺ノ前町34番地	
	振替　01030-1-15605	
	電話　075-751-1111（代）	
	http://www.kinpodo-pub.co.jp/	
印刷	株式会社サンエムカラー	
製本	有限会社清水製本所	

落丁・乱丁本は直接小社へお送りください．お取替え致します．

Printed in Japan
ISBN978-4-7653-1644-6

JCOPY ＜(社)出版者著作権管理機構　委託出版物＞

本書の無断複写は著作権法上での例外を除き禁じられています．複写される場合は，そのつど事前に，(社)出版者著作権管理機構（電話 03-3513-6969, FAX 03-3513-6979, e-mail: info@jcopy.or.jp）の許諾を得てください．

●本書のコピー，スキャン，デジタル化等の無断複製は著作権法上での例外を除き禁じられています．本書を代行業者等の第三者に依頼してスキャンやデジタル化することは，たとえ個人や家庭内の利用でも著作権法違反です．